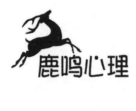

鹿鸣心理

临床心理督导

Multiculturalism and Diversity in Clinical Supervision

提升文化胜任力

A Competency-Based Approach

〔美〕卡罗尔·A.弗兰德 Carol A.Falender
〔美〕爱德华·P.谢弗兰斯科 Edward P.Shafranske
〔美〕西莉亚·J.法利科夫 Celia J.Falicov
／编著

钱 捷
吴明霞
张 磊
／译

重庆大学出版社

Kathleen J. Bieschke，哲学博士，宾夕法尼亚州立大学

Kelly A. Blasko，哲学博士，宾夕法尼亚州立大学

Shannon Chavez-Korell，哲学博士，威斯康辛大学

Jean Lau Chin，教育学博士，美国专业心理学委员会（ABPP），纽约州阿德菲大学

Jennifer A. Erickson Cornish，哲学博士，美国专业心理学委员会（ABPP），丹佛市丹佛大学专业心理学研究院

Carol A. Falender，哲学博士，洛杉矶市佩珀代因大学，加利福尼亚大学

Celia J. Falicov，哲学博士，加利福尼亚大学

Nadya A. Fouad，哲学博士，威斯康辛大学

Shelly P. Harrell，哲学博士，洛杉矶市佩珀代因大学

Jeff King，哲学博士，西华盛顿大学

Samantha Pelican Monson，心理学博士，丹佛市丹佛健康公司

Hui Mei Nan，文学硕士，纽约州阿德菲大学

Leah Nicholls，文学硕士，纽约州阿德菲大学

Kirsten Petersen，文学硕士，纽约州阿德菲大学

Natalie Porter，哲学博士，阿兰特大学加利福尼亚专业心理学院

Edward P. Shafranske，哲学博士，美国专业心理学委员会（ABPP），
　　洛杉矶市佩珀代因大学

Joseph E. Trimble，哲学博士，西华盛顿大学

Melba Vasquez，哲学博士，美国专业心理学委员会（ABPP），得克
　　萨斯州奥斯汀市独立执业

Susan S. Woodhouse，哲学博士，伯利恒市理海大学

《临床心理督导：提升文化胜任力》是由爱德华·P.谢弗兰斯科、西莉亚·J.法利科夫和我三人编著的。我们一直在翘首期盼此书的中译本出版。本书提出了在临床心理督导工作中容易被忽视的多样性与多元文化议题。

作为一种元理论框架和根本性原则，基于胜任力的临床督导可应用于所有心理治疗模式与督导模式。本书提供了用于实践的结构和基于实例的示例，强调关注督导师、治疗师和来访者的多元文化身份，提高自我意识，识别和理解文化环境、态度、价值观和出现问题的情境，以便为治疗计划提供信息。来访者交错的多元身份反映了受督者/治疗师和督导师的世界观，为理解情境提供了一幅地图。通过文化谦卑、反思式的开放和敏锐觉察、尊重来访者的信仰、习俗和价值观等视角，治疗师与督导师对来访者宽广的文化向度保持敏感和尊重，并将其融入评估与治疗之中。此外，元胜任力为临床实践创造了条件，它是识别和关注我们未知领域的能力，也是一种恭敬地开放、接纳和关怀的态度，督导师和受督者都需要具备。

对于所有相关领域的实践者、受训者、受督者/治疗师以及督导师而言，本书都极其有益。它提出了许多在治疗和督导中常常被忽略的关键性的身份议题，而这些议题拥有充足的证据来支持其在评估、治疗中的至关重要性，以及在受督者/治疗师知识、技巧和态度中的至关重要性。

推荐序

梅尔芭·瓦斯奎兹（Melba Vasquez）

　　本书描述了在督导师与受督者之间、受督者与来访者之间所涉及的多元文化差异和社会政治差异中的关键因素，为临床训练相关文献增添了重要、丰富且独特的内容。

　　多元文化胜任力已不再是一个边缘话题。在所有精神卫生领域中，有效且符合伦理的干预，离不开干预者对行为背后文化情境的理解。无论心理咨询师运用哪种理论取向，关键是理解文化及其他的认同方面如何影响了个体对痛苦、功能障碍、优势与韧性的种种体验。对于督导师来说，多样性与多元文化胜任力包括对受督者及其来访者身份线索的理解和觉察，这些身份包括性与性别、种族与民族、社会经济状况、社会阶层、性取向、传统文化、迁移和代际经验、健康状况、宗教信仰和灵性。这种理解也包含对个人的身份及对这些身份如何影响其工作的觉察。作为临床工作者，我们必须理解对于督导师与受督者、治疗师与来访者而言，这些身份线索是如何相互作用的，同时我们也必须能够在此理解的基础上进行干预。和那些与我们不同的个体相处，尤其是一个挑战，因为通常情况下，我们更容易和那些与我们相似的人相处，对他们也会有更多的了解和理解。

这些年来，我一直为全美国的精神卫生从业者举办关于心理治疗中多元文化伦理的继续教育工作坊。有经验的从业者愿意学习和探索他们的固有偏见，从而增进技能为那些与他们不同的人提供有效的服务，这一点让我备受鼓舞。我希望在研究生课程、实习和见习机构中也可以开展多元文化主义和多样性的临床训练活动和督导，然而，我还不能确定其实现的程度。

社会政治活动和社会运动，如民权运动、妇女平权运动，以及那些反抗压迫其他弱势群体的运动和活动，影响着对人类行为的研究。学者们发表的关于多样性人群的循证研究文献也显著影响了该领域。循证主义和多元文化主义方面文献的激增，让精神卫生从业者更有可能达到伦理要求，获得为多样化群体成员提供服务的胜任力。指导方针与标准逐步形成与发展，为多元文化和其他人群的治疗提供了参考。美国心理学会（APA）与美国心理咨询协会（ACA）等主要组织的政策也同样受到了影响。

国际移民人口的增长也要求所有精神卫生从业者提升全球意识和树立全球观。督导中整合多样性和多元文化的目标是增强督导师与受督者、受督者与其不同的来访者工作的胜任力并且提高成功的概率。本书也是每一位参与者自身多重身份经验的整合。它也呈现了如何实施以胜任力为基础的多元文化临床督导的多种方式。

了解心理治疗成功的方式之一是研究使用率和使用消耗或提前

终止治疗（Barrett，Chua，Crits-Christoph，Gibbons & Thompson，2008）。不同的来访者，尤其是少数种族/民族以及贫穷的来访者比一般来访者更有可能提前终止治疗（Barrett et al.，2008；Sue，1977）。研究也表明，心理治疗师的消极态度会导致来访者脱落并影响治疗疗效（Smith，2005）。如果是以上情况，面对某些来访者，心理治疗师可能会产生他们无法意识到的消极态度，那应该如何训练他们在治疗关系中时时保持积极的态度呢？研究表明，从治疗中脱落的大多数来访者常常将治疗师看作不够专业的、能力不足的，或者不值得信赖的、没有吸引力的（Acosta，1980）。那么，有哪些因素会影响少数种族/民族的来访者、经济贫困的以及那些与治疗师持有不同价值观的来访者持续接受心理治疗呢？

心理治疗研究中普遍接受的发现是，强大的治疗联盟对治疗结果有积极的预测作用（Baldwin，Wampold & Imel，2007；Barrett et al.，2018）。心理治疗研究结果证明这一联盟比几乎任何可确认的其他因素都更为关键。然而，心理治疗师的社会偏见，以及在提供者与消费者之间一系列文化的、态度的、人生经验的复杂差异，给治疗的推进与持续造成了障碍（Griner & Smith，2006）。

作为督导师与指导者，我们该怎么教受训者与各种身份背景的来访者建立积极的治疗联盟呢？心理治疗师必须拓宽自己的知识、技能，并端正态度，更好地与来访者建立治疗联盟（D.W.Sue，Arredondo & McDavis，1992）。例如，他们必须能对贫穷的人、低社会阶层、少数种族/民族的艰辛生活产生共情；他们必须理解那些因为害怕被拒绝，甚至恐惧暴力，不得不隐藏个人性取向或性别认同的人所受到的压迫。在治疗联盟建立过程中，这些知识是最重要的（Whaley & Davis，2007），并贯穿于治疗的每时每刻，治疗师的角色定位及做出的干预，都是依据对来访者的了解（Stark，1999）。

　　总之，胜任力的获得是一个持续终身的过程，尤其是文化胜任力，但是只有接受临床训练和督导，人们才能提高心理治疗技术，并建立多元文化胜任力的心理基础。本书为心理咨询师与不同群体的来访者建立有力的工作联盟提供了路线图。多元文化胜任力包括对来访者、受督者与督导师三者的价值观、假设、偏见、期待之间的互动的觉察、知晓和欣赏，以及实践评估和干预技巧的整合。

　　本书的作者强调，在多元文化胜任力中，倡导及推进社会公正是一项关键要素。许多人认为这一承诺对于有效的多样性和多元文化胜任力而言是必备的态度（Vasquez，2012）。理解人类发展（包括病态）中的环境因素至关重要。例如，在讨论进食障碍、亲密伴侣暴力或性骚扰时，理解社会对女性和男性的性别及角色期待是关键。一个重要的目标是欣赏那些情境中的每一个来访者的人性，尤其是当临床治疗师在面对那些高度复杂与充斥情绪的议题时。

　　文化谦卑（与种族中心主义或白人特权主义相对）在督导师 – 受督者／治疗师 – 来访者之间的动力（见第一章）中是至关重要的。各种多元文化督导模型、策略、技巧以及主要观点的认同关键在于注入了多样性视角——均在本书中提及。

　　我想，大多数多样性群体并没有充分利用精神卫生服务，但并没有此类研究数据证实这一点。研究表明，与那些治疗师和来访者既不在种族上也不在语言上相匹配的治疗个案相比，临床治疗师和来访者具有相似种族背景和语言的治疗个案往往会持续更长的时间（D.W.Sue & Sue，2003）。然而，这也并不能保证，因为除非临床治疗师本能地发展出本书中所提到的知识、技能、价值观和态度，否则我们并没有确立我们与自己身份群体工作的胜任力（Vasquez，2007）。

　　本书对所有督导师、心理咨询师和精神卫生服务提供者来说，都是极其宝贵的资源。它提供了关键性的、最新的循证信息，以及各种教学模型。它会激发你的才智，打动你的情感，并让你受益匪浅。我对见到如此高质量的书得以出版感到非常骄傲。我希望本书可以激励读者学习，启发他们整合新技能，鼓励他们真实地看待自己，尤其是在与和自己差异较大的人工作时。

参考文献

Acosta, F. X. (1980). Self-described reasons for premature termination of psychotherapy by Mexican American, Black American, and Anglo-American patients. *Psycho-logical Reports*, 47, 435-443.

Baldwin, S. A., Wampold, B. E., &. Imel, Z. E. (2007). Untangling the alliance-outcome correlation： Exploring the relative importance of therapist and patient variability in the alliance. *Journal of Consulting and Clinical Psychology*, 75, 842-852.

Barrett, M. S., Chua, W., Crits-Christoph, P., Gibbons, M. B., &. Thompson, D. (2008). Early withdrawal from mental health treatment: Implications for psychotherapy practice. *Psychotherapy: Theory, Research, Practice, Training*, 45, 247-267. doi：10.1037/0033-3204.45.2.247.

Griner, D., & Smith, T. D. (2006). Culturally adapted mental health interventions: A meta-analytic review. *Psychotherapy: Theory, Research, Practice, Training, 43,* 531-548. doi： 10.1037/0033-3204.43.4.531.

Smith L. (2005). Psychotherapy, classism, and the poor: Conspicuous by their absence. *American Psychologist*, *60*, 687-696.

Stark, M, (1999). *Modes of therapeutic action: Enhancement of knowledge, provision of experience and engagement in relationship.* Northvale, NJ: Aronson.

Sue, D, W., Arredondo, R, &. McDavis, R. J. (1992). Multicultural counseling competencies and standards: A call to the profession. *Journal of Multicultural Counseling and Development*, 20, 64-88.

Sue, D. W., & Sue, S. (2003). *Counseling the culturally diverse* (4th ed.). Hoboken, NJ: Wiley.

Sue, S. (1977). Community mental health services to minority groups: Some optimism, some pessimism, *American Psychologist*, 32, 616-624.

Vasquez, M. J. T. (2007). Cultural difference and the therapeutic alliance: An evidencebased analysis. *American Psychologist*, 62, 878-886.

Vasquez, M. J. T (2012). Psychology and social justice: Why we do what we do. *American Psychologist*, 67, 337-346.

Whaley, A. L., & Davis, K. E. (2007). Cultural competence and evidence-based practice in mental health services: A complementary perspective. *American Psychologist*, 62, 563-574.

目录

第六章　在多重身份情境中深思社会阶层与社会经济状况：一条整合式临床督导路径

Nadya A. Fouad , Shannon Chavez-Korell

第七章　督导与残障人士

Jennifer A. Erickson Cornish , Samantha Pelican Monson

第八章　询问宗教性与灵性：督导中与临床相关的文化因素

Edward P. Shafranske

第九章　在临床督导中有效提出性少数议题的综合性方法

Kathleen J. Bieschke，Kelly A. Blasko，Susan S. Woodhouse

第十章　对美洲印第安人来访者及阿拉斯加原住民来访者案例督导的思考：理解深层文化情境

Joseph E. Trimble，Jeff King

第十一章　团体督导作为一种多元文化体验：种族、性别和民族的交集

Jean Lau Chin，Kirsten Petersen，Hui Mei Nan，Leah Nicholls

第十二章　反思性实践：自身的文化与他者的文化

Carol A. Falender，Edward P. Shafranske，Celia J. Falicov

督导中的多样性与多元文化主义

Carol A. Falender, Edward P. Shafranske, Celia J. Falicov

> 倘若我们想形成一种更丰富的文化，对差异有更大的包容性，那么我们就必须辨识人类潜能的全部范围，从而编织出一幅少一些独断专行的社会画卷，使每一种天赋都能在其中找到合适的位置。
>
> （玛格丽特·米德，1935/2001，p.322）

作为心理学家，我们被召唤去觉知个体差异，并且加入探寻"来访者呈现其生活经历的文化迷宫"的发现之旅（Hoshmand，2001，p.106）。我们这样做是因为心理学的核心价值是"尊重所有人的尊严和价值"（APA，2010），并且珍视塑造一个人的世界观的个体因素和文化因素。发展多元文化胜任力可以确保每位来访者都被尊重，并且他们独特的文化身份将在临床理解中找到合适的位置。多元文化胜任力最初是在临床训练和督导中发展起来并加以应用的，并为终身实践打下了基础。发展多元文化胜任力是形成临床胜任力不可或缺的组成部分。

要将多元文化主义和多样性注入督导中，督导师所要面对的挑战贯穿所有的培训之中。这些挑战包括：协助受督者发展有效的督导关系；

帮助受督者进行有效的自我反思；鼓励受督者完整地参与到精准的评估、发展和应用知识、技能，以及对于临床实践而言最根本的价值或态度中来。为了完成这些任务，督导师需要具备一个牢固的概念基础，去指引他们的干预以及循证实践。

本书提供了这样一个概念基础（第一章和第二章）以及最佳实践案例（第三章至第十一章）。这一概念基础结合了两大主要理论取向：以胜任力为基础的临床督导（Falender & Shafranske，2004）和多维生态比较法（MECA；Falicov，1998；另见第二章）。这些章节的作者描述了督导师－受督者互动的例子，考察了他们共同的但又有差异的多重身份。在这些章节中，作者关注概念化、诊断和治疗，此外还有在督导和治疗关系中的价值、态度以及个人因素。

基础：临床督导与多元文化主义的概念与方法

临床督导实践以理论与研究为基础，会受到包括个人受督导经历、督导方面的专门训练，以及对督导工作的督导等方面的影响。对督导工作的督导，是指督导师自身是被督导的，以确保她或他在为受督者提供有效力的督导。有效力的督导实践要求督导师对"什么是督导"有一个清晰的理解。临床督导，是"一种清晰明白的专业活动，通过人际交往过程提供教育与训练，其目的是发展科学化的实践"（Falender & Shafranske，2004，p.3），它为临床实践和督导提供了一个不可或缺的结构：具有上位价值层次的完整关系、基于伦理价值的实践、对多样性的重视以及基于科学的实践（Falender & Shafranske，2004）。

即便不去分解督导中的因素，界定多元文化和多样性胜任力仍然很复杂。这是因为文化是所有人类经验的集合，形式或清晰或隐秘。多元文化胜任力定义的内隐性部分就是关于文化的定义。Falicov（1998）将文化定义为：

> 文化是共享的世界观和适应性行为的集合，发端于在多种情境中同时发生的成员制，这些情境包括生态背景（农村、城市或者郊区）、宗教背景、国籍与族群、社会阶级、性别相关的体验、少数群体、职业、政治知识、迁移模式和文化同化阶段，以及来自同一世代的归属感，或参与某一历史时刻，或特定意识形态的价值观（p.336）。

最近，关于文化的描述还考虑到：

> 建构共同意义的动力和主动过程，表征为共同的理念、信仰、态度、价值观、规范、实践、语言、精神性和符号，以及对权力、特权和压迫立场的承认和思考（Vargas, Porter, & Falender, 2008, p.122）。

多元文化胜任力

以这些相互关联的文化概念为基础，心理学家发展出一些方法来描述和界定哪些在获得文化胜任力中是必需的，以及如何在临床情境中运用这一理解。**多元文化胜任力**的大多数定义源自 Sue，Arredondo 和 McDavis（1992）对**胜任力**的描述：治疗师对个人价值与偏见的意识场域具有知识、技能和态度；理解"文化差异"世界观；并致力于发展文化干预策略和技术。一般而言，胜任力的两个要素——知识与技能，已经在多元文化督导的诸多文献中提到过。然而，位于胜任力核心的态度却没有得到足够多的关注，这方面的忧虑正在加剧。

此外，时至今日，多元文化胜任力已被视为倡导社会公正的代名词，两者可以互换使用（Pieterse, Evans, Risner-Butner, Collins, & Mason,

2008）。**倡议**是一种基准胜任力（Fouad et al., 2009），**社会公正**是"致力于改变社会价值、结构、政策和实践的学术与专业行动，以此让弱势或边缘化群体增加渠道获取自决的工具"（Goodman et al., 2004, p.795）。在实习期阶段面对社会公正议题的指导意见已由 Burnes 和 Singh（2010）提供。美国心理咨询协会（ACA）所描述的倡议胜任力内容包括围绕来访者/学生赋权、倡议、社区合作、系统倡议、公众资讯以及社会/政策倡议等主题的一项自我评价和以优势为基础的一整套咨询师胜任力（Ratts, Toporek, & Lewis, 2010）。

　　仅凭文化知识、意识和技能可能无法保证学习过程在情感、认知和行为这三个层面展开（Toporek & Reza, 2001），也无法导致主动投身社会公正的积极姿态。对价值或态度的关注，这一经常在胜任力中被忽略的元素，或许是发展多元文化胜任力的关键钥匙。文化谦卑这一充满力量的元概念（Tervalon & Murray-Garcia, 1998）是一个珍贵的工具，用来整合对审辨式自我反思、自我评价和自我批评的承诺，对形成多元文化意识尤为重要。进一步而言，真诚地采用文化谦卑的立场会促使人们关注并矫正权力动力，以及在来访者－治疗师－督导师关系中的动力失衡。在与来访者和受督者的关系中渗透谦卑观念，是对个体以及社群情境下的传统与实践的尊重。

　　即便准备采取这样的立场，临床治疗师可能也无法彻底理解如特权和压制等因素的冲击力，或者他们虽然理解，但并没有相应地改变他们的行为。**特权**指产生于优势地位的感知状态，比如社会经济阶层或种族，而个人对此或许并没有意识化的觉察。进一步而言，一位临床心理咨询师可能观察到她的特权是她作为白人和中产阶级的个体，但也许并没有真正理解她的特权状态对她的受督者或来访者造成的情感冲击。举个例子，一位督导师总是身着名牌服装，但她认为这些影响会通过谈论面料以及解释她是从特价商店买来的得到缓解。她的受督者仍然会将这些名牌服装感知为一种特权的象征，这会增加他们之间的权力差异和感知距离——这将循环性地减弱她与他们联结的有效性，只要她继续坚持说她的服装对她的受督者和低收入来访者不是一个影响因素，继续忽略来访者"缺席治疗"的行为模式。与特权相关，**压迫**是以非公正或残酷的方式行使权力或权威。特权和压迫在许多督导互动中是内隐性的，并且扩大了权力差异。

在融合文化谦卑方面的挑战之外，对差异的识别通常也是有难度的。承认差异有难度其原因可能在于，当体验到差异时，人会有要将风险降低到最小的情感反应（Harrell，2006；见第四章）。

多样性督导胜任力

除了考虑个体的多元文化胜任力，我们发现将讨论延伸到临床督导过程的多样性（相比仅仅讨论多元文化）也有助于反映多重身份（例如语言、教育背景、宗教信仰、性别身份、性取向）、世界观，以及不同观点的广泛领域。Falender 和 Shafranske（2004）将**多样性督导胜任力**界定为：

> 督导师与受督者双方对自我意识的整合……来访者或家庭、受督者 / 治疗师和督导师之间一种互动的整合过程，利用他们所有人的（多重的）多样性因素。它要求督导师对来访者、受督者 / 治疗师和督导师三者的假设、价值、偏见、期待以及世界观之间发生的互动有觉察、知晓和欣赏；对恰当的、相关的和敏锐的评估以及干预策略和技巧有融合与实践；对更宽广的历史、社会和社会政治变量的环境背景有思考（p.125）。

尽管多元文化胜任力被视为一种伦理需要与实践命令，但无论是个人去获取这种胜任力还是在督导关系中获取，都被证实是令人畏惧的。

在讨论文化和多元文化胜任力之后，我们现在转向历史背景，在此情境中，心理咨询师作为一种职业，回应了历史对多元文化胜任力的召唤。

历史视角

自20世纪60年代和70年代开始，在督导训练中对多样性和多元文化身份的关注呈指数级增长。国家性的和国际性的社会政治的积极行动主义和社会运动（例如妇女解放）集中关注权力和压迫，以及两者和种族、民族、性别、社会经济状况、性别身份、性取向、年龄以及残障之间的关系。

美国心理学会（APA，2003a）在《心理学与指南：多元文化、教育、培训、研究、实践和组织变革》（以下简称《APA多元文化工作指南》）中将其源头追溯到美国最高法院1954年的"布朗诉教育委员会案"的判决和1964年《民权法案》。该工作指南还援引了1973年的"韦尔心理学专业培训大会"，强调对心理学中的多样性和伦理需要的关注缺位。Sue（2009）称赞"杜勒斯会议"将非裔美国人、印第安人、亚裔美国人以及西班牙裔团体聚合到一起，为成立美国心理学会少数族裔事务办公室奠定了基础，该办公室在1979年正式设立。1980年设立少数族裔事务委员会，1986年设立少数族裔事务心理研究学会，1999年举办国家多元文化峰会。美国心理学会制定的《专业心理学项目认证规则》（以下简称《APA官方认证规则》），已从1986年起要求在所有博士项目中进行多元文化教育。美国心理咨询学会制定的《多元文化咨询胜任力及标准》（Arredondo et al.，1996）将多元文化胜任力的要素为实践者和教育者进行了流程化。在2002年通过的《APA多元文化工作指南》历经22年的发展，其作为工作规范令人向往。美国心理学会（APA）2008年在《APA特别工作组关于多元文化工作指南的实施报告》（以下简称《APA多元文化工作指南实施报告》）中强调将全面贯彻在实践、认证、研究及公开发表著作当中的紧迫性。

Olkin（1999）追溯了有关残障人群的法制史。1990年，《美国残疾人法案》（ADA）颁布实施。在其之前是立法于1973年但直到1977年才开始施行的《康复法案》。《公法94-142》规定为所有残障儿童提供教育（之后在2004年作为《残障人士受教育法案》实施），并规定为残障学生接受教育和服务授权。Olkin将1990年通过的《美国残疾人法案》描述为分水岭，该法案指出在残障人受雇用方面存在社会和经济的障碍及阻碍。

APA在1975年采纳了将精神疾病的病耻化从同性性取向中移除的决议。Garnets（2007）在1986年领导了一个特别工作组，负责向男同性恋和女同性恋展开调查，以揭示治疗师负面的偏见和错误信息在治疗中导致伤害的情况。1998年，APA采纳了《对性取向的痛苦和变化做出适当肯定性反应的决议》；2000年，《女同性恋、男同性恋和双性恋来访者心理治疗工作指南》被采纳，并且在11年后修订（APA，2011b）。2009年，"ACA有关咨询中女同性恋、男同性恋、双性恋和跨性别议题"采纳了接待来访者的胜任力（ACA，2010）。

1975年，"APA有关性别偏见和性别角色刻板印象特别工作组"针对心理治疗无法有效满足女性和有色人群需要这一情况制定了工作指南。APA还颁布了《与老年人进行心理实践工作指南》（2003b）、《与女童和妇女进行心理实践工作指南》（2007）以及《对残障人士进行评估及干预的工作指南》（2011）。

Kaslow（2000）描述了家庭治疗的历史沿革，突出了在二十世纪七八十年代兴起的女性主义家庭治疗；McGoldrick，Giordano和Pearce的经典文本《民族与家庭治疗》讲到多元文化家庭治疗；还有在Falicov的著作中向多维生态范式的转向（1988，1995，1998），以及其他众多贡献者。增强多元文化胜任力的努力并没有局限在美国。在下一节中，我们将讨论国际上相关人士在增强多元文化胜任力方面做出的努力。

国际视野

全球性观点使消除种族中心主义视角成为必然，并且要求督导师和受督者透过多样化透镜看待来访者及其经历。不同国家的受督者、督导师和来访者的世界观与经历都在围绕着全球化关联、意识和世界性社会展开（Leong，Pickren，Leach，& Marsella，2012），并且它们都是多元文化督导的关键要素。国际化的来访者、督导师和受督者人数的增长，以及科技带来的全球化，都要求咨询师提升全球胜任力（Marsella，2012）。透过全球性透镜关注道德伦理，催生了《心理学家伦理守则世界宣言》（以下简称《世界宣言》，国际心理科学联盟，2008），这份文件被多个国际协会采纳，包括加拿大心理协会（CPA）。《世界宣言》为在心理学领域进行伦理实践提供了一个全球性框架，指导开展与多样化的来访者、督导师和受督者的工作实践。其原则是：尊重个人与人民的尊严，对个体与人民福祉的有效关怀，诚实正直，以及对社会负有职业责任和科学责任。一般而言，《世界宣言》界定了对来访者福祉的主要和核心的关注，运用"做出符合伦理的选择"这一模式，提出了个人良知与遵守规则之间的重合，是对临床实践者的风险保护模式的转变（Gauthier，Pettifor & Ferraro，2010）。《世界宣言》的"第一条原则"，"尊重个人与人民的尊严"，声明：

> 作为最根本、最普遍的伦理准则，对个人尊严的尊重是超越地域与文化界限的，也是超越职业的。尊重一个人的尊严即承认所有人的固有价值，无论在社会状态、民族起源、性别、能力或其他特质方

面被感知的或现实的任何差异。这一固有价值意味着所有人应享有平等的伦理考量（p.1）。

我们相信，《世界宣言》为出色的实践及对本书提供了框架。它指明了自主与自觉这两个有着特定文化内涵的概念中的张力，以及有关和谐、合作、相互联结以及集体性受益等有特定文化内涵的概念的张力（Pettifor，2009）。

另一个重要的视角是本土心理学（Indigenous Psychology, IP），即研究某个特定文化情境下人类行为和心理的独特方法。本土心理学的实践者如此界定**文化**，"一群人历经了他们的历史发展而得到的一系列背景特征，包括机制设置（社会的、政治的、经济的、宗教的）以及一套共享的意义与价值"（Allwood & Berry, 2006, p. 263）。就此而论，本土文化作为一种激励来源，产生了语言、历史以及哲学与伦理框架、神圣信仰和社会结构，为本土心理学塑形（Allwood & Berry, 2006）。本土心理学实践者为观察临床咨询及督导师 - 受督者之间的互动提供视角。多元文化胜任力运动已经产生了重要的指导纲领及标准，以鼓励并要求实践符合伦理规范（Pettifor & Ferrero，2012）。

工作指南与标准

关于多元文化胜任力的指标参数，在《APA 官方认证规则》第四部分 "文化和个体差异与多样性"、APA的《心理学家伦理原则及行动守则》（以下简称《APA 伦理守则》）、APA 的《多元文化教育工作指南》以及 Fouad 等人（2009）所著《胜任力基准：全等级职业心理学培训中胜任力的理解与裁定》中都有相关界定。CPA（2009）也通过了《心理学督导伦理守则：研究、实践及行政管理》（以下简称《CPA 伦理守则》）。

APA 的《多元文化工作指南实施意见》（第一条）鼓励心理学家增强觉察他们对他人的想法、假设及信念，尤其是当这些会对他人造成伤害时。在第一条中，总体性建议是关于增强有关世界观及个人与文化偏见的自我觉察以及了解。第二条敦促心理学家去了解与自己所属社群不同的群体的历史、世界观及价值观的知识，去了解关于压迫的历史形式、移民范式，以及污名的影响（APA，2008，p.7）。

多元文化胜任力是被注入这些参考指标之中的（Fouad et al.，2009）。"个体与文化多样性觉察"章节（p.S13）提供了以下三个类别：

- 作为被个体的和文化的多样性（例如：文化的、个体的以及角色的差别，包括年龄、性别、性别认同、种族、民族、文化、原国籍、宗教、性取向、残障、语言及社会经济状况）以及情境塑造的自我。

- 作为被个体的和文化的多样性（例如：文化的、个体的以及角色的差别，包括年龄、性别、性别认同、种族、民族、文化、原国籍、宗教、性取向、残障、语言及社会经济状况）以及情境塑造的他人。

- 作为被个体的和文化的多样性（例如：文化的、个体的以及角色的差别，包括年龄、性别、性别认同、种族、民族、文化、原国籍、宗教、性取向、残障、语言及社会经济状况）以及情境塑造的自我与他人的互动（Fouad et al.，2009，pp. S13–S14）。

《CPA 伦理守则》的配套资源《心理学家资源手册：符合伦理的督导——教学、研究、实践与行政管理》（Pettifor，McCarron，Schoepp，Stark，& Stewart，2010）建议将"尊重人的尊严"作为第一条伦理守则。这也与《CPA 伦理守则》一致，这对于督导与临床实践的所有方面以及对督导实践伦理指南的一整套设置都是关键性的。

尽管工作指南、基准，以及伦理守则都做了相关规定，但对多元文化标准的采纳并不迅速也依旧不够普遍。对临床督导而言，国家及省级心理学委员会协会与APA教育事务委员会应负责制定该类工作规范。

多样性督导胜任力的艺术性

作为一名咨询心理学家或临床心理学家，胜任力的发展包含学历教育与临床训练两个方面。理论上，研究生教育提供了一个来自理论及实证研究的知识基础，并由此开启应用性实践。而后开始产生新知识与不断演进的实践以及新问题，这反过来继续影响学术和实践领域。

多元文化主义与多样性的学术准备

许多研究院已经开展了多元文化训练，然而在关于性别，作为女同性恋者、男同性恋者、双性恋者、跨性别者（LGBT），老年人，经济贫困者以及其他多样性方面仍然缺乏必要的关注（Lyons，Bieschke，Dendy，Worthington，& Georgemiller，2010；Miville et al.，2009）。多元文化胜任力培训常常依赖单一课程（Falicov，1988；Pieterse et al.，2008），且其影响力依赖于学生的满意度。研究生在对多元文化课程对个人影响的描述中，我们发现他们对意识、知识和理解的表达内容几乎可以相互调换（Sammons & Speight，2008），但极少涉及行为及态度层面的改变（Dickson，Angus-Calvo，& Tafoya，2010）。

多元文化课教师会遇到多重困境，其中包括：辨识学生的多元文化胜任力水平，参与情绪化的对话并应对随之而来的阻抗，以及要面对情绪化的团体动力，一方面觉得没准备好，另一方面又想要去理解其潜在的益处。所有这些对想要给学生提供一个安全的学习环境的教师而言都是挑战（Reynolds，2011）。不单是教师行为，还有研究生项目整体展现出来的文化敏感度的环境氛围，可以预测学生对文化多样性的积极认知态度（Dickson，Jepsen，& Barbee，2008）。参与式培训策略可以预测受督者对跨种族接触的更大舒适度（Dickson et al.，2008）。

临床督导中的多元文化主义和多样性

在见习期训练和实习期间，因为受督者与督导师（作为督导评估及守门人角色）之间的权力差异，以及受督者常常比督导师具有更多的文化胜任力和训练，督导师在多样性方面胜任力的不足所带来的影响倍增（Gloria，Hird，& Tao，2008）。这可能对受督者及其来访者造成损害，并且可能带来临床关系及督导关系的紧张或破裂。此外，缺乏针对多元文化实践与督导的整合性的训练与工作指南会阻碍实践（Falender，Burnes，& Ellis，2013）。受督者报告 LGBT 群体不认可督导（Burbard，Knox，Hess，& Schultz，2009），认为即便有指导方针，但受督者仍缺乏治疗 LGBT 群体的准备与胜任力（Lyons et al.，2010），缺乏有关宗教与灵性（Crook-Lyon et al.，2012）以及社会阶层（Smith，2009）方面的训练。此外，受督者还报告：督导师对有色人种中的同性性取向群体运用的理论或其他模式是非复原力取向的（Singh & Chun，2010）；督导师在介绍特权、权力或种族时未能塑造安全感（Jernigan，Green，Helms，Perez-Gualdron，& Henze，2010）；督导师未能提及他们自己确认和不确认的行为（Burkard et al.，2009）；以及误用权力并对性别角色或性取向做出不尊重的评论（Hernandez & McDowell，2010）。再者，关于民族、性别和性取向方面，督导师很少主动与受督者讨论（Gatmon et al.，2001），往往将主动权留给受督者（Duan & Roehlke，2001）。

督导师往往无法充分考虑来访者、治疗师和督导师的个人因素对治疗过程与督导过程的影响。例如，个人背景涉及嵌入文化的个人经历与信仰，对相似性（或差异性）的假设可能限制对背景影响的检测。督导师也可能较少考虑将他们个人的世界观、态度、过往或当下的压制或优越感看作督导中的影响因素，而是将注意力转到来访者和受督者（治疗师）的人际或过程因素上。然而，胜任力需要发展知识、技能和态度，将全球性的和历史性的情境注入对来访者、受督者及督导师的关系与互动的考虑之中，包括地理变迁、政治局势、伦理行为的看法以及文化价值等的影响。在具有影响力的胜任力取向督导中，督导师的自我检查和反思性立场对受督者辨识个人文化角色及其表达等方面就开放度进行了示范。督导师应该主动提到这些存在张力的自我辨识工作，并且将其作为有力的工具来引导督导过程以及对来访者的治疗过程，为受督者示范反思与自觉。

远程心理学与临床督导

沟通如何发生是与文化相关的。当沟通越来越数字化，临床医师与督导师需要增强对**远程心理学**（telepsychology）的胜任力与开放度，远程心理学是指心理服务提供方使用了远程沟通技术（APA，2013）。远程心理治疗与远程督导的发展十分迅猛，但对这种实践中多元文化方面的注意不多。一方面，督导师有责任决定受督者的服务类型、对象和胜任力是否适合进行远程心理治疗、远程督导以及是否做好了受督准备；另一方面，督导师也负责提供关于保密、安全以及紧急联络等限定的知情同意（Fitzgerald，Hunter，Hadjistavropoulos & Koocher，2010）。督导师也必须在有限的非语言线索及情绪回应条件下进行有效沟通，并且指出参与者及情境的多样性。在利用社交网络、线上沟通以及互联网搜索寻找来访者与受督者等方面，督导师须进行伦理实践与伦理决策的示范（Myers，Endres，Ruddy & Zelikovsky，2012），并考虑多重因素（包括多样性）。**基于胜任力的督导**为此类考量与实践提供了框架。

自我评价

自我评价（self-accessment）是多元文化胜任力中最为普遍的衡量方法，然而，自我评价不必是精确的，也不必回应特定的自我报告的行为（Hansen et al., 2006 ; Sehgal et al., 2011）或督导师评估（Ladany，Inman，Constantine，& Hofheinz，1997 ; Worthington，Mobley，Franks，& Tan，2000）。基于胜任力的督导模式关注行为以及自我效能感的自我监督水平的提高，以此增强自我评价的精确度（Eva & Regehr，2008，2011）。

困难的对话

困难的对话一般可能发生在对多元文化的讨论中，也可能发生在对受督者胜任力、个人信念框架以及多元文化的考虑中。许多督导师对此类交谈并没有做好准备（Miller，Forrest，& Elman，2009 ; Sanchez-Hucles & Jones，2005）。

这类张力已经涉及司法领域（Behnke，2012），在一例见习案例中，见习生因为来访者的价值观有悖于他的个人价值观，不仅拒绝为这位来访者提供治疗，还向来访者强加他自己的价值观。这起案例对于接待性少数来访者或接待拥有不同于自己的宗教性或灵性信仰和价值观的来访者的治疗师来说，是尤为重要的。Bieschke 和 Mintz（2012）将这个职业描述为"站在专业心理学家训练的高风险十字路口"（p.202），因为这事关专业心理学训练的核心问题，且可能背离了标准化训练的价值原则。Behnke（2012）总结了法院的判决，支持培训项目可以禁止学生将个人价值观强加于来访者。然而，美国宪法第一修正案与职业伦理之间的交叉更为复杂。受督者应当得到明确的建议，他们并不被期待放弃个人价值观及（或）宗教观，而是应当"具备与同类来访者群体工作的胜任力并展示出具有世界观动态包容性的胜任力"（Bieschke & Mintz，2012，p.202）以及展现文化谦卑。

多元文化督导胜任力及其转换

研究者已经描述了成功与不成功的多元文化督导（Dressel，Consoli，Kim & Atkinson，2007），回应式的与非回应式的跨文化督导（Burkard et al., 2006），倒退的与进步的二元关系（Helms & Cook，1999；Ladany，Brittan-Powell & Pannu，1997），以及在团体督导中有帮助的与有阻碍的多元文化事件（Kaduvettoor et al., 2009）。在对文化非回应式的督导中，督导师会忽略、低估或摒弃督导中的文化因素，对受督者对督导以及来访者成效的满意度都会造成负面影响（Burkard et al., 2006）。相反地，做文化回应的督导师会认同并欣赏来访者以及受督者 – 来访者关系中呈现出的多元文化的方面（Burkard et al., 2006）。

种族身份这一个发展性概念，指对个体种族的心理回应，不仅涉及与个人自身的种族或文化群体互动，还涉及在更大的社会环境中对自己种族群体的认同，以及该认同如何影响其对来自其他群体成员的思考、感知、情绪以及行为（Carter，1995；Helms，1990）。当督导师与受督者具有共同的信念系统（高种族认同度）时，会在督导中带来更多对文化的强调；当督导师比受督者具有更高的种族意识时，督导师会在督导中涵养文明，创造一个在文化上包容的环境（Ladany，Brittan-Powell，& Pannu，1997）。

多元文化督导模式

Leong 和 Wagner 在 1994 年回顾了 20 年来有关跨文化督导[1]的文献，他们得出结论认为大多数研究是基于理论而非实证。许多理论是发展模型的衍生物（Bernard & Goodyear，1992；Loganbill，Hardy，& Delworth，

1　**跨文化督导**是指一种督导关系，在这种关系中督导师和受督者来自不同的文化群体（Leong & Wagner，1994）。

1982），而关于督导二元关系中族裔与种族差异的效力不详。简单地将多元文化问题糅入进化论模式可能会忽略督导关系中的文化动力以及个体参与者的文化背景（Ancis & Ladany，2001；Miville，Rossa，& Constantine，2005）。

许多模式都指出了通常意义上的多元文化复杂性（如，Miville et al.，2009，整合式培训模式），而一些模式则聚焦在某一特定的多样性群体上，是关于特定文化的。这些模式因聚焦局限（种族或民族，排除了其他因素）而被批评，以及缺乏一个全面的框架来解决多元文化督导的所有问题以及实证支撑（Ancis & Ladany，2010）。Ancis 和 Lanady（2010）提出了一个非压迫性人际发展启发式模型，其包括了情绪 / 情感要素。在该模型中，个体可能属于一种既有社会性压迫又有社会性优越的复合体，因此，关键是去理解每一个成员的发展程度或阶段。其他督导模式是针对特定团体的（如，Field，Chavez-Korell，& Rodriguez，2010；Halpert，Reinhardt，& Tookey，2007；Hernández & McDowell，2010；Singh & Chun，2010）。

语言胜任力也是多元文化胜任力的一方面，越来越多的受督者为多样性的来访者提供治疗时所运用的语言或者文化并不是督导师了解或使用的。这通常会引发严重的胜任力方面的伦理问题（Schwartz，Rodriguez，Santiago-Rivera，Arredondo，& Field，2010），因为督导师无法观察现场治疗或理解文化上的细微差异。

治疗和督导中的MECA与反思性实践

许多模型和过程都强调自我觉察与文化反思过程的重要性。Falicov 的MECA模式（见第二章）提到一个反思与持续思考的过程，与来访者、受督者 / 治疗师以及督导师文化情境及关系的多重面向有关。受督者和督导师通过使用聚焦在来访者文化身份上的文化地图，来组织与个体文化体验有关的参数。这个方法提供了一个重要的工具，通过一种结构化、系统性的过程，将对关于来访者表现与治疗的态度和价值的思考带入督导过程。结合基于胜任力的临床督导，督导过程变形为将隐性信念显性化，并将其运用在策划与实施成功的治疗干预中。

让我们思考文化价值与伦理决策之间的交叉，比如治疗师收到来访者送来的礼物。机构的伦理标准和个人的伦理标准可能会阻止治疗师接受礼物，然而，一个更宽泛意义上的文化谦卑会鼓励谨慎地探讨礼物的意义，不仅考虑价格，还要从文化层面去平衡对来访者的尊重和避免伤害其感情（Brown & Trangsrud，2008）。

基于胜任力的临床督导

基于胜任力的临床督导（Competency-Based Clinical Supervision）提供了一个了解多元文化胜任力临床督导的框架。基于胜任力的临床督导为系统性地进行自我评价、反馈以及自我检测提供了一个结构，其定义为：

> 它是一种方法，这种方法明确识别知识、技能和价值，并将其集合在一起，形成一种临床胜任力，并用来发展学习策略与评价程序，从而达到符合参考标准的胜任力规范，并与循证实践以及当地临床设置中的要求保持一致（Falender & Shafranske，2007，p.233）。

随着强调胜任力表现的力度增加，临床督导师的角色在支持受督者胜任力基准发展方面也变得更加重要（Fouad et al., 2009）。基于胜任力的临床督导和 MECA 提供了一个框架，来理解在督导师、受督者和来访者之间多样性与世界观交叉的复杂性，并将之应用到临床与督导的情境中。我们应牢记，督导师和临床治疗师的理解总是视角化的——被个人兴趣、个人投入及个人文化所影响，个人意义在其中被建构（Falender & Shafranske，2004）。

实施组合式模型其暗含的步骤是通过合作来决定训练期间的目标与任务以发展督导关系，这一过程取决于受督者与督导师之间的情感联结。在建立督导关系的过程中，督导师与受督者将发展出以下共同愿景，包括督导关系、一般性督导期望，以及识别在临床过程或督导过程中发生的冲突、分歧或张力，以及其他规范部分的重要性。当界定了与督导相关的知情同意内容后，可以签订督导合同。

督导师应向受督者示范开放度与自我评价，内容包括涉及特定来访者和情境的相关信念结构、偏见和倾向，也鼓励受督者对在来访者、受督者/咨询师和督导师之间共享的及重叠角色中的多重框架进行更多自我觉察和更大整合。社会政治的和人际文化的边界与视角包括设置情境以及来访者、受督者和督导师各自的世界观。其关键在于指出优越感、压迫以及社会公正——以及对咨访关系及治疗产生影响的来访者经历——还包括对督导师产生的影响。要优先考虑的是承认多样性是融合在关系、评估、治疗方案制订与实施，以及效果评估等所有方面中的。督导的重要角色之一就是提供一个安全的环境，在这里，受督者能够暴露个人因素以及对来访者和情境的反应，而受督者的自我暴露是符合伦理规范的（APA，2010，7.04）。督导师向受督者示范对反应（或反移情）的识别与管理。督导师胜任力包括有关多元文化、多样性和临床督导研究与实践基础的知识、技巧、态度和价值，还包括国际视角（Falender et al., 2013；Falender，Ellis & Burnes，2012）。

督导师基于对其临床工作的观察，针对受督者的治疗目标与表现明确地为受督者提供持续性和特定形成性反馈。督导师应确保给受督者反馈的所有方面都具有透明性，从与受督者分享对其胜任力发展历程的监测，到对哪些胜任力领域的期待落了空。

督导师（以及受督者）将一路遭遇挑战，其中一些挑战在本书中已做了强调。例如，并不是所有受督者都有自觉、有动力或有能力进行有深度的自我检验。并不是所有受督者都会信任督导师或督导过程，也不是所有受督者都会暴露多样性或多元文化因素，即便在督导师看来这些因素是与来访者咨询过程相关的。我们建议，对于协助督导过程以强化多样性及多元文化胜任力而言，关键在于采用一种意图明确的工作框架，步骤如下：

- 在督导合同中明确与文化多样性因素的重要角色相关的知情同意——多元文化与多样性特征（尤其标识出多重角色交叉）以及个人反应在临床督导与服务中的影响。
- 向受督者示范恰当的、针对来访者文化及多样性影响的自我暴露，为受督者打开反思之门（例如，"这可能是因为我们在对这个来访者的态度上有代沟"或者"也许我与这个来访者有共同的文化/宗教背景的这一事实会是我们有不同观点的一个因素"）。
- 允许督导关系有时间发展，允许受督者在督导前期拥有一种无感的体验。
- 在涉及暴露时，促进一种以尊重和非胁迫为特征的进程——聚焦在作用于来访者或咨询过程中的特定行为影响。
- 明确多元文化主义和多样性是胜任力期待的组成部分，可以引入特定目标以促进发展（例如，辨识个体对他人的影响；向不同的人说出态度、价值和信念；Fouad et al., 209, S10）或者向受督者展示这一自我觉知、觉察和理解（例如，阐明族群价值观是如何影响一个人是谁以及一个人如何与他人相处的；Fouad et al., 2009, S14）。

- 理解如果发生误解，督导关系可能会出现张力甚至关系破裂，识别和解决这些问题是督导师的责任。
- 承诺提供一个赞成多元文化／多样性的督导环境，以此促进临床训练及来访者治疗。

对督导的督导

有效的多样性与多元文化督导胜任力是一个发展过程。当认识到临床督导是一个独特的专业实践时，进行特定的培训是必需的（Falender et al., 2012；Falender & Shafranske，2007）。要获得这一胜任力，对督导的督导是最为普遍的培训步骤之一。督导师在督导之前，必须完成必修培训，其中包括作为一名有效力的受督者的训练过程（Falender & Shafranske，2012），关于临床督导的特定课程，以及对督导的督导——指导督导过程以确保督导实践的质量与整合性，包括观察受训督导师与受督者之间的临床督导过程。

展望未来

尽管**范式转换**（paradigm shift）可能已经被过度使用，我们相信对督导师而言，注入多样性视角是比原先设想的更大的思维转换。关于一些讨论内容的禁忌可能会增加督导师的焦虑与恐惧，这些内容包括多样性、不适感，以及当相关议题出现就将之指出的能力等。进行大量的训练是必需的。本书的重要价值在于为如何将多样性注入督导的全过程提供了案例，从而加固基于胜任力的多元文化实践。

本书每一章都提供了如何将多样性注入督导过程的视角。尽管每一位贡献者都聚焦于一种基本的多样性特征，多重角色还是被编入了每一个章节中。通过运用督导案例和对话，供稿的督导师描述出了督导师与受督者在关于与来访者有相同的以及不同的多重身份状态方面的重叠。许多章节指明并解释了面对督导情境中未被提及的来访者、受督者/咨询师，以及督导师的多样性状态的解决策略。

- 第二章中，Falicov 介绍了作为文化相遇的督导概念，还介绍了 MECA，一种结合来访者、受督者 / 治疗师以及督导师的文化的系统方法。在与基于胜任力的临床督导结合的过程中，MECA 为多元文化主义/多样性临床督导提供了框架。

- 第三章中，Porter提供了一个女性主义的、性别的、多元文化的、生态学的和反种族主义的框架，考虑了权力辩证法，并演示其在督导过程中的友善运用。

- 第四章中，Harrell 描绘了与种族相关的多元文化胜任力的路径及其复杂性，并演示了一个发展敏感力的三步策略，将种族议题注入督导过程中，以及在督导过程中艺术性地展示出知识、技巧、态度评估以及塑形的整合。

- 第五章中，Falicov 指出了一些在移民与迁移议题中容易被忽略的问题，展示了来访者个人史、生活经历、与优势取向的图形表现（家谱图）之间的复杂交织。家谱图运用有关抗争和胜利的故事，表达了来访者及其家人多重的文化背景和变迁。

- 第六章中，Fouad 和 Chavez-Korell 指出社会阶层、权力及特权的心理因素在督导关系中被放大了。他们运用了基准胜任力（Fouad et al., 2009）来追踪受督者的发展，关注基于胜任力的临床督导中的多重因素以及态度和推理的重要性。

- 第七章中，Cornish 和 Monson 描绘了在督导中对残障人群使用的基于优势法和处理残障议题的基于胜任力的方法，包括态度、技巧和知识，以及用精巧的方式罗列平行关系和受督者与来访者的互动。这是另一个缺乏关注的领域。

- 第八章中，Shafranske 描述了以一种肯定性的和尊重的方式对待宗教和灵性议题，指出在治疗或督导中普遍缺少将此类文化特征有效融入的准备；同时，他提出了保持循证实践原则的策略。

- 第九章中，Bieschke，Blasko 和 Woodhouse 运用整合式肯定性督导模式，提出性少数议题以及宗教与性少数担忧的重叠（Halpert et al., 2007），列举了当性取向差异在督导三方关系（来访者、受督者 / 治疗师、督导师）中都不相同以及每个成员都有多重角色的例子。

- 第十章中，Trimble 和 King 将与美国印第安裔来访者和阿拉斯加原住民来访者临床工作中必备的胜任力概念化，提出尊重和必备历史知识与技巧的原则，以及对督导师、受督者角色、督导关系和平行过程的反思。

- 第十一章中，Chin，Peterson，Nan 和 Nicholls 描绘了关于文化敏感团体督导的一种创新方法。

- 在第十二章中，我们（编者）描述了反思过程，重申了元胜任力（例如，知道一个人不知道什么）的重要性，并为增强多元文化胜任力——临床督导不可或缺的能力——提供了具体的步骤。

参考文献

Allwood, C. M., & Berry, J. W.(2006). Origins and development of indigenous psychologies: An international analysis. *International Journal of Psychology, 41*, 263-268. doi:10.1080/00207590544000013.

American Counseling Association. (2010). Competencies for counseling with transgender clients. *Journal of LGBT Issues in Counseling*, 4, 135-159. doi: 10.1080/15538605.2010.524839.

American Psychological Association. (1998). Resolution on appropriate therapeutic responses to sexual orientation. *American Psychologist,* 53, 934-935.

American Psychological Association. (2000). Guidelines for psychotherapy with lesbian, gay, and bisexual clients. *American Psychologist*, 55, 1440-1451. doi: 10.1037/0003-066X.55.12.1440.

American Psychological Association (2003a). *Guidelines on multicultural education, training, research, practice, and organizational change for psychologists.*

American Psychological Association. (2003b). *Guidelines for psychological practice with older adults.*

American Psychological Association. (2007). *Guidelines for psychological practice with girls and women.*

American Psychological Association. (2008). *Report of the APA Task Force on the implementation of the Multicultural Guidelines.*

American Psychological Association. (2009). *Guidelines and principles for accreditation of programs in professional psychology.*

American Psychological Association. (2010). *Ethical principles of psychologists and code of conduct(2002; amended June 1, 2010).*

American psychological Association (2011a). *Guidelines for assessment of and intervention with persons with disabilities.*

American Psychological Association.(2011b). *Guidelines for psychological practice with lesbian, gay, and bisexual clients.*

American Psychological Association. (2013). *Guidelines for the practice of telepsychology.*

Americans With Disabilities Act of 1990, Pub. L No. 101-336, § 2, 104 Stat. 328 (1990).

Ancis, J. R., & Ladany, N. (2001). A multicultural framework fo counselor supervision. In J. R. Bradley & N. Ladany (Eds.), *Counselor supervision: Principles, process, and practice* (3rd ed., pp. 63-90). New York, NY: Brunner-Routledge.

Ancis, J. R., & Ladany, N. (2010), A multicultural framework for counselor supervision. In N. Ladany & L. J. Bradley (Eds.) *Counselor supervision* (4th ed., pp. 53-94). New York, NY: Routledge.

Arredondo, P., Toporek, R., Brown, S. P., Sanchez, J., Locke, D. C., Sanchez, J. & Stadler, H. (1996). Operationalization of the multicultural competencies. *Journal of Multicultural Counseling and Development*, 24, 42-78. doi: 10.1002/j.2161-1912.1996.tb00288.x.

Behnke, S. H. (2012). Constitutional claims in the context of mental health training: Religion, sexual orientation, and tensions between the first amendment and professional ethics. *Training and Education in Professional*

Psychology, 6, 189-195. doi:10.1037/a0030809.

Bernard, J. M., & Goodyear, R. K. (1992). *Fundamentals of clinical supervision*. Needham Heights, MA: Allyn & Bacon.

Bieschke, K. J., & Mintz, L. B. (2012). Counseling psychology, model training values statement addressing diversity: History, current use, and future directions. *Training and Education in Professional Psychology*, 6, 196-203. doi:10.1037/a0030810.

Brown, C., & Trangsrud, H. B. (2008). Factors associated with acceptance and decline of client gift giving. *Professional Psychology: Research and Practice,* 39, 505-511. doi:10.1037/0735-7028.39.5.505.

Burkard, A. W., Johnson, A. J., Madson, M. B., Pruitt, N. T., Contreras-Tadych, D. A., Kozlowski, J. M.,... Knox, S. (2006). Supervisor cultural responsiveness and unresponsiveness in cross-cultural supervision. *Journal of Counseling Psychology*, 53, 288-301. doi:10.1037/0022-0167.53.3.288.

Burkard, A. W., Knox, S., Hess, S. A., & Schultz, J. (2009). Lesbian, gay, and bisexual supervisees' experiences of LBG-affirmative and nonaffirmative supervision. *Journal of Counseling Psychology*, 56,176-188. doi:10.1037/0022-0167.56.1.176.

Burnes, T. R., & Singh, A. A. (2010). Integrating social justice training into the practicum experience for psychology trainees: Starting earlier. *Training and Education in Professional Psychology*, 4, 153-162. doi: 10.1037/a0019385.

Canadian Psychological Association. (2009). *Ethical guidelines for supervision in psychology: Teaching, research, practice, and administration.*

Carter, R. T. (1995). *The influence of race and racial identity in psychotherapy*. New York, NY: Wiley.

Crook-Lyon, R. E., O'Grady, K. A., Smith, T. B., Jensen, D. R., Golightly, T., & Potkar, T. A. (2012). Addressing religious and spiritual diversity in graduate training and multicultural education for professional psychologists. *Psychology of Religion and Spirituality*, 4, 169-181. doi: 10.1037/a0026403.

Dickson, G. L., Angus-Calvo, B., & Tafoya, N. G. (2010). Multicultural counseling training experiences: Training eftects and perceptions of training among a sample of predominantly Hispanic students. *Counselor Education and Supervision,* 49, 247-265. doi:10.1002/j.1556-6978.2010.tb00101.x.

Dickson, G. L, Jepsen, D. A., & Barbee, P. W. (2008). Exploring the relationships among multicultural training experiences and attitudes toward diversity among counseling students. *Journal of Multicultural Counseling and Development*, 36, 113-126.

Dressel, J. L., Consoli, A. J., Kim, B. S. K., & Atkinson, D. R. (2007). Successful and unsuccessful multicultural supervisory behaviors: A Delphi poll. *Journal of Multicultural Counseling and Development*, 35, 51-64. doi: 10.1002/ j.2161-1912.2007.tb00049.x.

Duan, C., & Roehlke, H. (2001). A descriptive "snapshot" of cross-racial supervision in university counseling center internships. *Journal of Multicultural Counseling and Development*, 29, 131-146.doi:10.1002/j.2161- 1912.2001.tb00510.x.

Education for All Handicapped Children Act of 1975, Pub. L. No. 94-142. § 1400, Stat. 274 (1977).

Eva, K.W., & Regehr, G. (2008). "I'll never play professional football" and other fallacies of self-assessment. *Journal of Continuing Education in the Health Professions,* 28, 14-19. doi:10.10020chp.150.

Eva, K. W., & Regehr, G. (2011). Exploring the divergence between self-assessment and self-monitoring, *Advances in Health Science Education*, 16, 311-329. doi:10.1007/s10459-010-9263-2.

Falender, C. A., Burnes, T., & Ellis, M. (2013). Introduction to major contribution: Multicultural clinical supervision and benchmarks: Empirical support informing practice and supervisor training. *The Counseling Psychologist,* 41, 8-27. doi:10.1177/0011000012438417.

Falender, C. A., Ellis, M. V., & Burnes, T. (2012). Response to reactions to major contribution: Multicultural clinical supervision and Benchmarks. *The Counseling Psychologist*, 41, 140-151.doi:10.1177/0011000012464061.

Falender, C. A., & Shafranske, E. P. (2004). *Clinical supervision: A competency-based approach*. Washington, DC: American Psychological Association. doi: 10.1037/10806-000.

Falender, C. A., & Shafranske, E. P. (2007). Competence in competency-based supervision practice: Construct and application. *Professional Psychology, Research and Practice*, 38, 232-240. doi:10.1037/0735-7028.38.3,232.

Falender, C. A., & Shafranske, E. P.(2012). *Getting the most out of clinical training and supervision*: *A guide for practicum students and interns*. Washington, DC: American Psychological Association. doi: 10.1037/13487-000.

Falicov, C. J. (1988). Learning to think culturally in family therapy training. In

H. Liddle, D. Breunlin, & D. Schwartz (Eds.), *Handbook of family therapy training and supervision* (pp. 335-357). New York, NY: Guilford Press.

Falicov, C. J. (1995). Training to think culturally: A multidimensional comparative framework. *Family Process*, 34, 373-388. doi:10.1111/j.1545-5300.1995.00373.x.

Falicov, C. J. (1998). *Latino families in therapy: A guide to multicultural practice.* New York, NY: Guilford Press.

Field, L. D., Chavez-Korell, S., & Rodriguez, M. M. D. (2010). No hay rosas sin espinas: Conceptualizing Latina-Latina supervision from a multicultural developmental supervisory model. *Training and Education in Professional Psychology,* 4, 47-54. doi:10.1037/a0018521.

Fitzgerald, T. D., Hunter, P. V., Hadjistavropoulos, T., & Koocher, G. R. (2010). Ethical and legal considerations for Internet-based psychotherapy, *Cognitive Behaviour Therapy,* 39, 173-187. doi:10.1080/16506071003636046.

Fouad, N. A., Grus, C. L., Hatcher, R. L., Kaslow, N. J., Hutchings, P.S., Madson, M. B.,... Crossman, R. E. (2009). Competency benchmarks: A model for understanding and measuring competence in professional psychology across training levels. *Training and Education in Professional Psychology*, 3(4 Suppl.), S5-S26. doi:10.1037/a0015832.

Garnets, L. (2007). Foreword: The "coming of age" of lesbian, gay, bisexual and transgender-affirmative psychology. In K. J. Bieschke, R. M. Perez, & K. A. DeBord (Eds.), *Handbook of counseling and psychotherapy with lesbian, gay, bisexual, and transgender clients* (pp. xi-xvi). Washington, DC: American Psychological Association.

Gatmon, D., Jackson, D., Koshkarian, L., Martos-Perry, N., Molina, A., Patel, N., & Rodolfa, E.(2001). Exploring ethnic, gender, and sexual orientation variables in supervision: Do they really matter? *Journal of Multicultural Counseling and Development*, 29, 102-113.doi:10.1002/j.2161-1912.2001. tb00508.x.

Gauthier, J., Pettifor, J., & Ferrero, A. (2010). The Universal Declaration of Ethical Principles for Psychologists: A culture-sensitive model for creating and reviewing a code of ethics. *Ethics and Behavior,* 20, 1-18.

Gloria, A. M., Hird, J. S., & Tao, K.W.(2008). Self-reported multicultural supervision competence of White predoctoral intern supervisors. *Training and Education in Professional Psychology,* 2, 129-136. doi:10.1037/1931-

3918.2.3.129.

Goodman, L. A., Liang, B., Helms, J.E., Latta, R.E., Sparks, E., & Weintraub, S. R. (2004). Training counseling psychologists as social justice agents: Feminist and multicultural principles in action, *The Counseling Psychologist,* 32, 793-836. doi:10.1177/0011000004268802.

Halpert, S. C., Reinhardt, B., & Toohey, M. J. (2007). Affirmative clinical supervision. In K. J. Bieschke, R. M. Perez, & K. A. DeBord (Eds.) *Handbook of counseling and psychotherapy with lesbian, gay, bisexual, and transgender clients* (2nd ed.; pp, 341-358). Washington, DC: American Psychological Association. doi:10.1037/11482-014.

Hansen, N. D., Randazzo, K. V., Schwartz, A., Marshall, M., Kalis, D., Frazier, R.,... Norvig, G. (2006). Do we practice what we preach? An exploratory survey of multicultural psychotherapy competencies. *Professional Psychology, Research and Practice,* 37, 66-74. doi:10.1037/0735-7028.37.1.66.

Harrell, S. (2006). *Dynamics of difference.* Unpublished manuscript.

Helms, J. E. (1990). *Black and White racial identity: Theory, research and practice.* New York, NY: Greenwood Press.

Helms, J. E., & Cook, D. A. (1999). *Using race and culture in counseling and psychotherapy: Theory and process.* Needham Heights, MA: Allyn & Bacon.

Hernandez, P., & McDowell, T. (2010). Intersectionality, power, and relational safety in context: Key concepts in clinical supervision. *Training and Education in Professional Psychology,* 4, 29-35. doi:10.1037/a0017064.

Hoshmand, L. T. (2001). Psychotherapy as an instrument of culture. In B. D. Slife, R. N. Williams, & S. H. Barlow (Eds.), *Critical issues in psychotherapy: Translating new ideas into practice* (pp. 99-114). Thousand Oaks, CA: Sage. doi:10.4135/9781452229126.n9.

Individuals With Disabilities Education Act, 20 U.S.C. § 1400 (2004).

International Union of Psychological Science. (2008). *Universal declaration of ethical principles for psychologists.*

Jernigan, M. M., Green, C. E., Helms, J. E., Perez-Gualdron, L., & Henze, K. (2010). An examination of people of color supervision dyads: Racial identity matters as much as race. *Training and Education in Professional Psychology,* 4, 62-73.doi:10.1037/a0018110

Kaduvettoor, A., O'Shaughnessy, T., Mori, Y., Beverly, C., Weatherford, R. D., & Ladany, N. (2009). Helpful and hindering multicultural events in group supervision: Climate and multicultural competence. *The Counseling Psychologist*, 37, 786-820. doi:10.1177/0011000009333984.

Kaslow, F. W. (2000). Continued evolution of family therapy: The last twenty years. *Contemporary Family Therapy*, 22, 357-386.

Ladany, N., Brittan-Powell, C. S., & Pannu, R. K. (1997). The influence of supervisory racial identity interaction and racial matching on the supervisory working alliance and supervisee multicultural competence. *Counselor Education and Supervision*, 36, 284-304. doi:10.1002/j.1556-6978.1997. tb00396.x.

Ladany, N., Inman, A. G., Constantine, M. G., & Hofheinz, E. W. (1997). Supervisee multicultural case conceptualization ability and self-reported multicultural competence as functions of supervisee racial identity and supervisor focus. *Journal of Counseling Psychology*, 44, 284-293. doi: 10.1037/0022-0167.44.3.284.

Leong, F. T. L., Pickren, W. E., Leach, M. M., & Marsella, A. J. (Eds.). (2012). *Internationalizing the psychology curriculum in the U. S.* New York, NY: Springer. doi:10.1007/978-1-4614-0073-8.

Leong, F. T. L., & Wagner, N. S. (1994). Cross-cultural counseling supervision: What do we know? What do you need to know? *Counselor Education and Supervision*, 34, 117-131.

Loganbill, C., Hardy, E., & Delworth, U. (1982). Supervision: A conceptual model. *The Counseling Psychologist*, 10, 3-42. doi: 10. 1177/0011000082101002.

Lyons, H. G., Bieschke, K. J., Dendy, A. K., Worthington, R. L., & Georgemiller, R. (2010). Psychologists' competence to treat lesbian, gay, and bisexual clients: State of the field and strategies for improvement. *Professional Psychology: Research and Practice*, 41, 424-434. doi:10.1037/a0021121.

Marsella, A. J. (2012). Internationalizing the clinical psychology curriculum: Foundations, issues, and directions. In F. T. L. Leong, W. E. Pickren, M. M., Leach, & A. J. Marsella (Eds.), *Internationalizing the psychology curriculum in the U. S.* (pp. 179-200). New York, NY: Springer.

McGoldrick, M., Giordano, J., & Pearce, J. K. (1996). *Ethnicity and family therapy*. New York., NY: Guilford Press.

Mead, M. (2001). *Sex and temperament in three primitive societies*. New York, NY: HarperCollins. (Original work published 1935)

Miller, D. S. S., Forrest, L., & Elman, N. S. (2009). Training directors' conceptualizations of the intersections of diversity and trainee competence problems: A preliminary analysis. *The Counseling Psychologist, 37*, 482-518. doi: 10.1177/0011000008316656.

Miville, M. L., Duan, C., Nutt, R. L., Waehler, C. A., Suzuki. L., Pistole. M. C.,... Corpus, M. (2009). Integrating practice guidelines into professional training: Implications for diversity competence. *The Counseling Psychologist, 37*, 519-563. doi:10.1177/0011000008323651

Miville, M. L., Rosa, D., & Constantine, M. G. (2005). Building multicultural competence in clinical supervision. In M. G. Constantine & D. W. Sue (Eds.), *Strategies for building multicultural competence in mental health and educational settings* (pp. 192-211). New York, NY: Wiley.

Myers, S. B., Endres, M. A., Ruddy, M. E., & Zelikovsky, N. (2012). Psychology graduate training in the era of online social networking. *Training and Education in Professional Psychology*, 6, 28-36. doi:10.1037/a0026388.

Olkin, R. (1999). *What psychotherapists should know about disability*. New York, NY: Guilford Press.

Pettifor, J. (2009). Commentary on value-based ethical decision-making. *Psychoanalytic Psychotherapy in South Africa*, 17, 96-100.

Pettifor, J., & Ferrero, A. (2012). Ethical dilemmas, cultural differences, and the globalization of psychology. In M. L. Leach, M. J. Stevens, G. Lindsay, A. Ferreo, & Y. Korkut (Eds.), *The Oxford handbook of international psychological ethics* (pp. 28-41). New York, NY: Oxford University Press. doi:10.1093/oxfordhb/9780199739165.013.0003

Pettifor, J. L., McCarron, M. C., E., Schoepp, G., Stark, C., & Stewart, D. (2010). *Resource guide for psychologists: Ethical supervision in teaching, research, practice, and administration*. Ottawa, Ontario, Canada: Canadian Psychological Association.

Pieterse, A. L., Evans, S. E., Risner-Butner, A., Collins, N. M., & Mason, L. B. (2008). Multicultural competence and social justice training in counseling psychology and counselor education: A review and analysis of a sample of multicultural course syllabi. *The Counseling Psychologist*, 37, 93-115. doi:10.1177/0011000008319986.

Porter, N. (1995). Integrating antiracist, feminist, and multicultural perspectives in psychotherapy: A developmental supervision mode. In H. Landrine (Ed.), *Handbook of cultural diversity in the psychology of women* (pp. 163-176).

Washington, DC: American Psychological Association.

Ratts, M. J., Toporek, R. L., & Lewis, J. A. (2010). *ACA Advocacy competencies: A social justice framework for counselors.* Alexandria, VA: American Counseling Association. doi: 10.5330/PSC.n. 2010-11.90.

Reynolds, A. L. (2011). Understanding the experiences and perceptions of faculty who teach multicultural counseling courses: An exploratory study. *Training and Education in Professional psychology,* 5, 167-174. doi:10.1037/a0024613.

Sammons, C. C., & Speight, S. L. (2008). A qualitative investigation of graduate-student changes associated with multicultural counseling classes. *The Counseling Psychologist*, 36, 814-838. doi:10.1177/0011000008316036.

Sanchez-Hucles, J., & Jones, N. (2005). Breaking the silence about race in training, practice, and research. *The Counseling Psychologist*, 33, 547-558. doi:10.1177/0011000005276462.

Schwartz, A., Rodriguez, M. M. D., Santiago-Rivera, A. L., Arredondo, P., & Field, L. D. (2010). Cultural and linguistic competence: Welcome challenges from successful diversification. *Professional Psychology: Research and Practice*, 41, 210-220. doi:10.1037/a0019447.

Sehgal, R., Saules, K., Young, A., Grey, M. J., Gillem, A. R., Nabors, N. A.... Jefferson, S. (2011). Practicing what we know: Multicultural counseling competence among clinical psychology trainees and experienced multicultural psychologists. *Cultural Diversity and Ethnic Minority Psychology*, 17, 1-10. doi:10.1037/a0021667.

Singh, A., & Chun, K. Y. S. (2010). "From the margins to the center": Moving towards a resilience-based model of supervision for queer people of color supervisors. *Training and Education in Professional Psychology*, 4, 36-46. doi:10.1037/a0017373.

Smith, L. (2009). Enhancing training and practice in the context of poverty. *Training and Education in Professional Psychology*, 3, 84-93. doi:10.1037/a0014459.

Sue, D. W. (2009). Racial microaggressions and worldviews. *American Psychologist*, 64, 220-221. doi:10.1037/a0015310.

Sue, D. W., Arredondo, P., & McDavis, R. J. (1992). Multicultural counseling competencies and standards: A call to the profession. *Journal of Multicultural Counseling and Development*, 20, 64-88. doi:10.1002/j.2161-1912.1992.

tb00563.x.

Tervalon, M., & Murray-Garcia, J. (1998). Cultural humility versus cultural competence: A critical distinction in defining physician training outcomes in multicultural education. *Journal of Health Care for the Poor and Underserved*, 9, 117-125. doi:10.1353/hpu.2010.0233.

Toporek, R. L., & Reza, J. V. (2001). Context as a critical dimension of multi-cultural counseling: Articulating personal, professional, and institutional competence. *Journal of Multicultural Counseling and Development*, 29, 13-30. doi:10.1002/j.2161-1912.2001.tb00500.x.

Universal Declaration of Ethical Principles for Psychologists. (2008).

Vargas, L. A., Porter, N., & Falender, C. A. (2008). Supervision, culture, and context. In C. A. Falender & E. P. Shafranske (Eds.), *Casebook for clinical supervision: A competency-based approach* (pp. 121-136). Washington, DC: American Psychological Association. doi:10.1037/11792-006.

Worthington, R. L., Mobley, M., Franks, R. P, & Tan, J. A. (2000). Multicultural counseling competencies: Verbal content, counselor attributions, and social desirability. *Journal of Counseling Psychology*, 47, 460-468. doi: 10.1037/00220167.47.4.460.

第二章

心理治疗与督导的文化交会：多维生态比较法框架[1]

Celia J. Falicov

---

1 本章部分内容改编自《治疗中的拉丁裔家庭》（第二版）第一章。引用获许可。

　　作为一个移民国家，美国一直面临着理解并整合种族、社会阶层以及民族多样性的挑战。目前，这个挑战比以往任何时候都更为严峻。心理治疗师为文化变量差异性较大的家庭提供精神卫生服务，包括民族、种族、社会经济水平、国籍和宗教信仰，以及其他各种文化变量，而这种情况还在不断增加。在训练环境中，督导师必须将来访者、治疗师和督导师的文化差异考虑在内。治疗文化与治疗师和督导师的文化适配必须通过心理治疗和督导是一种文化交会的认识视角予以考虑。本章节描述了系统论和后现代主义的概念和工具，用来指导多元文化路径下的督导工作。

作为文化交会的心理治疗

　　在治疗和督导中，文化视角的整合存在诸多障碍。心理治疗师有时候不确定哪些文化传承和社会政治情境是与人类的苦难和精神卫生护理相关的。虽然他们可能会认识到，来访者与其自身的文化根基深刻联结的方式为其发展奠定了基础或限制了其发展，但临床治疗师不清楚该如何将这些议题吸收到理论与实践中。更鲜被承认的事实是，主流文化观念会对一些个人和家庭带来冲突和矛盾，这些个人或家庭或许处于文化迁移过程中，或者因为各种缘由不适应那些主流观念，例如阶级、宗教、种族、性取向、民族或者是政治意识形态。另一个障碍是精神卫生提供者不可避免地被其所使用的理论取向限定在了他们提供的治疗中，因为他们的训练中充斥着主流欧美文化的建构和意识形态。人们很少承认这一事实，因为，治疗师和督导师都接受心理学知识具有普遍适用性这一假设，直到最近才有所变化；此外，心理学作为本身反映文化价值的科学，人们还未付出系统性的努力去审辨性地承认这一点。在心理学理论中，以心理学理论为基础的关于督导师和受督者的一种常见假设是以作为原初二元依恋的母－子关系的普适性为中心的，这是欧美文化中最常见的依恋形式。然而，在很多集体主义民族文化和较低社会经济阶层中，由许多重要的成年人提供照料的现实对这种普适性提出了质疑，也为这种早期多重依恋关系理论化提供了一种可能性。

强调文化调和的后现代立场要求这样一种认识，即治疗师的职业价值观和视角与来访者的价值观一同预示了疗愈性交会。治疗师也将其在自己家庭文化中习得的个人价值观带入这一交会中。尽管精神分析质疑治疗师的客观性并且鼓励自我反省的传统由来已久，但**文化反移情**（cultural countertransference）这一概念并不太受重视（Foster，1998），而这正关系到来访者和治疗师对对方群体的看法。督导师必须认识到，在对于那些来访者的种族、阶层或者民族不同于治疗师的治疗中，治疗师的主观性是一个至关重要的组成部分。临床实践者和来访者的文化历史和社会情境并非中立于治疗关系或者无关紧要，而是对治疗结果和过程有着深远的影响（La Roche，1999）。

但是如何将这些极其复杂的文化变量在治疗理论和实际操作中结合起来呢？文化在治疗和督导工作中的真实位置又如何呢？文化维度又是何时、为何以及如何在治疗及督导情境中被阐释的呢？有些方法提倡需要一种关于民族或者其他文化特征的先验知识（比如，意大利人可能比较重视非常紧密的家庭关系）；有些方法则倾向聚焦于家庭困境中普适性的不变量（如，儿童需要由成年人抚养），并将文化差异视为与治疗情境无关；也有些方法处于两种立场之间。只有很少一些方法时刻警醒治疗师关注他们自己的治疗理论和干预的文化基础，并且鼓励他们修改或发展这些治疗理论以适应不同的文化（Falicov 1995，1998）。还有一些人已经开始寻找新的概念和方法论，以便洞察并利用在治疗过程中出现的文化价值观和行为，从而最低限度地依赖来访者特定文化的先验知识（Lappin, 1983; Montalvo & Gutierrez，1983）。

当进入这一领域时，有风险需要承担，有问题需要解决。困难之一是人类学和社会学对文化规范和价值有宽泛的概括，在宏观社会层面使用它们可能具备一定效度，但在微观社会层面可能总是需要做出进一步的改进和评定。事实上，当治疗师将社会文化规范应用到来访者身上时，他们更像是在使用刻板印象和陈词滥调，反而妨碍了治疗工作。可是，当涉及来访者议题并且因此适用于临床操作中重要的治疗情境时，忽视文化规范和期待同样也有问题。

在治疗和督导中包含文化视角意味着一种持续的警惕，督导师带着这种警惕的态度航行在无视基本文化差异的文化种族中心主义的锡拉（Scylla）岩礁与错过至关重要的个体差异的文化定势的卡律布狄斯（Charybdis）旋涡之间。就像在一个概率框架中以虚无假设为起点测定显著性的统计员一样，治疗师和督导师必须要探讨文化议题的临床相关性，仿佛是在两种错误中平衡风险：①低估文化的影响，错误地将功能失调归因于个人或家庭文化的规范性模式（误报，或者 I 型错误）；②高估和夸大文化的重要性，代价是未能识别出个人或家庭结构的功能失调（漏报，或者 II 型错误；Falicov, 1983）。本章提供的方法试图应对这些在治疗和督导情境中的复杂文化议题。在第一章里，**督导多样性胜任力**（supervision diversity competence）的定义（同样引自 Falender & Shafranske, 2004, 2007, 2012）为这一方法设定了基础，也是本书的核心。这种方法强调了督导师和受督者对他们各自的多重文化维度和社会地位自我觉察的重要性。多样性胜任力包括觉察、知晓和欣赏来访者、受督者/治疗师和督导师三方的源自世界观的假设、价值观、偏见和期待的互动，并能整合实践评估与干预技巧。

在本章中，我会通过呈现一个模型来进一步扩展这些观点，这个模型整合了多样性督导中的知识、价值观或假设与具体技能，这一模型也融入这本书的其他章节。这个模型就是**多维生态比较法**（Multidimensional Ecological Comparative Approach，MECA）。在接下来的两节中，我会对该模型的概念系统和后现代基础进行讨论。

督导作为文化的交会

督导交会是指督导师、治疗师和来访者的理论与个人**文化地图**（见图2.1）之间的交会。治疗师对于每位来访者的看法，还有督导师对于每位受督者的看法，皆来自他们个人的文化地图，包括首选的理论流派和职业亚文化（Fantcher, 1995）。治疗师的文化地图进一步被他或她从原生家庭和其他生活中习得的个人价值观、观点和偏好影响并组织（如，Aponte et al., 2009）。例如，一个赞同堕胎的治疗师在面对一位反对堕胎的来访者因为其第五次怀孕而感到抑郁和晕眩时，可能很难感同身受地理解来访者的困惑。相似地，督导师的关于"督导中的治疗师"

的文化地图则是基于他或她的理论立场和个人文化。作为观察者的督导师与受督者一起构成了这一文化方程的一部分。他或她不再是从外向里看的具有特权的局外人，那将只是"雾里看花，水中望月"。和处于受督者地位的治疗师一样，督导师必须实践文化上的自我反省和文化谦卑。

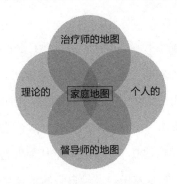

图 2.1 督导过程是多元文化的相遇

资料来源：Latino Families in Therapy（2nd ed., p. 22），by C. J. Falicov, 2014, New York, NY: Guilford Press. Copyright 2014 by Guilford Press. 经授权后重印。

家庭医生比心理治疗师更经常使用**文化谦卑**的概念（Juarez et al., 2006; Rust et al., 2006; Tervalon & Murray-García, 1998），相较于文化胜任力的概念，它更能准确地捕捉到真相，即来访者是唯一有资格教给治疗师有关其多元文化的专家，他作为多元文化群体的一员与他的生活压力，这些反过来影响了他或她治疗的优先排序。督导师必须帮助受督者演绎学生的角色，愿意去学习与每位来访者有关的文化议题。同时，督导师也需要开放地向受督者学习他或她的文化定位而不是基于先入为主的身份标签进行文化知识的假设。这就指向了在基于胜任力的临床督导中价值维度的重要性，并补偿了知识与技巧的不足。督导师在这种价值观的灌输过程中发挥了独特的作用，而不是仅仅告知文化变量的知识。

以客观主义或是规范为先决条件，认为真相可以通过直接的知识与体验捕捉，与这类观点相比，本章提供的方法则是基于以**透视主义**

（perspectivism，Von Bertalanffy，1968）为先决条件的，即一个人对真相的看法取决于这个人的视角，这一视角甚至也组织了观察本身。这与后现代的感受性（sensibility）是一致的，即所有的知识都是视角化的（见第一章），而个体的价值观和生活经验塑造了我们能够知道什么，以及知道的途径。

透视主义要求治疗师在治疗与自己有文化差异的来访者时要对来访者的所有描述采取一种关系性的理解方式。人类学家（Sampson，1993）举过一个例子指出，当一个观察者（比如治疗师）形容另一个来自不同文化的来访者养育孩子的方式太过严格时，这个治疗师其实就是以一种隐性标准建立了一个比较，从而躲避了他或她的价值观，而这个标准的建立则是基于他或她自身的主导文化。严格与放任并不是那种文化下的个体必要或固有的特质，而是观察者以自身价值观进行评判的结果。举个例子，一位中东治疗师可能会觉得美国家庭对子女的教育太过于放任，而同样一个家庭在美国治疗师那里可能会被认为是正常的。Sluzki（1982）对于拉丁裔情人的分析进一步扩大了类似的观察，即从观察者来看，文化定势如何触发了被观察者的文化可预测的行为。如果一个治疗师或者督导师认为这个来访者或者受督者来自某种偏向保护隐私而非自我暴露的文化，例如亚洲文化，那么他或她就可能在询问操作中过于谨慎，并由此证实了来访者或者受督者的羞怯或者隐私风格偏好。Bruner（1986）更进一步说：

> 普韦布洛村印第安人正在上演我们的理论，他们正在表演我们在专业期刊上讲述的关于他们的故事。我们不知道这到底是他们的故事还是我们的，也不知道这到底是内视图还是外视图（pp. 148-149）。

文化的位置：选择的序列

从动态过程导向的视角来看，文化不是背景（background）就是前景（foreground），这取决于当下的议题。文化对于来访者而言或者是一个经过组织化的真相、一种防御面具，或者是一个强有力的神话，需要治疗师在督导师的指导下探索呈现问题与文化议题之间的联结。以下是对视角在考虑文化作用方面的影响的简要评论。督导的一项重要任务是帮助受督者更好地辨识他们针对文化作用所采取的基本或常用立场（例如，背景或前景，如下文所述）。

作为背景的文化

将文化影响看作家庭治疗的理论和实践中无关紧要的可选项，还是关键且重要的问题，治疗师可以并且已经做出了选择。对一些临床医生而言，文化提供了一个背景性叙事，并被视作造成家庭困境的众多因素之一。治疗师和来访者可以选择去或者不去反思这些文化影响。例如，一位有两个幼儿的42岁母亲刚刚得知自己罹患致命卵巢癌。她可能不会想到在她的文化和宗教背景下去审视她的生命突然被缩短所带来的重大影响，而却可能和她的治疗师一起倾向于聚焦在她的情绪灾难上。

作为前景的文化

那些将文化视为一种前景叙述的治疗师相信，很多情绪方面的问题与社会化强加于个体的约束性**自我界定**（self-definitions）相关，换句话说，与个体疏离其种族认同和传统或其社会力量被剥夺有关。对后者而言，治愈的可能性蕴含在让来访者从情感上重新与他们文化中的神话、传承，以及文化社群的归属感建立联结。采取这一立场的治疗师可能会觉得不得不与濒临死亡的来访者进一步讨论可能提供安慰的文化资源和优势。

四种可能的立场

通过选择关于文化与治疗关系的特定立场——更内隐而非外显的，临床医生在接近文化的方法上得到进一步指引。这些立场可以被分为四类：普适主义（universalist）、特殊主义（particularist）、族群聚焦（ethnic focused）和多维生态比较。每一种立场对多元文化督导都有不同的影响（见表2.1）。

表2.1　文化在督导中的位置

立　场	多元文化督导
普适主义	• 没有用处
特殊主义	• 没有用处
族群聚焦	• 文化素养作为单独的课程/讲座并包含特定内容
多维生态比较	• 将文化融入所有学习过程 • 在基本系统参数中提取多样性 • 通用比较图

资料来源：Latino Families in Therapy （2nd ed., p.20），by C. J. Falicov, 2014, New York, NY: Guilford Press. Copyright 2014 by Guilford Press. 经授权后重印。

1. 普适主义

普适主义的立场主张个体间和家庭间的相似性大于差异性。该立场更强调内在心理过程和人际交往过程中的相似处而非差异。一些治疗师坚信精神和互动过程中稳定的普适性，他们声称诸如种族、性别或民族之类的情境变量对于个人和家庭发展变化历程而言是无关的干扰（Friedman, 1994）。实际上，大部分的心理学观念和理论都是基于普适主义的假设，比如客体关系、多代际传递、依恋、关系三角化和生命周期变迁等。那些持文化普适主义立场的人将文化视为对治疗及督导无关紧要的因素。

许多共通的生物诉求和社会诉求创造了跨文化的相似性，这一点确凿无疑。对治疗师和督导师而言，欣赏团体间的一致性也是至关重要的。然而危险就存在于治疗师所犯的种族主义错误中，比如假设青春晚期从家庭中分离出来是规范的且显示健康的个体，而这一普适性的发展过程存在着许多文化变量。然而，这位治疗师可能认为他或她的立场是客观且中立的。

2. 特殊主义

处于另一极端的是特殊主义立场，该立场认为所有个体间和家庭间的不同大于相似。每一个个体和家庭的特性使他们的文化自身独一无二。从特殊主义视角来看，无法对个体或者家庭与更大的文化之间的关系进行概括，并且因此每个个体的历史及家庭内部的互动使每个案例的变化趋向变得与众不同。例如，家庭取向治疗也许会在有悬而未解的秘密这一家庭文化的框架下去理解一个人的抑郁，而不考虑工作场所的种族歧视对来访者的情绪造成的影响。类似地，治疗学派就其本身而言可以被视为有关疗愈的不同文化（Fancher, 1995）。在家庭治疗领域，Anderson和Goolishian（1993）的、包含在后现代语言取向的、合作实践中的"不知（not-knowing）"立场就近似于特殊主义立场。

3. 族群聚焦

第三种立场强调在不同族群间有着可预见的多样性，包括思想、感受和行为，还有对待健康或者疾病的态度，以及习俗和仪式。该立场提到了爱尔兰人的晚婚倾向，以及在中国东南部出现的一种叫作缩阳症（Koro）的惊恐病症，或对传统疗愈者的承认，比如巫医（curanderos），还有其他大量的整合模式。在发展对族群差异的敏感性过程中，这一立场已经变得十分重要。它要求治疗师掌握不同族群典型特征的知识，并且提供相关信息（McGoldrick, Giordano & Garcia-

Preto, 2005）。

族群聚焦的立场并没有真正指出集体同一性的其他维度，比如种族、阶层、性取向、残障或者是国籍，为文化性的不一致、困境和矛盾留有极少余地。它还假设观察者是文化无涉的。另一个局限是关注族群的概括倾向将文化描绘成静止且稳定的，但事实上，变化与不稳定才是大部分当代文化的真相。即便是文化最为闭锁的社会也处在持续的流动中，绝大部分是向西方方式靠近。其危险在于落入族群刻板印象的偏见中——夸大治疗师、来访者和督导师之间的差异。

通过教授治疗师了解来访者特定的文化特征，族群聚焦法提倡提高治疗师的文化素养。正如第一章中所讨论的，大部分常见的文化胜任力训练依赖于一门课程，即使这门课程涵盖了知识、技能和态度，但要让学生因其是真实的、关乎自身的、对于疗愈性交会而言是必要的而去提升自身的文化胜任力，仍有诸多障碍。让治疗师意识到族群差异当然是有用的，但是，只是强调一般准则就会产生许多隐患，条件是治疗师需要对其自身文化和偏见有认知，连同一种充满敬意的好奇姿态、文化天真，以及如同叙事治疗师所呈现的将专家角色出让给来访者的意愿（Dyche & Zayas, 1995）。

以上三种立场并未考虑以各种形式呈现的社会不公的影响，包括缺乏资源渠道、种族主义、偏见，还有少数族裔生活中多种形态的收入不平等、教育不平等，以及卫生服务不平等。因此，这三种立场都忽略了给少数族裔来访者造成精神痛苦的一个重要来源。

下面介绍的第四种立场所采取的方法展现出一种更加广泛也更加复杂的路径，其结果是将文化和社会公正与知识、假设和评估以及干预技巧的所有面向进行更大的整合。此外，MECA（多维生态比较法）强调所有的文化都有很多优势可以发掘，治疗师再也不用做文化改变的代理人去推销在主流理论和实践中获得的主流文化价值观和假设了。

4. 一种多维度的、生态的、比较的方法

在过去的15年间，我提出了一个将文化整合到治疗中的工作框架（Falicov，1995，1998，2003，2004），不同于那种附加型的、专门针对某个族群的工作框架——这个框架将文化胜任力界定为精通单一或离散族群的文化属性。相反，MECA 尝试提供一种文化通用（cultural-generic）的框架，通过使用和评估与治疗多样性来访者相关的概念与范围，聚焦于差异性与相似性的大致轮廓。这里提到的MECA 模型摒弃了对各族群具体的概括，尝试用一种更通用的模型，不仅将敏感性融入多元文化价值观，它也在心理治疗的评估、干预和督导的各个方面，将敏感性与社会张力的影响相结合。

文化的后现代定义：生态龛位与文化边境

MECA有能力保持前三种立场：普适主义、特殊主义和族群聚焦。它提供了一种综合性的文化定义，一种有意义的比较方法，并为多重且演进中的文化叙事提供了空间。文化的定义是多维且复杂的。

文化的定义

第一个挑战就是如何不以刻板和公式化的方式定义文化和情境。我一直反对静态的族群或文化描述（Falicov, 1983, 1988, 1995），因为它们只是反映了一种社会科学的简单化而非反映了人类行为及其经验的真正复杂性。事实上，静态描述从未比今天更与现实对立。当下的文化变动着实令人头晕目眩，阶层、种族、性别、宗教和其他社会情境的交汇也从未比今天更复杂。MECA 超越了单一维度的"文化即族群"（culture-as-ethnicity）的框架，走向了一种更为综合的文化定义，包括了多重变量、相似与差异、过往和当下，以及价值观、信仰和意义随时间的持续和改变。

正如在第一章中讨论过的，下面的定义强调了文化的多维性和流动性：

> 文化是共享的世界观、意义和适应性行为的集合，源自在多种情境中同时加入和参与，这些情境包括语言；农村、城市或者郊区设置；种族、民族和社会经济状况；年龄、性别、性取向、宗教、残障、国籍；就业、教育和职业、政治意识形态，移民/文化同化阶段、相似的历史时刻和思想观念的共享（Falicov, 1983, pp. xiv-xv）。

而且，被排除在各种情境之外也可以是文化经验的一部分（Falicov, 1995, 2003）。这种多维观点比单一维度更加公允地反映了多样性一词的意义。许多个体和家庭共享并集合了定义中所列举的许多情境的特点。这些情境提供了特殊的经验并且给予了特定的价值观。正是这种多重情境与片面视角的结合——而非它们中分离出来的任何一方——塑造并定义了每个人的文化，同时并不存在某些单片式的"文化"在个体身上造成的无法改变的影响。每个人都在大量的亚文化群体中被抚养长大，这些亚文化群体对个体所施加的复合影响力取决于个体与每种亚文化情境接触的程度。这样，文化就可以被看作多个个体与家庭组成的社群，一定程度地共享特定的观点或是主线故事来描述这个世界，并将意义赋予生命（Howard, 1991）。文化上的相似与差异反映了会被那种群体接纳或者排斥的可能性。

由于个体和家庭参与并集合了多种情境的特征，治疗师和督导师就有必要在所有相关情境中同步考虑其融合程度。这种文化探索也应该包括检视治疗师的种族主义、性别主义或者阶级主义的看法，以及他们的异性恋主义与同性恋恐惧，也就是说，治疗师应该将他们自己和来访者的批判意识进行社会化（Burton, Winn, Stevenson, & Clark, 2004; Lawless, 2008）。

生态龛位和文化边境

每个人都参与了多样复合情境。这些情境包括语言、地理位置、选择偏好以及主体经验。每个人都具有一种文化，包括了若干集体性身份——归属、参与以及认同的各个群体，这些构成了他或她的**生态龛位**（ecological niche）。例如，表2.2展示了我个人的生态龛位，以及我的理论位（涉及我的职业身份认同）。近期的研究表明种族、性别、民族和阶层之间相互交叉，因此提出了多重身份认同的观点（Kosutic & McDowell, 2008）。

表2.2 我的个人生态龛位及理论位

我的个人生态龛位	我的理论位
·阿根廷人，加入美国国籍	·人类发展（人类学、社会学、心理学和生物学——文化情境下的生命全程发展）
·女性	·临床心理学
·白人	·精神分析
·第二代中产阶级	·以来访者为中心的罗杰斯学派
·心理学家	·家庭治疗师（结构派、策略派、叙事）
·民主党	
·东欧犹太人的女儿	
·20世纪60年代移民美国	
·与一位医生结婚30年	
·三个女儿的母亲；祖母	
·丧偶	

资料来源：From Latino Families in Therapy（2nd ed, p. 25），by C. J. Falicov, 2014, New York, NY: Guilford Press. Copyright 2014 by Guilford Press. 引用获许可。

每个人的生态龛位都有与他人分享的**文化边境**（cultural borderlands），或是与其他人在种族、民族、宗教、职业或社会阶层方面异同的重叠区域（Anzaldúa, 1987; Rosaldo, 1989）。这些联系与分歧的要点既能够相互限制也可以相互促进。一位信奉不可知论的中产阶级的华裔实验心理学家，可能与一位具有类似政治和宗教思想的犹太裔心理学研究员有更多共同点，而不是跟信奉天主教的华裔小商店店主，因为前两者彼此共享了更大的文化边境。相比将自己限制在一个种族身份中，一个人可能更在意其多元身份认同。

在一个多元社会中，人们可以通过无数种方式了解文化差异。作为一个外来人，我们可以依靠书籍、电影、广播、电视或是在工作中、邻里间或者校园里的直接接触去了解文化群体。拉丁裔对非裔美国人没有丝毫认识，或者天主教徒一点也不了解摩门教徒几乎是不可能的。Bateson 在她那本具有启发性的著作《外围景观：沿途学习》（*Peripheral Visions: Learning Along the Way*）（1994）中对**身份多元文化主义**（identity multiculturalism）和**适应性多元文化主义**（adaptive multiculturalism）做了区分，身份多元文化主义支持处于他们自己民族或社会身份中的个体，而适应性多元文化主义则是通过暴露在其他文化传统中来提高每个人的适应能力。

各个层面的文化整合

多维生态比较法将文化带入所有教学中，而不是让文化在理论和实践中显得无关紧要。它主张，无论何种理论流派，将文化意识整合到学习过程——如何观察、如何概念化，以及如何进行治疗工作——的每一个步骤中，是可能的也是值得的。例如，如果考虑的议题是离婚、婚姻或者继父母养育，那么我们预期这些事件反映出哪些族群、社会阶层或者宗教信仰的差异？超越特定群体变量的普遍性又有哪些？如此，文化就在一个具体议题的情境下而不是在抽象中进行讨论了。通过运用MECA，文化和社会处境的议题也可以应用于一个具体的文化构造中，例如关于拉丁裔男人**男子气概**的元叙事，用以解构其起源与变异（Falicov, 2010）。

MECA并没有对治疗过程提出具体的方式，尽管它给出了在督导中进行文化调和的疗愈性干预的建议与说明。更准确地说，它引入了充分的文化相对主义，使之能够被应用于众多现有的理论和实践流派。

通过运用MECA，治疗师被督导师鼓励始终要在比较的、社会文化的情境中看待家庭。治疗师要对该家庭所属的所有情境迅速做出一个整体性的评估，并尝试理解多重情境产生的资源、限制与文化两难困境。因为家庭从群体和意识形态中选择性地提取并汲取了他们的归属，治疗师不应当假设知道情境就等同于了解该家庭。跟多重身份实际上一直在转换一样，在与各种文化群体工作的时候，也不存在**要做什么**（dos）与**不要做什么**（don'ts）的清单。只存在唯一的**要做**和唯一的**不要做**：要问，不要假设。熟悉各种文化情境可以为提出相关问题指明道路——答案将由家庭和治疗师的印象共同创造，这些印象源自他们在多样文化情境和边境中既是见证者又是参与者的经验。

MECA中更多的后现代结构

文化的后现代定义体现了社会建构主义，该定义也是语境主义的和透视主义的。就像本节中将进一步描述的，尽管MECA整合了系统维度，但由于提供了一种两者兼有的观点和一种知与不知的姿态，它远远超出了文化定势。

1.超越文化定势

MECA工作框架依靠以下几种观念。第一，必须超越文化定势，尤其是那些基于单一维度的文化定势，比如族群。例如，在美国这种多元社会中，人们往往是多元文化的而非归属于单一族群团体，因此不可以用单一的或带有连字符的标签简单概括。第二，当试图提供文化调和的心理治疗时，专业人士面临着两难困境，一方面要拥有足够的文化素养和胜任力去理解并尊重来访者的文化信仰，另一方面要谨防落入定势评估而掠夺了来访者个体的经历和选择。

2.和/且姿态

我努力迎战这一两难困境做出的一些归纳，也许对那些对多元文化心理治疗或督导感兴趣的人有用，同时对反映持续性的文化变革、新的文化融合以及文化矛盾的挑战感兴趣的人有帮助。似乎最佳的方式是主张一种和/且姿态（both/and starces），既能通过归纳来描述一些关于集体认同的特定文化内涵，例如，"他正在展示拉丁裔风格的**男子气概**（不是家庭观念）"，又能辨识出其与其他群体的相似之处，例如，"他的英勇也许类似于在其他父权社会公众偏好的男性气质的公开表现"。当然，在治疗和督导对话中，通过探究个人诠释或例外情况以接受亚文化和个体差异也是非常重要的。在一篇聚焦于改变建构男子气概或男性主导的文章中（Falicov, 2012），我描述了文化定势和社会刻板印象被广泛应用且经常是带有偏见的，不仅包括治疗师和督导师，来访者本人也会以防御或者接纳的方式吸纳该文化定势与社会刻板印象，情况错综复杂。在那种情境下，我对刻板印象进行了治疗性使用，由定势思维本身作为对话开始，但同时解构来访者固着的观点，通过增加复杂性、期待的区域以及期待与刻板印象不符的区域，来拓宽来访者的个人看法与文化观点的范围。同样在督导中，督导师要么采纳受督者提供的一种广泛的文化定势，例如男子气概，要么认识到这是占主导地位的外部文化的一部分，然后更加充分地评估为每个来访者带来的文化的与个人的影响，作为一种途径去建构更加完善的评估方案和更为积极的替代方案，让改变发生。

3.知与不知姿态

一旦你乐意接纳多维性，治疗与督导中就必须采取"知与不知姿态（knowing and not-knowing stances）"。族群聚焦的立场要求对特定文化知无不详，就是治疗中"不知姿态"的反面。"不知法"（not-knowing approaches）基于好奇心并鼓励对话，将在治疗设置中呈现的所有意义（不管是文化的还是个人的）都考虑进来（Anderson & Goolishian 1992; Dyche & Zayas, 1995; Lappin, 1983; Sue et al., 1998）。依我之见，两者兼备的路径将"不知姿态"与涉及治疗安排的具体文化信息结合起来，能够为治疗师提供与各种来访者和来访者家庭一起工作的最有力手段。下面的例子阐述了督导师在现场督导中如何将"和/且"和"知与不知"的思想应用于实践。该督导中，受督者代表了关于精神病治疗的"普适性"制度文化，而督导师将情形导向了对文化透镜的整合。

作为督导师，我在单面镜后见证了一次初见端倪的力量争斗，发生在一位在知名训练机构工作的受督者和一个波多黎各家庭之间，我称他为伯纳尔。治疗师确信这个家庭对治疗有阻抗，坚称应该对父亲的妄想症实施精神类药物治疗，并断言否则治疗将毫无成效。但是这个家庭礼貌地拒绝了药物治疗。

从某种立场上来看，我怀疑这个家庭的"阻抗"是出于一种文化差异，尽管我并不知道它究竟是什么。带着这个想法，我建议治疗师去询问这个家庭他们是否有其他健康或者宗教资源能够起到帮助作用。督导师可以将这个问题当作一种对受督者的常规建议，用以探索文化的部分。这个妻子说她认为丈夫会好起来的，因为祈祷会对他有所帮助。受督者略微耸了一下肩膀，说明她对祈祷有效性的怀疑。我当然不能在这一刻去质询治疗师的否定姿态，所以我将这一观察保留至稍后的私下会谈。在这一刻，我做出的干预是建议受督者调整到一种好奇的立场，询问这个家庭"祈祷是怎么产生效果的"。这位母亲就此回应说，她和她的朋友们每两周见一次，到当地街边的教堂做礼拜，她们所有的祈祷会汇聚成为一股强大而光明的能量，能够抵抗掌控她丈夫精神的黑暗势力。这个家庭信仰这股通过祷告逐渐积聚起来的积极力量，并且他们觉得药物会极大地干扰这个过程。

凭借对文化细节的一般知识，督导师意识到在这个家庭对于妄想症的常规药物治疗的阻抗中，宗教也许扮演了一个角色。接着，督导师鼓励受督者询问这个家庭的宗教资源。通过展示对于祈祷行为的文化或者个人细节的好奇，督导师整合了"不知"的路径。当这个家庭意识到自己与主流文化观念有差异时，也许不会主动提到他们的祈祷行为。族群聚焦的督导师可能会止步于对这个家庭的文化解决方式的简单尊重上。而 MECA 的督导师和受督者，始终会对整合"不知"姿态保持好奇，揭示出祷告如何在这一特定的宗教亚文化中发挥作用。

在这些姿态间来回穿行——一种姿态基于文化猜测，而另一种被好奇心牵引——督导师可以帮助受督者去澄清这个家庭的担忧，即药物会妨碍她们的祷告发挥作用。然后，督导师可以指导治疗师询问这个来访家庭，从而更好地界定他们从诊所需要的是哪种帮助并且愿意接受。

在这种和／且姿态中，督导师和受督者必须适应这种无处不在的"双重对话"（double discourse），这是一种能力，一方面看到超越肤色、阶级、种族和性别将人们联合起来的人类普遍相似性，同时另一方面要认识并尊重因为肤色、阶级、种族和性别而存在的具体文化差异。这种双重对话可能明显或隐晦，可能置于前景或背景，也可能扩展或者缩小文化的重要性。这可能产生于某些关于文化差异的基本知识，或是产生于一种好奇和充满敬意的"不知姿态"，要视特定临床情况的要求而定。这种和 / 且姿态也总是包括一种特殊主义观点，即认识并尊重每个家庭故事和选择的唯一性和独特性。

关于差异的两个主要结构性概念

MECA框架包括了两个结构性概念：（a）**文化多样性**实践，尊重来访者的文化偏好并且批判性地检视运用于心理治疗的现有理论和技术；（b）**社会公正**实践，着眼于权力差异（性别、经济和种族不公平导致的）对个体和家庭福祉以及来访者与治疗师之间关系的影响（见表2.3）。

表2.3　多维生态比较法的结构性要素：文化多样性和社会公正

文化多样性	社会公正
与下列内容相关的意义和信念差异	与下列内容相关的权力差异
• 民族	• 性别
• 宗教	• 种族
• 国籍	• 社会阶级
• 职业	• 少数族裔状况
• 政治意识形态	
临床实践	**临床实践**
• 好奇心与尊重	• 赋能
• 文化特性适应	• 文化阻抗
• 理论转化（依恋，个体化）	• 社会行动
	• 本土知识合法化

资料来源：Latino Families in Therapy（2nd ed., p.30），by C. J. Falicov, 2014, New York, NY: Guilford Press. 经授权后重印。

在过去的20年间，心理治疗文献中关注文化多样性与社会公正的文章和著作的数量一直在增加（Crethar, Torres Rivera, & Nash,

2008; Falicov, 1983, 1995, 1998, 2003; Kosutic & McDowell, 2008; McGoldrick et al., 1999; Sluzki, 20pl; Turner, Wieling, & Allen, 2004）。关于文化胜任力的更为传统的途径一直是学习众多文化群体中具体的族群行为，并且从主流文化规范和预期中为价值观与行为的变化性让出空间或提高容忍度。这里提出的新方法可能会让那些接受过更为传统的训练方法的人感到紧张，正如这一新的发展要求一种关于文化的更为宽泛和复杂的定义，包括情境多样性，即社会阶级、种族、移民经历、性别、职位，以及政治意识形态和民族。而且，需要对观察者文化的自我反思，以承认被观察的对象并非能够被客观描述的"他者"。

有一种信念，即文化多样性自身就是多元文化的一部分而不包括社会公正问题，如今已经有了一些进步，对需要将来访者面临的社会政治境遇性压力考虑在内的意识已经大大增加。尽管有进步，但这两种结构要素仍旧容易混淆。然而，在个体、伴侣和家庭的治疗中，这两者却有不同的应用。

1.文化多样性透镜

来访者的信念与行为所属的文化意义系统如果与治疗师所接受的教养理念、所拥有个人体验，或者被学校灌输的文化意义系统不一样，这些信念与行为可能会在无意中被评价为功能失灵的，或者至少是存在问题的。为了防止将文化方式的差异混淆理解为功能失调，督导师必须帮助治疗师针对植根于大多数职业训练中的欧美式偏见采取一种批判性的质疑态度。督导师也必须鼓励治疗师检视他或她的社会文化背景。这意味着要接受许多理论和干预是来自当地文化生态龛位而不是来访者的文化生态龛位，因此，它们就不能作为评估个体和家庭的标准。相反，一种基于对文化多样性好奇和尊重的实践会去探索包含在来访者文化中的治疗资源，并且会发展出一种共情性的"社会学想象"的姿态（Dyche & Zayas, 1995; Lappin, 1983; Wright Mills, 1959）。

当治疗师和督导师谈及种族、民族、社会阶级、性别、宗教信仰或者性取向的议题时，就会涉及主流心理治疗惯常假设的关键性问题，例如依恋、个体化或者个体和家庭生活中的层级结构等议题。关于治疗师和督导师部分的这一重要觉察可能会导致对那些"理所应当"的治疗观念和技术进行转化和调整（Gergen, Gulerce, Lock, &. Misra, 1996; Sampson, 1993; Taylor & Gutmann, 1994）。

2.社会政治或社会公正透镜

在临床领域中，社会公正立场关注生活条件、权力差异和偏见，而对那些贫困或者被边缘化的人，偏见限制了其社会与经济机会，推动了内化的种族主义，还影响了他们的心理发展和精神卫生（Aldarondo, 2007; Burnes & Singh, 2010）。如果没有一面蕴含了社会不平等的透镜，文化偏好或许会被用来作为经济失能、家庭暴力或者糟糕的学业表现的借口，而低估了贫穷和社会歧视的更大负面影响（Montalvo & Gutierrez, 1983）。

社会政治透镜并不局限于贫穷的来访者。例如，以前对神经性厌食症的看法会"特别"联系到一位"过度卷入"的母亲和一位"外围的"父亲，或者是青春期的孩子对自己性欲的恐惧，而没有认识到社会对每位父母性别专门化的要求，以及社会对年轻女性应保持纤瘦的压力。叙事治疗师认为社会政治对话是很多来访者的治疗核心，包括那些罹患摄食障碍的来访者（Freedman & Coombs, 1996; Madsen, 2007; Maisel, Epston & Bordan, 2004; 1993）。社会公正实践将精神卫生的议题与社会偏见的经验联结，目的是在家庭与更大的系统进行互动及文化对话时为其赋权，这一系统互动及文化对话也包含在心理治疗领域（Hardy Laszloffy, 1994; Korin, 1994）。Laszloffy和Hardy（2000）

描述了种族主义如何渗透到治疗中，并提供了处理种族主义的技巧和策略。

Lewis（2010）提出了一种社会公正训练的发展进程，从开始聚焦个体到之后提出机制性变化。在个体和家庭的心理治疗变化层面上，在来访者的督导过程中，互动性公正比程序性或分配性公正更重要。首先，互动性公正要求治疗师尊重每一位来访者。在那个少数族裔来访者的案例中，要做到互动性公正，治疗师需要探索来访者个人生活中受到过的不公平待遇以及这个来访者是如何回应这些不公正经历的。

督导师可以建议治疗师尽早开始关于社会公正的询问，同时获取历史事实、文化地图、主诉，或是将来访者带进治疗的困扰是什么。这样的时间安排创造了一种情境，该情境承认了不公正是很多人生活的一部分，而且该情境也能为来访者和治疗师提供替代性的方案来理解来访者的困境。如果受督者更好地理解了不公正是如何影响来访者生活的，并且帮助他们为应对现在和未来的不公正做更好的准备，那么这个治疗至少就已经成了社会公正的一部分行动——这个行动通常被称作赋权（empowerment）。

主要通用生态系统域

MECA 提供了一种方法来思考涉及治疗实践的相似性区域与差异性区域。通用生态系统域，即移民/文化适应、生态情境、家庭组织，以及家庭生命周期（见图2.2），可以被应用于对多元文化群体进行的研究，并结合文化多样性和社会公正透镜。尽管保留了一种"不知"与好奇的后现代立场，但这四个维度可以被看作系统域。例如，家庭组织和家庭生命周期是一个关于结构、功能和过程的知识库，无论采取哪种治疗取向，许多系统治疗师都接受过相关训练并将其纳入他们的思考中。MECA 重新确认了一些基本观念，比如关系是被组织和模式化的，以及人类必须经受发展性的改变过程，但是这些事件的具体内容和时机并未被看作普适性的，相反在文化与社会政治上是多样的。与其通过对每一群体使用一种不同的分类法来学习这些独立且独特群体的特性，使用系统维度可以提供一种比较法，常常可以捕捉到群体之间的共同原则与差异，这正是 MECA 中的**比较**（comparative）一词的要义。在这四个维度的任何一个中，即移民 / 文化同化、生态情境、家庭组织和家庭生命周期，督导师必须考虑到来访者、治疗师和督导师被嵌入的多重文化情境（种族、社会阶级、宗教、职业及语言）。

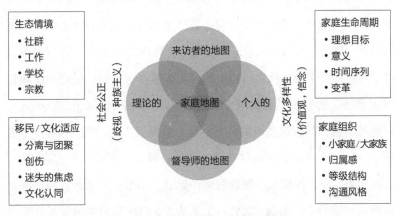

图 2.2　多维生态比较法的四个通用域

资料来源：Latino Families in Therapy（2nd ed, p. 38），by C. J. Falicov, 2014. New York, NY: Guilford Press. Copyright 2014 by Guilford Press. 经授权后重印。

移民和文化变迁的历程

第一个主要通用域——移民和文化变迁的历程——关注了家庭移民的时间、原因和方式。所有移民美国的人与其他移民群体一样，都存在因移民经历和文化同化而引发的心理社会问题。移居可能对个体与家庭的内部和外部的精神状况产生持续几代的严重影响。**移民心理学**（psychology of migration）包括从躯体化到梦魇的个体症状，或者由分离与团聚造成的家庭关心不足和过度关心。相当数量的临床问题与如被诱骗移民或者创伤性过境这类前移民者体验有紧密的联系。另一些临床问题，从丈夫与妻子之间性别文化的鸿沟到父母与孩子之间的代际冲突，随着时间的推移在许多移民群体中都有所表现（Falicov, 1998, 2012；见第五章）。

生态情境

第二个通用域——生态情境——研究多样性，其内容涵盖来访者在更为广泛的文化政治环境中在哪里生活、如何生活，以及如何适应。为了将此纳入考虑当中，有必要思考来访者的总体生态领域，包括种族、民族、阶级、宗教，以及来访者生活的学区，生活与工作条件，还有其在学校和社会机构中的参与程度。这一领域促使治疗师变得更敏感，内容涉及**边缘化心理学**（psychology of marginalization），那些被边缘化的状况造成的社会心理与精神卫生的后果，因种族、贫困、登记在册或不在册的状态等造成的歧视，以及其他形式的无权、未被代表、缺乏授权或资源获取途径受限。如果一个来访者的社群支持网络与他的家乡类似，而另一个来访者在新的环境中感觉孤立无援且不受欢迎，那么他们所指的抑郁可能有相当大的差异。督导师可以帮助治疗师在早期就以这种生态探索的方式来进行表述，同时还可以帮助治疗师识别那些社会和社区项目，为少数族裔来访者在一小时的私人服务之外，大大拓宽治疗边界。

一系列关于健康、疾病、宗教、灵性和魔力的信念都与理解来访者对于主流的健康护理、心理治疗和补充性的民间医疗的偏好和态度相关（Falicov, 2009）。关于个人责任的信念和应对逆境的文化风格不仅对于移民和服务不足的来访者来说特别重要，而且对于长期罹患残障的来访者而言也是如此。这个信息属于**应对与疗愈心理学**（psychology of coping and healing）的一部分，但它包含在对生态情境的探索之下，因为这些通常由神职人员、教堂信众和民间疗愈者提供的灵性与健康资源是近邻和环境网络的一部分。

家庭组织

第三个通用域——家庭组织——考虑到了与不同的家庭规则相连的家庭结构与价值观的多样性。许多少数民族和贫困家庭都倾向于偏好集体主义的社会中心的家庭规则，鼓励家长与子女之间的卷入并一生都要尊重父母。这与核心家庭规则形成了对比，核心家庭偏爱比如丈夫－妻子这种非血缘关系的力量（Falicov, 2006）。很多互动都受到这种差异性偏好的影响，比如联结与分离、性别和代际的等级结构，还有家庭成员间或与非家庭成员的交流风格和冲突解决风格。处在剧烈文化变革中的个体和家庭经常在家庭模式、责任义务和忠诚等方面产生冲突和困惑。移民和贫困的来访者常常需要帮助来平衡对原生家庭情感的与实用主义的依恋和对再生家庭当前的忠诚。这些矛盾与两难困境可以归类到**文化组织性变革心理学**（psychology of cultural organizational transition）当中。

家庭生命周期

第四个通用域——家庭生命周期——包括了时间的维度并且聚焦于天然发展阶段和变革被文化模式化过程中的多样性。尽管事件发展的时序具有普遍的生物学因素，但更多的是嵌入在文化和生态结构中，例如，阶段和转变的时机，与年纪相适宜行为的建构，各种成长机制，以及生命周期的礼节和经验等。关于生命周期的价值与经验，治疗师有意识地去理解他们和来访者之间的相似与差异是非常有价值的，这些异同在一定程度上是由国籍、社会阶级或者宗教塑形的。这些对治疗师以及他们的督导师也十分重要，因为督导师一般是受训于基于欧美生命周期的观点和发展标准来评估有效与无效的。例如，一位25岁已婚的危地马拉男人顺便到他妈妈家品尝了一个美味的牛肉小卷饼或者小蛋糕，还向她征求关于自己在生活中遇到的难题的意见。这种情况下，治疗师可能会错误地做出该男子个体化发展延迟或者依恋功能失调的假设。移民和跨国联姻的影响也需要予以考虑，因为新的价值观可能会与传统同时存在，使对发展性期待的评估复杂化（Falicov, 2011）。可以把这一信息看作**文化发展性变迁心理学**（psychology of cultural developmental transition）的一部分。

简而言之，移民和文化转变的历程、模式化的生态情境空间、移民前后家庭组织的形态以及家庭生命周期的暂时性变革必须始终出现在多元文化主义治疗师的脑海中，在督导师的指导之下。在治疗和督导中相遇的每一位参与者都会带来他们独一无二的文化地图，都包括在 MECA 中。在下一节中，我描述了如何将 MECA 地图包含在督导过程中。

在头两次督导小节中运用MECA比较文化地图

有意识地觉察MECA是在对治疗师和督导师进行赋权，使其能够与不同生态龛位的个体和家庭进行工作。它提高了对于职业和个人偏见的意识，着重强调了给我们的文化观察上了颜色的"片面的视角"和"情境化的知识"（Haraway, 1991），并最终影响治疗干预。设计一项条款使得本章中所列出的步骤成为第一次和第二次督导计划的一部分，并将这项条款置于督导合同中，将是非常有帮助的。

检视地图重叠

通过检视地图重叠，家庭与治疗师之间一致和不一致的地方，以及丰富的多重情境和文化边境就得到了揭示。例如，家庭和治疗师可能具有不同的民族背景和宗教信仰，但是教育经历和社会阶层是相似的；他们可能都因种族、性别或政治意识形态，或因迁徙和移民的经历而体验过偏见和被边缘化；或者他们有共同的发展性生态龛位，比如都是青少年的父母。多维生态比较法在家庭、治疗师和督导师之间架起了联结的桥梁。当存在明显差异时，该比较法会激发他们了解对方经历和世界观的兴趣，并且这种态度可以铸造新的相互理解和尊重。

检视治疗师和督导师的生态龛位和文化边境

治疗师和督导师检视生态龛位和文化边境应该在第一次督导时进行。MECA为引入关于个人生活中的多样性和社会公正的谈话提供了框架，这类谈话通常令人感到尴尬或者存在困难。

检视治疗中有关文化的自我定位

为了在治疗中引入关于文化多样性和社会公正的谈话，督导师可以让受督者反思他自己在从普适主义到多维生态比较法这一连续谱系中的位置选择。督导师也要在文化和治疗的谱系中进行自我定位。任何涉及违背另一方的生态情境的文化和社会政治情境，治疗师和督导师都应随时做好记录。

比较来访者和治疗师的生态龛位和文化边境

接着，治疗师和督导师记下在治疗中见到的个人或家庭的生态龛位和文化边境。文化家谱图也提供了一种在治疗和督导设置中挖掘文化变量的方法（Halevy, 1998; Hardy & Laszloffy, 1994）。可以提出新的询问，同时还可以提出偏见议题、刻板印象以及对不同的来访者可能出现的反移情。

帮助受督者对来访者使用MECA

为了帮助治疗师对来访者外部和内部的文化景观进行导航，应该在第二次督导时快速查看 MECA 的四个区域（移民／文化同化、生态情境、家庭组织和家庭生命周期）的情况。这有利于确定哪些区域应该作为谈话治疗的焦点，以及这些区域在多大程度上与当前的问题和症状相连。探索家庭移民史和文化同化、家庭的生态资源或限制，包括宗教和健康支持，以及遭受偏见和歧视的情况，有助于治疗师和来访者定位这个家庭的外部文化景观。关于文化差异的价值观的谈话，尤其是那些有关家庭组织和家庭生命周期标志和过程的部分，可以帮助治疗师进入这个家庭的内部文化景观之中。

治疗师也许会留意到主流文化话语、治疗师自身的文化背景和偏好，以及来访者的文化叙述这三者之间的异同，并以且／和姿态来应对由文化遭遇意识形态所带来的可能的两难困境和丰富性。其中较为突出的反差是关于集体主义和个人主义、等级结构和平等主义，以及直接沟通和间接沟通。基本的讨论重点在于来访者、治疗师和督导师的社会方位和他们关于特权与压迫的经验（Hernández, 2008; Watts-Jones, 2010）。在督导中探索以上话题以及其他有关异同的话题时，探讨者应该始终保持尊重、好奇与合作。

总而言之，在督导中处理多重文化相遇的诸多复杂性可以通过三种方式（Christiansen et al., 2011）：一是运用 MECA 对文化下的定义；二是建构三方（来访者、治疗师和督导师）生态龛位和文化边境，因为这种对他们之间相遇的分析能更准确地描述多元文化的复杂性；三是探索可能的重叠、联结和差异。此外，MECA 的四个维度（移民 / 文化适应、生态情境、家庭组织和家庭生命周期）也可以在这些比较中结合起来。

精心组织多元文化督导的内容和过程

多元文化督导包含以下几个方面，使之成了一个教导性的、描述性的、自我反思的和体验性的过程（Burnes & Singh, 2010）。将 MECA 与 Falender 和 Shafranske（2004, 2012; 同见第一章）所定义的多样性督导胜任力相结合，可以总结如下：

- 多元文化的教导性方面，包含了信息性知识和鉴赏性知识，包括对文化、生态龛位和文化边境的一个综合性情境式定义，以及对文化多样性和社会公正观念的检视，例如对特权和压制的探索。督导师推荐必读书目和可选书目，从而将文献中的概念应用到来访者的案例中，之后推荐特定阅读材料，来启发受督者理解每一个来访者的议题和探索可能的治疗过程。
- 督导师和受督者都参与自我检查，使用生态龛位列表搭配文化边境获取觉察。觉察的内容包括他们自己的个人史和职业史、态度、先入之见，以及关于民族与种族歧视的职业偏见与个人偏见。
- 利用 MECA 维度和 MECA 地图（见图2.2）评估来访者的文化和社会方位，用一种结合文化面向和社会公正的方式将来访者的主诉视角与治疗师的（和督导师的）地图进行比较。

- 合作式定期检查督导师－受督者系统（自尊建设、确认、批判、联结点和分歧点）。

在评估以文化为基础的来访者行为和创造与文化相协调的干预时，了解治疗师与来访者之间和治疗师与督导师之间的异同是关键。图2.3显示了解构这些异同的过程。

 • 注意来访者－治疗师－督导师三方的信念和价值观的异同（个体主义与集体主义；性别与代际等级结构）

 • 将差异情景化（理解社会化原力并探寻超越差异的相似之处）

 • 冲突意义并存的困境（对来访者、治疗师和督导师来说，这些何以牵涉当前呈现的压力）

 • 预览文化和社会方位与来访者呈现问题相结合的干预、叙述和解决方案

图 2.3 解构督导中文化与社会政治议题

督导师面临着一项复杂的、多层次的任务，要求督导师在各种各样的临床环境中，对包含来访者和治疗师的治疗系统的文化和情境进行细致的考虑，而临床环境可能有它们自己的文化，比如医院、学校、精神卫生中心或私人心理诊所。通过检视情境的多样性，督导师可以识别和澄清来访者、治疗师和督导师之间的异同。例如，来访者和治疗师有可能来自不同民族，拥有不同的宗教信仰，但是处于相同的受教育水平和社会阶层。他们也许都因为种族或者政治意识形态的原因遭遇过偏见，或者他们可能属于目睹了相同历史事件或意识形态变革的同一群人。沿着文化和社会政治维度检视治疗师和督导师的文化匹配，能够促进对彼此视角的理解。如果督导师引领关于文化和种族观点的平等分享，可能会增强受督者对文化胜任力的感知，继而提高其在督导过程中的自信心（Inman, 2006）。

正如在第一章中讨论过的，督导师极少主动地讨论有关种族、民

族、性别、性取向、社会阶层或者宗教信仰的议题。本书作者的立场是，督导师必须负责：①在早期创造一种可以开放地应对这些议题的环境；②为文化多样性创造一种尊重的氛围，为因社会政治观点被孤立从而受到有差别的、不平等和歧视性对待的群体创造一种接纳的氛围；③恰当地提出这些议题（Estrada, Frame, & Williams, 2004）。

通过将文化多样性和社会公正引入督导中，并且为比较性谈话提供一种持续性的有组织的觉察，MECA 有助于克服在治疗和督导中提出文化和社会政治议题时常见的障碍和阻滞。本章呈现的方法论也有助于治疗师预览干预、叙述和可能的解决方案，把文化和社会方位整合到来访者呈现的问题中。本书各个章节反映了一种哲学思想，即多元文化和社会公正不应该与治疗系统中的任意一种身份相分离，不能当作一种学术的、附加的练习，而应将其作为理解来访者的困境、优势和提出可能的解决方案的重要组成部分加以讨论。

参考文献

Aldarondo, E. (2007). *Advancing social justice through clinical practice*. Mahwah, NJ: Erlbaum.

Anderson, H., & Goolishian, H, (1992), The client is the expert: A not-knowing approach to therapy. In S. McNamee & K. J. Gergen (Eds.), *Therapy as social construction* (pp. 25-39). London, England: Sage.

Anzaldúa, G. (1987). *Borderlands/la frontera: The new mestiza*. San Francisco, CA: Spinsters/Aunt Lute.

Aponte, H., Powell, F. D., Brooks, S., Watson, M. F., Litzke, C., Lawless, J. & Johnson E. (2009). Training the person of the therapist in an academic setting. *Journal of Marital and Family Therapy*, 35,370-380. doi:10.1111/j. 1752-0606.2009.00l23.x

Bateson, M. C. (1994). *Peripheral visions: Learning along the way*. New York, NY: HarperCollins.

Bruner, E. M, (1986). Ethnography as narrative. In V. W. Turner & E. M. Bruner (Eds.), *The anthropology of experience* (pp. 139-158). Urbana: University of Illinois Press.

Burmes, T. R., & Singh, A. A. (2010). Integrating social justice training into the practicum experience for psychology trainees: Starting earlier. *Training and Education in Professional Psychology*, 4,153-162. doi:10.1037/a0019385

Burton, L. M., Winn, D. M., Stevenson, H., & Clark, S. L. (2004). Working with African-American clients: Considering the "homeplace" in marriage and family therapy practices. *Journal of Marital and Family Therapy*, 30, 397-410. doi:10.1111/j. l752-0606.2004.tb01251.x

Christiansen, A. T., Thomas, V., Kafescioglu, N., Karakurt, G., Lowe, W., Smith, W., & Wittenborn, A. (2011). Multicultural supervision: Lessons learned about an ongoing struggle. *Journal of Marital and Family Therapy*, 37, 109-119. doi:10.1111/j. l752-0606.2009.00138.x

Crethar, H. C., Torres Rivera, E., & Nash, S. (2008). In search of common threads: Linking multicultural, feminist, and social justice counseling paradigms. *Journal of Counseling and Development*, 86,269-278. doi:10. 1002/j. 1556-6678.2008. tb00509.x

Dyche, L., & Zayas, L. H. (1995). The value of curiosity and naïveté for the cross-cultural psychotherapist. *Family Process*, 34,389-399. doi:10.1111/j.1545-5300. 1995.00389.x

Estrada, D., Frame, M. W., & Williams, C. B. (2004). Cross-cultural supervision: Guiding the conversation toward race and ethnicity. *Journal of Multicultural Counseling and Development*, 32,307-319.

Falender, C. A., & Shafranske, E. P. (2004). *Clinical supervision: A competehcy-based approach*. Washington, DC: American Psychological Association. doi:10.1037/10806-000

Falender, C. A., & Shafranske, E. P. (2007). Competence in competency-based supervision practice: Construct and application. *Professional Psychology: Research and Practice*, 38, 232-240. doi:10.1037/0735-7028.38.3.232

Falender, C, A., & Shafranske, E. P. (Eds.). (2008). *Casebook for clinical supervision: A competency-based approach*. Washington, DC: American Psychological Association. doi : l0.1037/11792-000

Falender, C. A., & Shafranske, E, P. (2012). *Getting the most out of clinical training and supervision: A guide for practicum students and interns*. Washington, DC: American Psychological Association. doi:10.1037/13487-

000

Falicov, C. J. (Ed.). (1983). *Cultural perspectives in family therapy*. Rockville, MD: Aspen.

Falicov, C. J. (1988). Learning to think culturally. In H. A. Liddle, D. C. Breunlin, & R. C. Schwartz (Eds.), *Handbook of family therapy training and supervision* (pp. 335-357). New York, NY ： Guilford Press.

Falicov, C. J. (1995). Training to think culturally: A multidimensional comparative framework. *Family Process*, 34,373-388. doi:10.1111/j.1545-5300.1995.00373.x

Falicov, C. J. (1998). *Latino families in therapy: A guide to multicultural practice*. New York, NY: Guilford Press.

Falicov, C. J. (2003). Culture in family therapy: New variations on a fundamental theme. In T. Sexton, G. Weeks, & M. Robbins (Eds.), *Handbook of family therapy: Theory, research and practice* (pp. 33-55). New York, NY: Brunner-Routledge.

Falicov, C. J. (2006). Family organization: The safety net of close and extended kin. In R. Smith & R. E. Montilla (Eds.), *Counseling and family therapy with Latino populations* (pp. 41-62). New York, NY: Roudedge.

Falicov, C. J. (2009). Religion and spiritual traditions in immigrant families; Significance for Latino health and mental health. In F. Walsh (Ed.), *Spiritual resources in family therapy* (pp. 156-173). New York, NY: Guilford Press.

Falicov, C. J. (2010). Changing constructions of machismo for Latino men in therapy: "The devil never sleeps". *Family Process*, 49,309-329. doi ： 10.1111/j.l545- 5300.2010.01325.x

Falicov, C. J. (2011). Migration and the life cycle. In M. McGoldrick, B. Carter, & N. Garcia-Preto (Eds.), *The expanded family life cycle: Individual, family, and social perspectives* (4th ed., pp. 336-347). Upper Saddle River, NJ: Prentice Hall.

Falicov, C. J. (2012). Immigrant family processes. In F. Walsh (Ed.), *Normal family processes* (4th ed,, 297-323). New York, NY: Guilford Press.

Falicov, C. J. (2014). *Latino families in therapy* (2nd ed.). New York, NY: Guilford Press.

Fancher, R. T. (1995). *Cultures of healing*: *Correcting the image of American mental health care*. New York, NY: Freeman. doi:10.1097/00005053-199509000-00010

Foster, R. (1998). The clinician's cultural countertransference: The psychodynamics of culturally competent practice. *Clinical Social Work Journal*, 26, 253-270. doi:10.1023/A：1022867910329

Freedman, J., & Coombs, G. (1996). *Narrative therapy: The social construction of preferred realities*. New York, NY: W. W. Norton.

Friedman, E. J. (1994). Sensitivity to contextual variables: A legitimate learning objective for all supervisors? *Supervision Bulletin*, 7,4-7.

Gergen, K. J., Gulerce, A., Lock, A., & Misra, G. (1996). Psychological science in cultural context. *American Psychologist*, 51, 496-503. doi:10.1037/0003-066X.51.5.496

Halevy, J. (1998). A genogram with an attitude. *Journal of Marital and Family Therapy*, 24, 233-242. doi: 10.1111/j.1752-0606.1998.tb01079.x

Haraway, D. (1991). *Simians, cyborgs, and women: The reinvention of nature*. New York, NY: Routledge.

Hardy, K., & Laszloffy, T. (1994). Deconstructing race in family therapy. *Journal of Feminist Family Therapy*, 5(3/4), 5-33. doi:10.1300/J086v05n03_02

Hernández, P. (2008). The cultural context model in clinical supervision. *Training and Education in Professional Psychology*, 2,10-17. doi:10.1037/1931-3918.2.1.10

Howard, G. S. (1991). Culture tales: A narrative approach to thinking, cross-cultural psychology and psychotherapy. *American Psychologist*, 46, 187-197. doi:10.1037/0003-066X.46.3.187

Inman, A. G. (2006). Supervisor multicultural competence and its relation to supervisory process and outcome. *Journal of Marital and Family Therapy*,32 73-85. doi:10.1111/j.l752-0606.2006.tb01589.x

Juarez, J, A., Marvel, K., Brezinski, K. L., Glazner, C., Towbin, M. M., & Lawton, S. (2006). Bridging the gap: A curriculum to teach residents cultural humility. *Family Medicine*, 38,97-102.

Korin, E. C. (1994). Social inequalities and therapeutic relationships: Applying Freire's ideas to clinical practice. *Journal of Feminist Family Therapy*, 5(3/4), 75-98. doi:10.1300/J086v05n03_04

Kosutic, I., & McDowell, T (2008). Diversity and social justice issues in family therapy literature: A decade review. *Journal of Feminist Family Therapy*, 20,142-165. doi:10.1080/08952830802023292

Lappin, J. (1983). On becoming a culturally conscious family therapist. In C. J. Falicov (Ed.), *Cultural perspectives in family therapy* (pp. 122-135).

Rockville, MD: Aspen Systems. doi:10.1037/e467472004-001

La Roche, M. J. (1999). Culture, transference and countertransference among Latinos: *Psychotherapy Theory, Research, Practice, Training*, 36,389-397. doi:l0.1037/ h0087808

Laszloffy, T. A., & Hardy, K. V. (2000). Uncommon strategies for a common problem: Addressing racism in family therapy. *Family Process*, 39, 35-50. doi:10.1111/j.l545-5300.2000.39106.x

Lawless, J. J. (2008). Transforming a racist legacy. In M. McGoldrick & K. V. Hardy (Eds.), *Re-visioning family therapy: Race, culture and gender in clinical practice* (2nd ed.; pp. 191-196). New York, NY: Guilford Press.

Lewis, B. (2010). Social justice in practicum training: Competencies and development implications, *Training and Education in Professional Psychology*, 4,145-152. doi:10.1037/a0017383

Madsen, W. C. (2007). *Collaborative therapy with multi-stressed families* (2nd ed.). New York, NY: Guilford Press.

Maisel, R., Epston, D., & Bordan, A. (2004) *Biting the hand that starves you*. New York, NY: Norton.

McGoldrick, M., Almeida, R., Preto, N. G., Bibb, A., Sutton, C., Hudak, J., & Hines, P. M. (1999). Efforts to incorporate social justice perspectives into a family training program. *Journal of Marital and Family Therapy*, 25, 191-209. doi:10.1111/j.l752-0606.1999.tb01122.x

McGoldrick, M., Giordano, J., & Garcia-Preto, N. (Eds.). (2005). *Ethnicity and family therapy* (2nd ed.). New York, NY: Guilford Press.

Montalvo, B., & Gutierrez, M. (1983). A perspective for the use of the cultural dimension in family therapy. In C. J. Falicov (Ed.), *Cultural perspectives in family therapy* (pp. 15-30). Rockville, MD: Aspen Systems. doi:10.1037/ e446792004-001

Rosaldo, R. (1989). *Culture and truth: The remaking of social analysis*. Boston, MA: Beacon Press.

Rust, G., Kondwani, K., Martinez, R., Dansie, R., Wong, W., Fry-Johnson, Y.,... Strothers, H. (2006). A crash-course in cultural competence. *Ethnicity & Disease*, 16,29-36.

Sampson, E. E. (1993). Identity politics: Challenges to psychology's understanding. *American Psychologist*, 48,1219-1230. doi:l0.1037/0003-066X.48.12.1219

Sluzki, C. (1982). The Latin lover revisited. In M. McGoldrick, J. K. Pearce, & J.

Giordano (Eds.), *Ethnicity and family therapy* (pp. 492-498). New York, NY: Guilford Press.

Sluzki, C. E. (2001), All those in favor of saving the planet, please raise your hand: A comment about "Family therapy saves the planet." *Journal of Marital and Family Therapy*, 27,13-15. doi：10.1111/j.l752-0606.2001.tb01133.x

Sue, D. W., Carter, R. T., Casas, J. M., Fouad, N. A., Ivey, A. E., Jensen, M., ... Vazquez-Nutall, E. (1998). *Multicultural counseling competencies: Individual and organizational development*. Thousand Oaks, CA: Sage.

Taylor, C., & Gutmann, A. (Eds.). (1994). *Multiculturalism: Examming the politics of recognition*. Princeton, NJ: Princeton University Press.

Tervalon, M., & Murray-García, J. (1998). Cultural humility versus cultural competence: A critical distinction in defining physician training outcomes in multicultural education. *Journal of Health Care for the Poor and Underserved*, 9,117-125. doi:10.1353/hpu.2010.0233

Turner , W. L. , Wieling , E., & Allen , W. D. (2004). Developing culturally effective family-based research programs: Implications for family therapists. *Journal of Marital and Family Therapy*, 30,257-270. doi:10.1111/j.1752-0606.2004. tb01239.x

Von Bertalanffy, L. (1968). *General systems theory*. New York, NY: George Braziller.

Watts-Jones, T. D. (2010). Location of self: Opening the door to dialogue on inter-sectionality in the therapy process. *Family Process*, 49, 405-420. doi:10.1111/j.1545-5300.2010.01330.x

White, M. (1993). Deconstruction and therapy. In S. Gilligan & R. Price (Eds.), *Therapeutic conversations* (pp. 22-61). New York, NY: Norton.

Wright Mills, C. (1959). *The sociological imagination*. London, England: Qxford University Press.

第三章

女性、文化与社会公正：
穿越交集的督导

Natalie Porter

作为一个在罗马天主教传统中长大的人，我在督导中的数次经历都让我害怕地想起忏悔室："保佑我吧，因为我犯了罪；在上次的督导过程中，我犯了_____治疗罪。"随着学生开学，我有时会注意到一种羞耻感和预期的挫败感。自我暴露是一种经常要认的罪。学生会低眉顺眼地带着试探的口吻说："我的来访者问我是否有孩子，我告诉她我有（没有）""我的非裔少年来访者问我是否投票给奥巴马，我告诉他我投了……但我立刻感觉很糟糕""我的来访者的墨西哥裔父母问我（一位犹太治疗师）是否会庆祝圣诞节，并且问我是否会在圣诞节假期拜访家人。我不知道该说些什么。所以我只笑笑，没有回答"。

当我听到这些话时，我感到很震惊，他们原认为自我暴露几乎是应该竭力避免的，否则就意味着丧失理性或意志。我也知道，在一些督导关系中，任何自我暴露都会受到惩罚。我无法想象，当训练中的治疗师感到被限制，不能透露比天气预报更私人的信息时，人与人之间的交流该如何发生。当我更深入地探索"犯罪现场"时，这一点也变得很清晰，即受督者也不一定相信他们实际上"犯了罪"。他们会悔悟，因为他们认为我作为督导师，会将任何形式的自我暴露都视为罪过——无论其背景、内容、意图或者结果。他们声称曾被教导说所有的暴露都是错误的。然而，我认为这更可能是他们把督导师对他们行为的探索跟反对意见混淆了。我注意到，他们看起来知道并遵守规则，但不愿结合自我反思来分析他们在治疗中遇到的困境，包括自我暴露。他们似乎不能通过他们的行为或决定进行推理，也不能根据他们的角色、情境对来访者的需求或治疗中任何特定行为潜在的有用性或破坏性来提供解释。无论督导聚焦在自我暴露还是临床决策制订的任何其他领域，督导的根本任务是为影响临床关系和监督关系的背景和多元文化因素提供周密、系统的反思。

本章所描述的督导是基于性别化、多元文化、生态和反种族主义的框架。它运用了女性主义分析，即"强调对权力的理解，及其在性别、种族、文化、阶级、生理健全性、性取向、年龄和反犹太主义，还有基于宗教、种族和传统的所有形式的压迫之间相互联系的理解"[Feminisr Therapy Institute（FTI），1999，p.1]。从这个角度来看，治疗师行为的形成是通过分析权力在关系中所扮演的角色，认识到纯粹内在的心理学模型的局限性，认识到需要强调"来访者内在世界和外在世界的互动效应"（FTI，p.1），以及使用基于跨文化的女性与女孩的心理学知识的治疗实践。从这个角度来看，自我暴露既不是罪恶也不是美德，而是对文化、性别化和权力情境中特定话语的含义进行知情分析的结果。此外，督导的目标不是在等级式设置中层层放置规则，而是在合作式设置中穿越情境探索这些规则。这种方法为临床督导补充了明确的基于胜任力的临床督导方法（Falender & Shafranske，2004，2008；另见第一章），其重点在于在应用知识和技能时，对在治疗和督导话语出现的情境中做出贡献的态度和价值抱有一种深深的欣赏。

采用性别视角：设置语境

包括所有文化和种族 / 民族群体，以及绝大多数国家，如果在福利和生活质量指标方面进行性别比较，女性都比男性差。联合国人类发展报告办公室（UN，1995，1997）以收入和女性在政府部门以及技术、学术、管理和行政岗位中所占的比例来衡量（性别平等测量），记录了近乎普遍的性别不平等，包含了收入、预期寿命、教育水平（性别发展指数）和社会平等维度。一些其他指数记录了类似的发现（Bardhan & Klasen，1999；Dijkstra，2002）。在世界范围内，这些性别差异使女性面临许多生理和心理健康风险。世界卫生组织（2000）在《女性心理健康：循证报告》一文中指出"性别歧视、贫穷、社会地位和对女性的各种形式的暴力造成了女性巨大的健康负担"（p.5）。世界卫生组织（1998）声称"全世界数以百万计的女性的地位和福利仍然悲惨低下。因此，人类福利受到影响，并且未来几代人的前景将更加暗淡"。

世界卫生组织（2000）的报告指出，到2020年，全球抑郁症女性患者将是男性患者的两倍，抑郁症将成为世界第二大疾病。与暴力相关的问题和自我伤害分别排在第十二和第十四位（Murray & Lopez，1996）。该报告通过援引联合国关于性别不平等的数据，强调了在解决心理健康问题时必须解决女性的社会文化环境：

> 公共政策，包括经济政策、社会文化和环境因素、社区和社会支持、应激源和生活事件、个人行为和技能以及获得卫生服务的机会，被认为在决定女性心理健康状况方面发挥作用，正如社会和文化因素以及男女不平等权力关系在促进或阻碍心理健康方面发挥关键作用。这些不平等造成、维持和加剧了危及女性心理健康的危险因素，这

也在很大程度上生动地说明了男女抑郁症罹患比例的显著差别，贫穷及其影响，以及暴力侵害女性的普遍程度（WHO，2000，p.5）。

世界卫生组织总结的多项注意事项也反映在联合国女性地位委员会全球优先事项清单中（UN，1995，2005）。它们包括经济问题，例如贫困和物质匮乏；劳动力问题，包括工资的平等和工作待遇；亲密关系间暴力，儿童和成人性暴力；尤其目前全球性的HIV/艾滋病危机，给女性带来了额外沉重负担的不平等照护；以及女性被排除在决策角色之外。虽然美国和世界各地的女权主义者在历史上曾将这些经济和社会差距与女性的消极心理健康结果联系起来，但值得注意的是，联合国和世界卫生组织在复审了国际上的心理健康证据后得出了相同的结论。

即使美国民众的传统智慧似乎已经解决了不平等现象，美国也不能免除这些差距。美国家庭与任何发达国家的家庭相比，工作－家庭冲突最多，工作时间更长，支持双职工家庭的法律更少（Williams & Boushey，2010）。尽管高学历和高收入女性必须在其配偶不强迫的情况下进行工作－家庭选择，但是低收入和单亲家庭受影响最大。例如，与30个工业化民主国家相比，只有美国没有带薪育儿假（Ray，Gomick & Schmitt，2008）。虽然美国在联合国女性指数方面似乎表现得相对较好（性别发展指数排名第五，性别平等指数排名第八），但两性平等标准化指数（SIGE）排名下降到第十三位，这是一项用于调整国家富裕程度的复合量表，这是使联合国指数的结果扭曲的一个因素（Dijkstra，2002）。在这两种情况下，男女结果之间的差距约为25%，经济平等程度更高，社会平等却越少。"联合国消除一切形式的歧视女性的公约（UN，1979）"在联合国通过30年后，90%的联合国成员国批准，但在美国未能通过，这是女性一直受不平等待遇最好的例证。在美国，单身母亲划入贫困人口的人数持续增长（Shaver，1998），放松管制和全球化等经济改革通过降低工资和提升工作不稳定性对女性造成不成比例的伤害（Loewenson，1999），在发达国家中，这一政策赋予美国公共政策最"敌视家庭"的绰号（Williams & Boushey，2010）。在美国，女性抑郁症发病率是男性的两倍（Piccinelli & Homen，1997），女孩的发病率比男孩的高7倍（Lewinsohn，Rohde，Seeley & Baldwin，2001）。女性患焦虑症的人数比男性多2~3倍（Brown，O'Leary，& Barlow，2001），而且强奸或亲密关系间暴力的受害者（Tjaden &. Thoennes，2000）以及创伤后应激障碍患者（PTSD；Kimerling，Rellini，Kelly，Judson，ScLearman，2002；Sutherland，Bybee，& Sullivan，1998）大多是女性。显然，在美国，我们在心理学实践中仍然需要处理女性议题并采取性别视角。这种情境对于督导而言依然很重要，因为个案通常存在其他形式的压迫，即使治疗师打算提供适当的治疗，他们也往往缺乏必要的基础知识。理解和干预方式至关重要，它们一直用于处理那些塑造人们生活的多元文化、不平等和特权问题。有两种处理这种交叉性的方法：一是**多样性正念**（diversity mindfulness），它描述了复杂的、基于情境观点的重要性（Russo & Vaz，2001）；另一个是**女性主义生态框架**（feminist ecological framework）（Ballou，Matsumoto，& Wagner，2002），它把性别定位于一种更广泛的情境之中，这种情境即"多元文化、多学科，以及多民族的知识、方法和干预方式"（Vargas，Porter，& Falender，2008，p. 122）。

督导女性个案的支柱

1981年，世界卫生组织将心理健康定义为：

一种个体、群体和环境以促进主观幸福的方式相互交往的能力；

心智能力（认知、情感和关系）的最佳发展和使用；实现符合个人和集体的正义目标，实现和维护基本平等的条件（WHO，2000，p.11）。

这个定义和美国女性主义治疗师已经定义并用于女性治疗的方式有一些共性。它采取生物心理社会的方法来处理社会背景以及精神障碍中相互关联、多层次、多元化的因素，而不仅仅侧重于个人或生物学水平。它承认对社会变革的需要、减少压迫和促进平等是达成积极心理健康成果的条件。同样，**女性主义治疗**也被定义为：用循证法和定性法来指出女性生命中的文化、社会、政治、经济、社会背景与女性经验中的行为、认知、情感、人际关系、内在心理及灵性维度的关联性。它着眼于女性的多元身份认同、权力和平等议题，以及在社会和个人层面推动社会转型的斗争（Wyche & Rice，1997）。**女性主义**区别于**性别**或**性别化**的概念，后者指的是"与作为女性或男性存在……有关的心理、社会、文化经验和特征"（APA，2007，p.32），包括规范和禁止的行为假设及行为期望、刻板印象和偏见。

美国心理协会（APA，2007）通过了《女童和妇女心理实践指南》以帮助心理学家有效地进行心理治疗实践，并尽量减少对女童和妇女的伤害。该指南强调由于社会和心理差异持续存在，以及女童和妇女的多重认同之间的相互关联性，女童和妇女的治疗具有复杂性。多重认同包括年龄、民族、种族、阶级、性取向、婚姻、伴侣、父母身份、性别认同、能力、文化、移民、地理和其他生活经历（Sparks & Park，2000；Stewart & McDermott，2004）。这些不同侧面的相互关联本质在文献中记录于以下几个方面：①已确定的对应于女童和妇女的应激源，如人际侵害与暴力，关于女童和妇女的不切实际的媒体形象，歧视和压迫，价值贬低，有限经济资源，角色过于负荷，关系中断以及工作不平等（APA，2007，p.949）；②偏见和错误观念仍渗透到对女性的诊断过程（Caplan Cosgrove，2004；Marecek，2001），特别是针对女同性恋和有色人种女性（Hall & Greene，2003）；③对经历创伤的女性的不适当的诊断和治疗（Cloitre，Karestan，Gratz，& Jakupcak，2002）；④忽视有色人种女性的多重创伤来源（Vasquez & Magraw，2005）。这些指南为女童和妇女个案的督导和治疗提供了一个框架，具体如表3.1所示。

表3.1　与女童和妇女工作的心理实践指南

1.	心理学家应争取意识到社会化、刻板印象和独特生活事件对跨文化群体中的女童和妇女发展的影响；
2.	鼓励心理学家识别及利用关于压迫、特权和认同发展的信息，因为它们可能影响女童和妇女；
3.	心理学家应努力理解偏见和歧视对他们工作对象生理和心理健康的影响；
4.	心理学家应努力保持性别和文化敏感度，确认提供给女童和妇女的服务可以进行；
5.	鼓励心理学家认识他们自己的社会化、态度和对性别的知识如何影响他们与女童和妇女的治疗实践；
6.	鼓励心理学家采用已被发现在治疗中能有效处理女童和妇女相关议题的干预措施和方法；
7.	心理学家应努力促进治疗关系建立以及开展治疗实践，促进女童和妇女的主动性，给她们赋权并扩展替代方案和选择；
8.	心理学家应努力在其与女童和妇女工作时提供恰当、公正的评估和诊断；
9.	心理学家应努力在社会政治情境中考虑女童和妇女的问题；
10.	心理学家应努力熟悉和利用相关的心理健康、教育和社区资源为女童和妇女服务；
11.	鼓励心理学家理解并致力于改变可能影响女童和妇女的制度性和系统性偏见。

资料来源：American Psychological Association, 2007.

督导根基：女性主义和多元文化视角

下面所述的督导方法体现了女性主义督导框架（Porter et al.，1997）与多元文化观点及多样性正念的整合（Russo & Vaz,2001），包括明确的反种族主义和反压迫立场。这是一种多维度的、生态学的、比较的方法（见第二章），其中督导关系被认为是一种文化交会。1996年"波士顿会议"的大会主题为"塑造女性主义心理学的未来"，会议上明确了督导的定义（也是指导原则），可以被概括为：

> [督导]应力求能够赋权并且避免权力的滥用，悉知社会情境和社会构建主义视角，在具有合作性和反思性的同时坚持伦理和品质标准，适应每个受督者的独特发展需要，为了来访者和新生治疗师的利益促进有组织的倡议以及社群行动（Porter，2010，pp.2-3）。

表3.2从这个视角描述了督导师必备的胜任力。

表3.2　女性主义督导原则

1.	女性主义督导师积极分析督导师和受督者之间的权力动力和差异，示范受督者在服务中如何使用权力，避免权力滥用；
2.	女性主义督导是建立在相互尊重的协调关系之上的，鼓励受督者的自主权和多元化观点；
3.	女性主义督导师通过示范开放性、真实性、反思性和终身学习和自我检查的价值，来促进反思性的相互交流，以及促进受督者的自我检查；
4.	督导发生在关注并强调女性生活和情境多样性的社交情境中；
5.	女性主义督导师关注性别的社会构建及语言在维护性别社会中的作用；
6.	女性主义督导师推进和示范女性主义原则，并且倡导和实践该原则；

续表

---

7. 女性主义督导师维护标准以确保其受督者可以胜任且保持道德操守；

8. 女性主义督导师关注督导过程中发生的发展变化，职责之一是提供有关受督者的技能水平、发展水平或成熟水平的看法和建议；

9. 女性主义督导师在其实践的教育和培训场所中为受督者和来访者伸张正义。

资源来源：改编自 *Shaping the Future of Feminist Psychology: Education, Research, and Practice*（p. 170），by J .Worell and N.G.Johnson （Eds.），1997, Washington, DC: American Psychological Association. Copyright 1997 by the American Psychological Association. Porter & Vasquezi , 1997.

多样性正念指出了人们生活和情境的复杂性，包括多层次、动态的和交错的身份认同（Russo & Vaz，2001）。它与**文化**的定义重叠，"是构建共享意义的动态的和主动的过程，以共享理念、信仰、态度、价值观、规范、实践、语言、灵性和符号为代表，都承认且考虑权力、特权与压迫的位置"（Vargas et al., 2008，p.122）。身份认同被认为是流动的，可能随着社会情境而发生改变（见第二章），尽管在某种情况下性别可能是个人身份认同的核心，但种族或性取向在另一种情况下可能更突出（Russo & Vaz，2001）。举例来说，在一种背景下一名非裔美国女性可以在非裔美国人不公正和不成比例的监禁问题方面优先进行人权斗争（Porter，2009），法律制度没有像重视强奸白人女性那样严肃对待强奸黑人女性的行为（Calderon, 2004）。多民族身份的个体会受到逐次积累的压迫的负面影响（Moradi & Subich, 2003; Szymanski & Kashubeck-West, 2008），或者经历各种形式交错并且加剧了整体影响的压迫（Landrine,, Klonoff, Alcaraz, Scott, & Wilkins, 1995; Szymanski Gupta, 2009）。像女性主义治疗一样，多样性正念以优势为基础，而不是以匮乏为基础，将所有群体的赋权、社会转型和自我决定视为重中之重。

督导过程

通过合作、真实性和透明的自我反省促进督导联盟

虽然我个人认为，在我的专业工作中，极少有比督导让我觉得更享受或更有回报的事了，但这种努力是充满挑战的，必须建立一种氛围来促进必要的开放、冒险和自我探索。督导师和受督者都将潜在地感到脆弱、暴露或不确定。督导师需要示范其督导对象被期望的行为，并传达他或她的双管承诺：受督者的发展和成长，以及为来访者提供最好的可能治疗方案。督导师必须愿意询问与他（她）自身的社会定位相关的受督者和来访者的问题，对受督者保持真实和同感的立场，认识并询问影响督导师 – 治疗师（受督者）– 来访者三方关系的权力和特权的各个维度（Porter，1995）。通常情况下，信任是通过督导师暴露自己的治疗过程的意愿来建立的。督导关系必须包括共同探索受督者要成长学习的目的和主题，督导师也要明确表达自己的期望。正如我之前所建议的，"公开探讨困难议题的意愿，例如某人在治疗中的偏见，是在相互信任的情况下发生的，在这种情况下，督导师以非惩罚性和尊重的立场对待被督者的自我反思过程（Vargas et al.，2008，p.131）"。

分析权力动力以协助督导联盟

权力分析（power analysis）是女性主义治疗范式中一个明确的过程，也是督导至关重要的过程。首先，对一段关系中的权力进行坦诚而敏感的讨论，为有意义的督导师 – 受督者的关系奠定了基础。受督者清楚地知道在督导师角色和受督者角色之间传递的权力差异，以及

通过评价、划分等级和推荐信明确其对督导对象的专业成就的潜在影响。接受这种从属地位有利于从具有更多知识和经验的人那里学习，以及获得进入该专业领域的机会。

提出在督导关系和治疗师－来访者关系中权力的社会文化性以及建构性是至关重要的。在督导中比上述明确的权力动力更少受到关注的是权力和特权的相对领域，它们源于督导师和受督者在社会中的角色以及这些社会地位确定关系的方式。因为我行使作为督导师的权力，我有权界定关系和督导议程；然而，我选择或忽视，听到或听不到，认为重要或者不重要的议题，可能源自我作为一名白人、中产阶级女性所拥有的另一种权力。在我控制之下的议程可能反映了我自己的偏见、盲点和特权假设。我从一种权力位置来操作，可能将来自另一种文化背景的受督者或他（她）的来访者的观点否定或病理化，因为我不认为与我无关的事情会对另一个人有重大意义或相关。督导师详细说明权力的这些细微差别，有助于促进信任和透明度，这两者对建立督导联盟和认真自我反思必不可少。作为一名督导师，我必须承认自己的特权、偏见和盲点，并邀请受督者一起进行探索。

不能建立允许诚实自我反省的联盟的一个破坏性结果是受督者可能学不会对治疗实践的辩证思考。他们决定将何种问题带入督导中，又需要避开什么问题，因为风险似乎太大了。当这些问题被避而不谈时，督导师工作时就不能提供工具来探索治疗"规则"和了解这些规则间的逻辑、限制和潜在例外情况，也不会探索遵循规则的好处或偏离规则的伤害。权力动力的讨论巩固了安全感，安全感促进了督导联盟。这种关系成了学习的基础，对复杂而细致的探索来说，这也是必不可少的。

来访者的食物或小礼物呈现出的治疗议题是展现某种形势的一个例子，仅从主流文化角度来看"治疗规则"，可能与其他文化的做法相冲突。来自特定文化的受督者可能会因背离治疗规则，或因妥协于持有不同价值观和交互集的来访者而被束缚。受督者可能出于多种原因不愿意在督导中探索这些"规则"，包括他们"不懂"的脆弱性（Adams，2010），不愿意反对或质疑他们的督导师，甚至害怕比他们的督导师知道更多的特定文化背景而超过督导师们。他们不想暴露自己认为可能被督导师负面评价的文化习俗，尤其当他们认同这些文化习俗时。当建立了相互尊重、真实、协作性自我反省的氛围以及意识到权力动力在关系中运作时，学习就会发生。一种鼓励提出任何难题、鼓励基于批判性思考的决策和鼓励关注更大愿景的学习过程已经开始。

　　与我一起工作的学生都在社区心理健康项目、城市学校、大学附属医院和公立医院担任治疗师。他们的工作对象主要是具有广泛文化背景的经济贫困的来访者；这些来访者或者说来访者家庭都是移民。通常情况下，这些来访者可能会带上象征性的礼物或自制食物表示感谢，特别是在假日——例如墨西哥婚礼曲奇、一罐浓汤、红豆糖。有些学生似乎因这些礼物感到烦乱。在很多情况下，学生觉得自然的做法是从容接受礼物，但他们认为这样做是有危险的。这种紧张氛围似乎来源于他们感觉夹在顾虑来访者的感受和督导师不赞同之间。有时，学生充当来访者角色彼此分享各自国家的文化遗产和国家起源，了解礼物背后的文化意义。他们也（经常准确地）发现他们的欧裔美国督导师没发现的文化内涵。在其他时候，来自不同文化群体的欧裔美国学生认为拒绝食物会冷落来访者。如同之前自我暴露的例子一样，我经常因没有明确的分析而感到震惊：什么情况下他们会接受食物？什么情况下又会拒绝？他们所做的决定包含了什么议题？涉及的治疗议题是什么？——为什么是现在？为什么是这个？我也很震惊在一场讨论中关于治疗师－来访者关系的权力／特权分析如此少。例如，来访者怎样以另一种方式补偿，使得在治疗中可以付出相对较少而且治疗关系中的相对弱势地位得以改善？来访者如何运作相同的文化规则对待治疗师，且该文化规则同样用于其他受人尊敬的帮助者，如医师、牧师、教师？来访者如何用这些食物礼物向来自不同文化背景的治疗师表明自己的文化自豪感？尽管已经说了很多关于收到食物和小礼物的事，但像前文的自我暴露一样，许多在督导中遇到的学生都会说"不可以"，但不会分析这件事情中自己的立场与文化方面的情况。其中的每一件事都给了督导师教学的时机，这不仅是解决有具体内容议题的大好时机，也能够解决适用于其他两难困境的更广泛督导、文化和治疗情境的议题。

督导师和受督者的多重身份认同都影响权力在督导关系中发挥的作用。作为一名白人女性，我的特权在种族谱系内普遍存在，然而我觉得我的权威更受到一些男性受督者的公然挑战。作为一名年长的女性，我认识到受督者希望我培养、促进和帮助他们的程度越来越大，而过去，他们似乎只是欣赏我的专业知识而不期待这一系列支持行为。来自非优势种族或少数族裔的督导师经常叙述他们时常被其白人受督者问及本专业的受教育经历，尤其是当督导中出现文化议题的时候（Adams，2010；Toporek & Pope-Davis，2005）。对督导录像进行话语分析时发现，受督者对女性督导师的阻抗更大（McHale & Carr，1998）。如果我开放地承认这些具有代表性的动力，会进一步加强督导联盟。

通过渐进督导过程探索多元文化议题

对我来说，随着时间的推移，我的督导从过去相对更重视内容和临床能力，发展到现在更注重督导中的过程议题。我始终将 Falender 和 Shafrariske（2004）所描述的人际关系能力作为工作联盟的核心，"共情、温暖、尊重、临床知识及技能，以及关于督导的目标和任务达成的共识"（p.98）。我发现与过去相比，学生更乐于询问多元文化议题，原因是研究生培养阶段对多元文化议题的关注增加，受督者在一些机构中作为治疗师的工作经历导致他们这方面的意识增强，以及来自不同文化背景的学生人数增多。作为城市贫困社区诊所和学校的一线治疗师，受督者见证了社会条件对他们的来访者生活的影响。他们很快意识到纯粹的个人心理治疗方法的局限性，并且寻找有效的方式来帮助挣扎在贫困、暴力、歧视、新文化适应或物质滥用问题中的儿童、青少年、家庭和成人。与过去相比，现在更容易展现与多样性相关的期望。

从初始访谈开始，我们（督导师和受督者）都说出了督导的目标和主题，探索关于治疗、督导和改变的相关哲学理念，并探索我们的工作风格以及作为学习者和学习促进者的优势与弱点。我明确地指出督导如何吸纳生态系统法、对社会公正的承诺和反种族主义。我强调，将这些目标融入学习过程和来访者的治疗过程，会慢慢地、有系统地引发大量可能的多重视角和讨论。我试图将这些目标嵌入受督者发起的讨论中，我强烈地意识到，在这一点上，我并没有给学生带来太多的压力。这种对话为我们双方提供了机会，让我们每个人都能彼此尊重地暴露自己与社会地位相关的方面以及相对的权力基础。在过去，这种对话发生之前需要建立一个强大的联盟。现在我发现，这种交流是建立联盟的一部分，因为这是一个从学生的角度出发对督导的预期，尤其是那些认为自己处于边缘地带的学生：不同种族的学生；女性；女同性恋者、双性恋者、变性或性别多样性（酷儿）学生；还有那些有明显残障的学生。有这些背景的学生想知道我的立场，即使他们觉得不能问。我询问这些议题的方式也是处理我们之间权力动力的方法之一。即使是拥有更大社会特权的学生也欢迎这一初步谈话，因为它明确地框定了在他们大部分督导中仍然太模糊或不明确的期望。他们也正同来自多样化情境的来访者一起工作，会欣然接受与他们共事时获得能力和知识的机会。具有讽刺意味的是，研究表明，无论他们是否与白人督导或者是来自少数族裔群体的督导一起工作，多元文化问题都是由白人督导解决的。白人督导师－受督者在多元文化问题上花的时间最少，而如果督导组成员双方都是来自其他种族或少数族裔群体，他们花的时间最多。白人督导师与其少数族裔受督者比少数族裔督导师和白人受督者花更多的时间讨论这些问题。总的来说，白人督导师在讨论多元文化问题上比少数族裔督导师花的时间少，并且他们感觉在这方面的能力差（Hird，Tao，& Gloria，2004）。应该优先考虑白人督导需要了解更多的多元文化议题。虽然没有相同的数据，但我预计同样的二元模型会出现在性别、残障、性取向等方面。那些对群体生活经验及个人知识了解甚少的人，可能从他们的督导师那里得到的训练或信息也是最少的。

我之前已经概述了在督导中询问性别和文化问题的一个阶段性模型，这个模型足够灵活，可以反映受督者的知识、经验和开放性（Porter，1995）。随着时间的推移，督导从聚焦于来访者"问题"的说教取向，转变为自我反省能力的发展和自我偏见的监督。在第一阶段，就像在研究、学术研究和文献中所呈现的，受督者被引导探索来访者呈现的心理顾虑及其背景（性别、种族、性取向）的交集。这一过程允许受督者获得基本信息和一些任务能力。个人获得关于任何群体、现象或心理状况的大量知识的学习过程须贯穿督导始终。随着时间的推移，受督者逐渐积累了关于来访者的一手经验，督导就可以展开对来访者社会地位的讨论，包括特定压迫在社会层面以及个人层面的表现形式、起源和影响。随着治疗师对促进来访者功能、弹性、优势和适应力的社会、经济和文化力量有了更广泛的理解，特别是体现在治疗和督导过程中的，督导开始更直接地探索受督者（和督导师）

的错误观念、偏见、特权和成见。在最后一阶段，督导扩大到探索和规划可进一步促进个体治疗效果的社区参与、社会和集体行动的方式，以及在促进来访者个人福祉的同时，还提高了受督者的理解性和有效性（Porter，1995）。

辅助协同自我反思的其他模型

另外两个促进系统性反思和分析的督导方法是弗里德里安赋权教育对话（Freirian empowerment education dialogue）的改编版（Shaffcr，1991）和女性主义伦理决策过程（Hill，Glaser，& Harden，1998）。两者均在个人或团体督导中有效。基于弗里德里安赋权批判精神的反思有助于帮助受督者和学生通过促进自我反思和行动的询问过程来建立他们自己的经验与他人的社会政治、文化情境之间的联系。通过从见证和描述一个事件或问题，过渡到将问题与自己和他人经验相联系，尝试分析问题的原因和来源，授权他人自己处理问题，受督者学习使用第一手方法评估自己的政治和社会环境，包括特权或压迫，发展并制订一套实施变革的方法（Porter & Yahne，1995）。在伦理决策中，督导师和受督者①从一个困境开始；②确定所有的矛盾、矛盾的各个方面、感受、价值观、焦虑和偏见；③提出解决方案；④在通过与第二步概述相同的分析后，选择一个解决方案；⑤对解决方案在偏见、权力议题、价值观一致性、风格、来访者需求和愿望等方面进行复核；⑥实施解决方案；⑦评估和分析结果（Hill et al., 1998）。这些工具提供了结构化的方法来问询那些让受督者感到模棱两可和未知的典型情境。受督者通过参与这一过程开始明白，大多数困境都是通过推理过程来解决的，而不是通过一份做与不做的清单。尽管当他们意识到结果只是和投入持平时，他们仍然会引发焦虑，但是在这个过程中会产生一种自我效能感。

督导案例

这个督导是在某城市的一个社区诊所进行的。学生艾丽正处于她的第三次博士期实习过程中。我担任辅助督导师并且没有在此诊所提供直接服务，然而我还是以行政角色参与了该项目。艾丽要求我进行督导，因为她认为过去和现在的其他督导经验中都遗漏了性别化观点。我接替了一个在年中搬家到另一个城市的督导师。在我担任同一机构的另一名学生个案的案例团体顾问后，艾丽联系了我。

艾丽是黎巴嫩天主教徒的后裔，在美国出生，父母年轻时就移民到了美国。她在郊区长大，这是一个大都市中的一部分，在舒适的中产阶级街区。艾丽因我的女性主义和多元文化敏感性而选择我，初步的督导会谈是非常直接的。她确定她对女性主义和多元文化治疗观点的兴趣，并且正在寻求在督导中更全面地讨论这些问题的机会。她认为她在文化框架下工作的尝试在诊所被巧妙地回绝了。例如，当与作为来访者的其他中东女性一起工作时，她觉得在会议开始时他们所期望的社交性交谈被她的前任督导劝阻，因为她的督导师觉得在治疗情境中这种语气过于熟识了。艾丽感到被夹在她所认为中东的礼貌行为和"好"的治疗中间。她还认为，作为一名天主教女性，在她与中东伊斯兰教女性建立关系的过程中，督导师要么是掩饰自己，要么没有意识到这一障碍。艾丽还想探索如何在女性的文化背景下更敏感地对待性别问题，而这些文化情境比当代美国文化具有更明显的男性主导倾向。她担心，她不能有效地提出性别化话题，例如在对许多移民女性的治疗中呈现的亲密关系间暴力问题，因为她会被认为是被同化了的，"太美式了"——这意味着这一话题与其他文化情境是脱节的。艾丽的另一个学习目标是将女性主义治疗原则纳入传统治疗框架中。

　　艾丽带来督导的案例，在初始阶段已经与前任督导进行了大约六次会谈。来访者达雅在美国生活了5年，搬到这里是为了嫁给一个美国的大学教授，他们是在他从事博士论文研究的时候在印度结识的。他们在他返回美国后沟通了将近两年，她在他获得了职位后嫁给了他。她和丈夫已经结婚6年，两个孩子都出生在美国。达雅在印度接受过牙医的培训并当过牙医，但在这里没能获得执照。她在大约3年前获得绿卡后开始在一家牙科诊所担任助理，但由于日托所的费用过高，于是她放弃了工作。达雅没有预料到自己无法获得执照，她还希望在美国参加牙科项目，但也觉得丈夫劝阻她不要做这么昂贵而耗时的努力是正确的。

　　达雅因为觉得她没有尽到一个妻子和母亲的责任而寻求治疗。她描述自己总是拖延，导致她无法和丈夫一起履行许多社交承诺，没法按时准备好晚餐，没法完成例如将丈夫的西装送去干洗店的任务，并且也没法保持房屋整洁。她发现自己每天无节制地"浪费"大量的时间，而不是去做家务，比如打扫卫生或付账单。尽管她丈夫做到尽可能回家吃晚饭，并给孩子们读书，给孩子们洗澡，但是她丈夫的大部分时间还是花在大学的实验室里。他经常需要在晚上回到实验室。其他家庭责任大多数都落在了达雅身上。她每晚都会晚点准备晚餐，因为她更喜欢和孩子们读书玩耍。一次危机也因此发生，由于她没法清理出孩子的游戏室来给公婆作客房，而且也没有为他们的到来准备好晚餐，而是匆忙地买了比萨代替。

　　到目前为止治疗使用了单刀直入的认知行为疗法，艾丽和达雅对此达成一致意见，同意以如下方式进行：定义自我否定行为，使用感受和想法记录法，改变应急行为，进行活动日程规划和时间管理，以及自我辩论。达雅在每次治疗会谈中表现得渴望改变又精力充沛，但是很少完成家庭作业。尽管达雅不想"辜负"治疗师因而很不情愿说自己的进展，但是她确实在家没有做出多少改变。

艾丽意识到她没有询问文化和性别议题，在她看来这些才是达雅消极对待治疗和产生阻抗的原因。她勉强提出那些督导师认为不相关的问题，她不知道怎么和一个试图传达"责任全在她身上"的来访者开始讨论这些问题。艾丽不仅对达雅很沮丧，而且对达雅的配偶也感到愤怒，艾丽指责他没有承担更多的责任而且还不允许达雅去牙科学校。艾丽意识到她和达雅之间存在文化适应水平差异，并且想确定她没有把自己的情绪投射到她的来访者身上。

在讨论这个个案时，在督导过程中仔细检验各个方面很重要，即督导师（我），受督者／治疗师（艾丽）和患者（达雅）在种族认同、文化习俗和价值观、移民、在美国的外来人的地位、工作－家庭价值观和世界观等方面存在的差异。艾丽和我不得不反思，我们截然不同的世界观可能促进或者妨碍了达雅用自己的措辞对她的优先事项进行探索。我们特别讨论了一些关于生态系统方面的影响，比如移民、文化和个人孤立、期望值降低和自我效能感，对达雅的作用和我们对她的看法。

在我们探讨这些话题时，我同意艾丽的观点，即让达雅在治疗中引路至关重要。我们一致认为，从之前以纯粹关注个人特征的会谈转向涵盖更广泛的文化层面，将为探索开辟新的途径。我建议艾丽研究一下与印度移民女性有关的特定文化议题，并根据她的研究，列出所有可能存在的文化和性别议题。我让她只找出那些与证据有关的条目，而不是关于文化情境的假设。表3.3列出了一些条目。在督导中，我们探讨了每一个问题——包括移民的影响、缺乏人际交往、职业身份的丧失和地位的丧失，以及达雅在她的家庭中所处角色的价值。我们研究了有哪些优先事项我们可能和达雅不同，以及哪些是我们自己彼此之间也不相同的。

表3.3　来访者特定的文化和性别议题

议　题	文化影响	性别影响	个体影响
移民	移居者在国内没有支持系统；有一些语言障碍	作为一个家庭女性，很少有机会在外面发展	孤立以及很少的人际交往可能会导致抑郁
母亲角色	理想化的印度母亲角色可能会取代其他自我观念/需求	在美国文化中，母亲角色理想化也可能取代其他自我观念/需求	作为妻子或母亲，无法照顾家人所有需要而产生的内疚/羞耻可能会导致难以识别的冲突——可能否认和忽略而不是重视自己的需求
职业身份认同	在印度有一份工作，而在美国却很少做出家庭以外的成就	相对于配偶，外部成就被贬低；照料责任不平等	缺乏家庭之外的身份或自尊的来源，家庭内部也没有话语权
自主权	对印度人而言，自主或许没有西方人看得那么重，更注重的是关系而不是独立的身份认同	关于女性自主性的双重信息——应该实现，但也必须隶属于他人的目标；表达自主权被认为不像女性	抗拒而不是表达自主权
权力	因少数族裔/移民身份而相对于他人（包括家庭成员），权力被削弱	由于性别地位和经济能力，相对于他人（包括家庭成员）更没有家庭地位	无力感和困顿感可能导致抑郁

　　艾丽注意到她不应该把更多的文化同化性偏见强加到达雅身上，这种担忧是合理的。我建议她从自己的假设中退一步来思考，并让达雅对她在印度的生活与在美国的生活进行比较——哪些因素对她来说是最在意的？达雅认为家庭、朋友，以及在更大的社区中过有盼望、有希望的生活是最重要的，而她的牙医事业在所列出的因素中处于较

末端的位置。艾丽对这样的顺序感到惊讶，并松了一口气，因为达雅没有强行按照自己的标准行事。因此，治疗转而开始寻找方法来发展并充实达雅的家庭身份认同的途径，同时提供更多的个性化支持，例如，鼓励她更多地和印度社区建立联系。我支持艾丽向达雅暴露她的家人在移民后融入社区生活的方法。治疗目标首先转变为增强达雅的社区融入感：在学校里做志愿者，找印度女性交朋友，教她的孩子印度文化。其次，转变自我观念，不再为拖延而自责，照顾好自己才能更好地服务家庭，这不是自私。当艾丽变得不那么孤立时，"拖延"就消失了。随着她得到更多的支持，她说自己感觉更有力量了。她能够和配偶进行更有效的沟通，她丈夫似乎也很欢迎这些改变，尤其对孩子进行双重文化情境教育。达雅开始做志愿者，随后在一个家庭暴力庇护所找到了一份兼职工作。

督导中指出了艾丽的一些个人反应，即反移情，例如，她第一次意识到她母亲在移民时面临的困难时，她为此感到心疼和感恩；她对美国有色人种被边缘化而产生的愤怒，以及她强迫达雅面质其丈夫，即使达雅不准备这么做，尤其她发现那些议题实际上是艾丽的优先考虑而不是达雅的。我们讨论了她作为有色人种女性在她自己的文化和主流文化中对边缘化的抗争。在督导中经常出现的一个议题是艾丽内化了多少死板的治疗规则，当达雅给她带来一个传统的印度甜点或者当达雅问她的文化体验时，她感觉不舒服。我们重新审视 Hill 等人（1998）的问题解决方法，这一方法证实艾丽有良好的判断力和批判性思维能力，但与她技能相匹配的适当的自信水平似乎有所缺失。我们设计了一个过程帮助艾丽找到并信任她的治疗意见——不用遵守我的惯例或其他督导师的禁令。我们检查了艾丽的不适感可能代表她自己的无力感和实习过关的需要，因为即使她有分析这些情况的能力，她依然感觉自己对正统的颠覆。我们还探讨了在面对压迫和未认可的权力差异时阻抗发生的方式。在整个督导过程中，作为这个过程的一部分，我示范了如何按照自己的意愿来探索自己的偏见、特权和假设。当我认为探索艾丽的反应在某个方面很重要时，我有时会通过暴露我自己的反应来开始一段对话。我可能会说："我注意到当达雅没有……时，我觉得很不耐烦，我想知道你的感受。"当督导结束时，我们专门用女性主义督导指南作为框架来评估这段经历。我们每个人都反思并分享了我们自己和彼此之间的优势及有待改进的地方。

结论：倡导是必不可少的

在我教授的研究生督导课程中，学生们一致认为，督导师很少会提出多元文化、性别或其他多样性议题。有色人种学生评论说，当种族问题被提出时，就好像他们（学生们）已经或应该得知了所有答案；当多样性问题被提出时，人们似乎倾向于归因于一些强烈的来访者个性，例如帮派成员、严重的身体残障者或变性人。即使女性做督导师，当提出了性别不平等现象时，例如，厌食症、暴食症、亲密关系间暴力和性暴力，对女性来访者的社会不公正现象的分析仍然被忽视。当多样性议题被提及时，很少与治疗理论或实际应用相结合；这些议题代表了两种不一样的观点。更少见的似乎是提供证据（针对特定来访者特征，无论是特定的基于知识的还是循证的治疗应用），而不是偶尔概括化地描述为刻板印象（例如，墨西哥男子气概，以及中国一贯倡导的儒家思想）。很少有人尝试去询问超越个人的精神病理学或治疗观念的解决方案，例如，在被暴力和犯罪困扰的学校里工作的受督者描述了他们的来访者普遍存在创伤后应激障碍，或者来访者在乘公共汽车和步行去学校的路上多次受到伤害。尽管如此，治疗的重点通常仍停留在受创伤学生的个人水平上，而并未询问暴力事件发生的社会背景，也没有处理日常创伤或过去创伤的触发对当前行为或诊断的影响。督导不负责在治疗室之外为来访者提供福祉。因此，督导师似乎士气低落，而受督者意志消沉，学校心理咨询师不知所措，学生继续受到伤害。

不愿问询这些高度复杂和充满感情色彩的议题，尤其是当缺乏持续的教育或社会支持时，这种情况是可以理解的。作为督导师，我们中的许多人在多样性议题上都没有充分地接触到真实的信息。在我们工作的环境中，我们用心理测评问卷来询问与赤贫相关的议题。我们的资源有限，而需要我们服务的人却太多。督导似乎成了奢侈品。我们害怕无知带来的羞耻感（Adams，2010），也害怕社会状况日益恶化而我们却没有解决办法的这种无力感。要想增加治疗疗效，我们必须整合社会与心理解决方案。多样性应被视为我们治疗的核心，而不是附加部分。我们每个人都需要对自己继续接受教育和培训做出承诺。我们可能需要培养自己的顾问和支持小组作为督导师。

参考文献

Adams, D. M. (2010). Multicultural pedagogy in the supervision and education of psychotherapists. *Women & Therapy*, 33, 42-54. doi: 10.1080/02703140903404713.

American Psychological Association. (2007). Guidelines for practice with girls and women. *American Psychologist*, 62, 949-979.

Ballou, M., Matsumoto, A., Wagner, M. (2002). Feminist ecological theory. In M. Ballou & L. Brown, (Eds.), *Mental health and disorders: Feminist perspectives* (pp. 99-114). New York, NY: Guilford Press.

Bardhan, K., & Klasen, S. (1999). *On UNDP'S revisions to the gender-related development index*.

Brown, T. A., O'Leary, T. A., & Barlow, D. H. (2001). Generalized anxiety disorder. In D. H. Barlow(Ed.), *Clinical handbook of psychological disorders*

(3rd ed., pp. 154-208). New York, NY: Guilford Press.

Calderon, L. A. (2004). *Rape, racism, and victim advocacy.*

Caplan, P. J., & Cosgrove, L. (Eds.), (2004). *Bias in psychiatric diagnosis.* Lanham, MD: Aronson.

Cloitre, M. K., Karestan, C., Gratz, K. L., & Jakupcak, M. (2002). Differential diagnosis of PTSD in women. In R. Kimerling, P.& J. Wolfe(Eds.), *Gender and PTSD*(pp. 117-149). New York, NY: Cuilford Press.

Dijkstra, A.G.(2002). Revising UNDP's GDI and GEM: Towards an alternative. *Social Indicators Research*, 57, 301-338., doi: 10. 1023/A:1014726207604

Falender, C.A., & Shafranske, E. P.(2004), Alliance in therapeutic and supervisory relationships. In C.A. Falender &E.P. Shafranske(Eds.), *Clinical supervision: A competency-hased approach* (pp. 95-114). Washington, DC: American Psychological Association. doi: 10. 1037/10806-005

Falender, C. A., & Shafranske, E. P.(2008).Best practices of supervision. In C. A. Falender & E. P. Shafranske(Eds.), *Casebook for clinical supervision: A competency-based approach*(pp.3-15). Washington, DC: American Psychological Association.

Feminist Therapy Institute.(1999). *Feminist therapy code of ethics.*

Hall, R. L., & Greene, B. (2003). African American families. In L. B. Silverstein & T. J. Goodrich (Eds.), *Feminist family therapy: Empowerment in social context* (pp. 107-120). Washington, DC: American Psychological Association. doi: 10.1037/10615-008

Hill, M. Glaser, K., & Harden, J.(1998). A feminist model for ethical decision making. *Women & Therapy*, 21, 101-121. doi:10.1300/J015v21n03_10

Hird, J. S., Tao, K. W.,& Gloria, A M.(2004). Examining supervisors' multicultural competence in racially similar and different supervision dyads. *The Clinical Supervisor*, 23, 107-122. doi:10.1300/J001v23n02_07

Kimerling, R., Rellini, A., Kelly, V., Judson, P. L., & Learman, L. A (2002). Gender differences in victim and crime characteristics of sexual assaults. *Journal of Interpersonal Violence*, 17, 526-532. doi:10.1177/0886260502017005003

Landrine, H., Klonoff, E. A., Alcaraz, R., Scott, J., & Wilkins, P. (1995). Multiple variables in discrimination. In B. Lott & D. Maluso (Eds.), *The social psychology of interpersonal discrimination*(pp. 183-224). New York, NY: Guilford Press.

Lewinsohn, P. M., Rohde, P., Seeley, J. R., & Baldwin, C. L. (2001). Gender differences in suicide from adolescence to adulthood. *Journal of the American*

Academy of Child & Adolescent Psychiatry,40,427-434.doi:10.1097/0004583-200104000-00011

Loewenson, R. H. (1999). Women's occupational health in globalization and development. *American Journal of Industrial Medicine*, 36, 34-42. doi: 10.1002/(SICI)1097-0274(199907)36:1<34::AID-AJIM5>3.0.CO;2-F

Marecek, J.(2001). Disorderly constructs: Feminist frameworks for clinical psychology. In R. K. Unger (Ed.), *Handbook of the psychology of women and gender* (pp. 303-316). Hoboken, NJ: Wiley.

McHale, E.,& Carr, A.(1998). The effect of supervisor and therapist trainee gender on supervision discourse. *Journal of Family Therapy,* 20, 395-411. doi: 10.1111/1467-6427.00095

Moradi, B., & Subich, L. M. (2003). A concomitant examination of the relations of perceived racist and sexist events to psychological distress for African American women. *The Counseling Psychologist*, 31, 451-469. doi: 10.1177/0011000003031004007

Murray, J.L., & Lopez, A.D.(1996). *The global burden of disease: A comprehensive assessment of mortality and disability from diseases, injuries, and risk factors in 1990 and projected to 2020: Summary.* Boston, MA: Harvard School of Public Health, World Health Organization.

Piccinelli, M.,& Homen, F.G. (1997).*Gender differences in the epidemiology of affective disorders and schizophrenia.* Geneva, Switzerland: World Health Organization.

Porter, N.(1995). Integrating antiracist, feminist, and multicultural perspectives in psychotherapy: A developmental supervision mode. In H. Landrine(Ed.), *Handbook of cultural diversity in the psychology of women* (pp. 163-176). Washington, DC: American Psychological Association.

Porter, N. (2009). Racial and ethnic disparities in criminal justice: Criminal justice or economic servitude.In J. Lau Chin(Ed .) ,*Diversity in mind and in action: Vol.3.Social justice matters*(pp.163-179).Santa Barbara,CA:Praeger/ABC-CLIO.

Porter, N. (2010). Feminist and multicultural underpinnings to supervision: An overview. *Women & Therapy*, 33, 1-7. doi: 10.1080/02703140903404622

Porter, N.,& Vasquez, M. (1997). Covision: Feminist supervision, process, and collaboration. In J. Worell & N. G. Johnson (Eds.), *Shaping the future of feminist psychology: Education, research, and practice* (pp. 155-171).

Washington, DC: American Psychological Association. doi: 10.1037/10245-007

Porter, N. & Yahne, C. (1995). Feminist ethics and advocacy in the training of family therapists. *Journal of Feminist Family Therapy*, 6, 29-47. doi: 10.1300/J086v06n03_03

Ray, R., Gornick, C., & Schmitt, J. (2008). *Parental leave policies in 21 countries: Assessing generosity and gender equality.*

Russo, N. F., & Vaz, K.(2001). Addressing diversity in the decade of behavior: Focus on women of color. *Psychology of Women Quarterly,* 25, 280-294. doi: 10.1111/1471-6402.00029

Shaffer, R.(1991). Beyond the dispensary: On giving community balance to primary health care.

Shaver, S. (1998). Poverty, gender, and sole parenthood. In R. Fincher & J. Nieuwenhuysen (Eds.), *Australian poverty then and now* (pp. 259-276). Melbourne, Australia: Melbourne University Press.

Sparks, E.E., & Park, A. H. (2000). The integration of feminism and multiculturalism: Ethical dilemmas at the border. In M. M. Brabeck (Ed.), *Practicing feminist ethics in psychology* (pp. 203-224). Washington, DC: American Psychological Association.

Stewart, A. J., & McDermott, C. (2004). Gender in psychology. *Annual Review of Psychology*,55,519-544.doi:10.1146/ annurev. psych.55.090902.141537

Sutherland, C., Bybee, D., &Sullivan, C. (1998). The long-term effects of battering on women's health. *Women's Health*, 4, 41-70.

Szymanski, D. M., & Gupta, A. (2009). Examining the relationship between multiple internalized oppressions and African American lesbian, gay, bisexual, and questioning persons'self-esteem and psychological distress. *Journal of Counseling Psycholog*,56,110-118.doi:10.1037/a0013317

Szymanski, D. M., & Kashubeck-West, S.(2008). Mediators of the relationship between internalized oppressions and lesbian and bisexual women's psychological distress. *The Counseling Psychologist*, 36, 575-594. doi: 10.1177/0011000007309490

Tjaden, P., & Thoennes, N. (2000). Prevalence and consequences of male-to-female and female-to-male intimate partner violence as measured by the National Violence Against Women Survey. *Violence Against Women*, 6, 142-161. doi:10.1177/10778010022181769

Toporek, R. L., & Pope-Davis, D. B. (2005). Exploring the relationships between multicultural training, racial attitudes, and attributions of poverty among graduate counseling trainees. *Cultural Diversity & Ethnic Minority Psychology*, 11, 259-271.doi:10.1037/1099-9809.11.3.259

United Nations. (1979). *Convention on the elimination of all forms of discrimination against women.*

United Nations. (1995). *Beijing declaration and platform of action.* Geneva, Switzerland:UN Publications.

United Nations. (2005). *Ten-year review and appraisal of the implementation of the Beijing declaration and platform for action and the outcome of the twenty-third special session of the General Assembly held during the forty-ninth session of the CSW.*

United Nations Human Development Report Office. (1995). *Humam development report.* NewYork, NY: Oxford University Press.

United Nations Human Development Report Office.(1997). *Human development report.* New York, NY: Oxford University Press.

Vargas, L. A., Porter, N., & Falender, C. A. (2008). Supervision, culture, and context. In C. A. Falender & E. P. Shafranske(Eds.) ,*Casebook for clinical supervision: A competency-based approach* (pp. 121-136). Washington, DC: American Psychological Association. doi: 10.1037/11792-006

Vasquez, H.,& Magraw, S.(2005). Building relationships across privilege: Becoming an ally in the therapeutic relationship. In M. P. Mirkin, K, L. Suyemoto,& B. F. Okun (Eds.), *Psychotherapy with women: Exploring diverse contexts and identities* (pp.64-83). NY: Guilford Press.

Williams, J. C., & Boushey, H.(2010). *The three faces of work-family conflict: The poor, the professionals, and the missing middle.*

World Health Organization. (1998). *The World Health Report, 1998. Executive summary.* Geneva.

World Health Organization. (2000). *The World Health Rebort, 2000. Executive summary.* Geneva.

Wyche, K. F., & Rice, J. F. (1997). Feminist therapy: From dialogue to tenets. Covision: Feminist supervision, process, and collaboration. In J. Worell & N. G. Johnson(Eds.), *Shaping the future of feminist psychology: Education, research, and practice* (pp. 57-71). Washington, DC: American Psychological Association. doi:10.1037/10245-003

慈悲的面质与共情的探索：在临床督导中对种族叙事的融合[1]

Shelly P. Harrell

1　本章作者感谢以下研究生助理，他们是 Claudia Pena, Goni Hary Bissell 以及 Joyonna Bolds Cox.。感谢他们对本章内容的协助，以及 Jessica Henderson Daniel 宝贵的初始合作。

种族群体，以其明显的生理特征为基础，却使得这种分类过程无效，在"我"或"像我"和"非我"或"不像我"之间划线。

（Altman，2000，p.590）

种族群体的标志在一般情况下依然是人际关系中需考虑的一个重要变量，这在心理治疗关系中尤其明显（T.N.Brown，2003；Parker & Lynn，2002；West，2001；Williams & Jackson，2005）。督导和训练有助于提高治疗师的能力，在治疗不同人群时对种族相关问题进行有意义的思考。种族间与种族内的动力都会直接影响督导关系，同时也会影响督导联盟的形成及发展过程。这里谈到的督导方式是从大量理论和实证研究中得来的，表明种族群体的分类无论对个人内在体验还是人际体验，都有着巨大的影响，同时也会影响行为（Tummala-Narra，2004）。这一取向利用了由Falicov（2003）提供的与文化意义系统相关的方法，其中包括命名、对情境及体验的探索、重构和引入关于未来的考虑。与此相仿，将种族叙事与临床督导相结合包括三个步骤：对种族叙事的启发与暴露；对种族叙事中意义与情绪的解构与展开；对种族叙事的临床含义进行探索，着重注意发展种族相关的多元文化胜任力。

采用叙事取向有助于受督者通过将临床或督导材料与他们自己对于种族、种族关系和种族歧视的观念相联系，以接触到那些负面或潜意识的印象。督导取向的核心目标之一是利用这个过程，找出那些被体验为不可言说或不被接受的材料及对于种族相关问题的普遍特征，让这些东西被意识到，并可以在督导和心理治疗中进行恰当的讨论。

种族是一个制造麻烦的概念，对这个词是如何使用的进行说明是很重要的。这里提到的种族概念是一种将人根据肤色、面部特征、头发质地和体型等体貌特征进行分类的伪生物学种族结构（Harrell & Sloan-Pena，2006）。尽管以生物学基础将人分为不同族群的方法声名狼藉（Smedley & Smedley，2005），但是以这种方式认识和标记种族群体成员的方法依然有着显著的社会政治和人际关系影响，这关系到人们的日常感受、权力与特权。

种族群体的分类体现了一个复杂的社会政治和社会心理变量，它标志着生活质量和影响日常生活体验的本质之间的强相关（Altman，2000）。文献表明对种族群体的归属是人与人相遇后最先开始的主动和/或被动的过程（Plant，Butz，& Tatakovsky，2008；Wilson，Lindsey，& Schooler，2000）。此外，最近的研究指出在生命最初的6个月里就可以观察到对表型的偏好（Baron & Banaji，2006）。心理学和相关领域的实证研究不断发现种族分类在觉察、面部识别、选择性注意、记忆、内隐认知过程、原型、偏见、人际交往和任务表现方面均有影响（Hutchings & Haddock，2008）。虽然这些影响是常态而且在很大程度上是自动发生的，但也存在于持续而必然的白种人优越感中。这种占有统治地位的意识形态贯穿了对整个种族群体的分类并与心理过程有关，所以不可避免地导致了种族偏见和歧视。这一过程引发并维持了种族相关的社会和经济地位的不对等，包括在健康和卫生保健（Williams & Jackson , 2005）、教育、雇用、借贷、房屋拥有和犯罪公正等方面的种族差异。

包括非裔美国人、美国原住民、东南亚人、太平洋岛居住者和一些拉美裔人（如墨西哥人、波多黎各人、中美洲人）在内的较深肤色的种族和民族群体在许多社会指标上比白种人都差太多（Associated Press , 2006）。这些不断发展的种族差异有诸多历史背景，与美国国内发生的众多抵抗非白人的灾难有关（如非洲奴隶制；日本人拘留；美国原住民的驱逐屠杀；对中国劳工的剥削；对墨西哥人、波多黎各人和夏威夷人的殖民主义），却和"人人皆自由平等"这一美国国家身份理念共存。这种不稳定的共存，是持续不断的种族主义与平等自由的共存（可见于对美国第一任非裔美国人总统巴拉巴·奥巴马极受欢迎的选举和紧接着的诽谤；Guninote , Willis , & Martellotta , 2010；Payne et al., 2010；Schmidt & Nosek , 2010），也说明在对种族的含义及其影响上，人们普遍有着复杂而共同的矛盾。

本章的重点在于演示一种方法，这一方法扎根于生态学理论，并受到心理学中与种族相关构成（如种族主义、种族社会化、种族间的相互作用、种族认同）的实证研究的影响，可以在临床督导过程中，针对种族问题的经验与社会政治雷区起到指引作用。采用叙事法找出种族的社会性建构本质，为人们探索与种族有关的故事以及他们的自我认同、觉知、情绪反应、行为和人际间的互动是如何被与种族相关的叙述所影响的提供了契机。我发现描述这种方法最有效的方式是直接给出两个核心的指导原则：**慈悲的面质与共情的探索**（Harrell & Bissell , 2009）。督导师和受督者都有责任去面质并探索富含主观情绪的事件，同时为伴随种族议题产生的焦虑、痛苦、矛盾和愤怒提供慈悲与共情的氛围。这些讨论可以触发强烈的情绪反应和防御反应。成功的种族相关对话需要有能力耐受：（a）处理消化未被承认或未经证实的材料中与种族相关的感觉；（b）作为"他者"的不确定感与不熟悉感（Tummala-Narra，2009）。不带评价地给受督者空间来分享他们与种族相关的叙事，提供一种增强人际关系的生动、自然的经验。在临床督导中的种族议题上发展一种清晰而综合的方法尤为重要，因为在公开讨论中，涉及种族相关话题总会引发不可避免的焦虑（Trawalter & Richeson，2008）。

概念与实证基础

一些概念与实证的研究过程如下所示。研究叙事的心理学重要意义的文献和一种普遍的建构主义方法论是与种族相关的叙事督导法的核心（Collins & Arthur，2007；Polkinghorne，1988；Trummala-Narra，2004）。社会心理学和社会认知的实证研究表明，涉及种族态度和种族间相互作用的过程是非常复杂的，如当代对于种族主义的表达（厌恶种族主义；Dovidio，Gaertner，Kawakami，& Hodson，2002）、隐性偏见和刻板印象（Wilson et al., 2000）以及不同种族群体之间的关系（Devine，2001），都对此提供了强有力的支持。概念基础来源于跨文化心理学中仍处于发展阶段的理论和研究，包括现有的跨文化督导的成果（Daniel，Roysircar，Abeles，& Boyd，2004）。有趣的是，来自传统精神分析领域的关于心理治疗中种族和种族主义角色的著作描述了与种族相关的心理学意义、种族动力是如何被内化的以及这些动力如何影响心理治疗关系的（Altman，2000；Hamer 2002，2006；Leary，1997；Suchet，2004）。最后，审辨性种族理论的跨学科框架具有核心教育地位。它最基本的原则包括：（a）种族是社会建构的，种族问题是美国生活中的流行病；（b）种族主义维持了现有的种族分层；（c）必须挑战主导的社会意识形态，如无视肤色和精英主义；（d）种族分层对于种族同一性的影响；（e）坚持站在文化、历史和社会政治情境角度进行分析；（f）所有的分析中有色人种亲身经历的合法性和首要性；（g）组内异质性的重要性（Crenshaw，Gotanda，Peller，& Thomas，1995；Delgado，2000；Harrell & Pezeshkian，2008）。

虽然受到诸多因素的影响，生态系统理论为有效探讨督导过程中的种族相关问题提供了一个基础框架，在这一框架下，可以对来访者进行不同层面的分析（如个体、微观系统、社区、组织、宏观系统；Harrell & Gallardo，2008）。Falicov（2003）的多维生态比较法（MECA）是一个特别有用的框架，有助于确立在生态学情境下的种族和督导取向。它基于一个基本假设，该假设认为我们都是处于多元文化情境的人，生活都受到社会文化和社会政治情境的影响（Falicov，1995，2003）。源于MECA的两个观点尤其具有指导意义。

首先是对于生态龛位的构建。这是人们的各种文化相交重叠的一个位置，也是描述来访者、治疗师和督导师的重要方式之一。种族分类不可避免地与其他核心认同维度紧紧联系在一起，包括人际互动、归因特征及认知－情绪联想，都受到不同生态龛位不同程度的影响。举个例子，一名受督者，48岁，是高加索人、无神论者，具有较高的社会经济地位（Social economic status，SES），与一名亚裔来访者之间的种族动力，可能和一名刚移民的23岁、深肤色、信奉伊斯兰教、社会经济地位较低的泰国男性来访者与一名第三代移民、52岁浅肤色、日本裔、信奉基督教、社会经济地位很高的女性受督者之间的动力非常不同。对种族－民族－性别－年龄－宗教信仰－社会经济地位这一系列生态龛位的具体化对于何时需要探索由种族分类对感知、行为和关系造成的影响尤其重要。

其次，多种多样的文化龛位和身份说明了研究种族内的变异性及质疑归属同一种族的人是否共享一样的文化价值或世界观的假设的重要性。生态学上的因素如：（a）家族和社区种族的社会化过程；（b）社会化情境中的种族成分；（c）种族歧视的经历；（d）与不同种族的人之间的人际接触的数量。这些都会对诸如种族身份认同和文化适应等心理学变量造成影响（Spencer，Dupree & Hartmann，1997）。这些概念可能影响种族间和种族内冲突及与种族相关的讨论的本质（Jernigan，Green，Helms，Perez-Gauldron & Henze，2010）。例如，属于同一种族的督导双方若是存在种族身份地位差异或冲突的情况，工作可能依然很困难（Jernigan et al.，2010）。假定的相似性同样给期望被理解的受督者提出了挑战，受督者可能非常期待在督导中可以体验到源自真实经历的共通性和差异的最小化。种族身份的概念（对白种人或其他有色人种都一样）是理解种族间和种族内冲突的基础。种族同一性包括种族特征、种族身份认同的程度、关于种族的含义与信仰，以及关于种族的价值和情感判断。种族同一性研究已经发现直接与间接的关系都会影响心理健康的指标（Sellers，Caldwell，Schmeelk-Cone，& Zimmerman，2003）。对于同一个种族群体的个体而言，种族的社会因素在种族的同一性和含义上也有着非常不同的体现。应避免提出仅在跨种族冲突中才需要与种族相关的多元文化胜任力的假设。

值得注意的是，白种人和有色人种之间的冲突性人际互动可以被个人同一性中种族特征与含义的差别所触发。种族因素是可见的种族－民族群体同一性更明显的一个方面，因为生活经历、人际冲突和社会结构上的白人特权总会不断提醒他们是"他者"（Altman，2000；Boatright-Horowitz & Seoung，2009；Boyd，2008；Hamer，2002，2006；Tatum，2000）。因此，当来访者、治疗师和督导师是有色人种时，可能会更容易引发对与种族相关问题的关注，同时也会比当他们是白种人时更多地归因于种族问题。在督导和治疗关系（如治疗师－

来访者，督导师-受督者）中，有色人种在种族问题上的体验更为突出，而这又潜在地产生了张力和误解。另外，去种族偏见的概念似乎对白种人有着更积极和更值得期待的隐意，因为它降低了种族话题会被触发的焦虑。部分白种人选择特权让种族问题显得不那么重要，并声明去种族偏见是处理种族问题的正确之路。通常来说意图都是好的，但是当基于种族的经历普遍存在时，这可能会导致沉默、病态化，并形成一个无效的氛围。这种特权被社会距离和相关的种族同质性所强化，而在邻居、学校、教堂、朋友和社会群体中指向种族、民族和社会阶级的社会情境则构成了以上特权的组成部分（Plant et al., 2008）。此外，以防御和否认为表现形式的强烈反应在声称去种族歧视或与有色人种建立了浪漫和理想的互动关系的白人中更常见，同时，明显带有种族/民族群体特征的个体与其内化的种族歧视之间存在的拉扯，都可以暂时降低由种族和种族歧视问题带来的焦虑。

涉及种族的多元文化胜任力对于治疗师和督导师来说，都需要不断进行反思性实践，其中包括在美国涉及种族的社会政治学、人际间及个体意义的多重层面。在现有的实践情境下，情况会更加复杂，比如督导师有限的多元文化实践，缺乏种族间社会交往经验，很少公开谈论种族，以及督导师可能比他们的受督者更不了解当下的理论和研究（M.T.Brown & Landrum-Brown, 1995; Tummala-Narra, 2004）。

治疗和督导中与种族相关的多元文化胜任力

与种族相关的多元文化胜任力包括经典的多元文化胜任力中的觉察、知识和技术（APA, 2003; Arredondo et al., 1996; Collins & Arthur, 2007）。本节将会对此进行拓展，分别从**态度、价值和觉察**（attitude, value, awareness, AVA），**理论和研究知识**（knowledge of theory and research, KTR) 以及**人际和专业技能**（interpersonal and professional skills, IPS）（见表4.1）几个维度展开介绍。只有在这几个维度上达到一定的标准，才能称该督导师具有与种族相关的多元文化胜任力。区分与种族相关的和与民族相关的胜任力的不同点可能有所帮助。与民族相关的多元文化胜任力，关注的是单一民族文化群体的

表4.1　与种族相关的多元文化胜任力

态度、价值和觉察 （AVA）	理论和研究知识 （KTR）	人际和专业技能 （IPS）
• 种族的自我觉察	• 种族同一性理论	• 在种族间互动中表达真实与真诚
• 与种族相关的共情	• 种族社会化	
• 对不同种族经历的尊重	• 白人特权	• 在种族相关讨论中建立安全的环境并展示开放性
• 对种族歧视、刻板印象和偏见的觉察	• 与种族主义相关的压力和精神卫生	• 可以确认并处理在专业关系中不同的动力
• 对了解和讨论与种族相关的问题的开放态度	• 内化的种族主义和肤色主义	• 识别自己的与种族相关问题对专业和临床关系的影响
• 种族间与种族内交会时的想法、需要和内部过程的自我觉察	• 族内的异质性、交织性和多重同一性	• **将种族相关思路整合进个案概念化中**
• 在种族间和种族内互动中人际关系行为的个人行为觉察	• 厌恶种族主义与当代种族主义、隐性偏见和刻板印象、族内偏好	• 掌握识别并处理种族对治疗联盟造成影响的能力
• 对自身关系中的权力和特权动力的觉察	• 族间的冲突与冲突解决	• 掌握处理在治疗关系里从与种族相关的破裂中恢复的能力
• 重视探索种族与心理体验的关系	• 减少偏见和反种族主义策略	• 在初始阶段整合与种族相关的问询的能力
• 对白人特权与维护种族主义共谋的觉察	• 审辨性种族理论	• 妥善将与种族相关的内容结合到心理干预中的能力
	• 解放心理学	• 能整合关注与种族主义情境或种族相关的压力下的心理韧性、力量和积极发展
	• 分析的生态学层级和生态学理论	• 能够处理来访者公然表达种族主义
	• 心理学和心理治疗中的种族历史	
	• 种族知觉和种族间互动的神经科学	

注：表中的粗体内容是与种族相关的多元文化胜任力的基础和必要组成部分。

祖先、历史、价值观、偏好、习俗、世界观等。与种族相关的多元文化胜任力则关注不同的问题，如权力、特权、种族主义和种族内 / 种族间的动力，并着重于必需的觉察、知识和技术。多元文化胜任力的这两个方面都很重要，并且必须在督导过程中予以区分。

态度、价值和觉察

在此领域有两大胜任力目标：（a）关于种族和种族内容的角色与意义，发展强大的个人觉察；（b）培养关于种族素材的一整套专业态度和价值。达成以上目标，就为发展与胜任种族相关临床工作必备的知识与技能打下基础。在表4.1中列举了11个 AVA 的具体胜任力，其中4个被认为是核心胜任力。这个维度中最重要的一个核心起点胜任力是**种族的自我觉察**（racial self-awareness），即在社会种族分层情境中理解自体和个体同一性。第二个核心态度胜任力是**与种族相关的共情**（race-related empathy），即对人们的生活中由种族主义造成的伤害及其后续伤害的同情感。第三个态度胜任力是**对不同的种族经历的尊重**（respect for different race-related experience），即尊重从表面上看与自己不同的生命经历和社会知觉，尤其是当那些经历和知觉让人感到陌生时。第四个核心 AVA 胜任力是**对种族歧视、刻板印象和偏见的觉察**（awareness of racial bias，stereotypes，and prejudice），即识别并处理自己的种族刻板印象和偏见的能力。这四个态度胜任力是根本性的，应当被视为与种族相关的多元文化胜任力的必备要素。其他 AVA 胜任力包括：种族间与种族内冲突的想法、需要和内部过程的自我觉察；在种族间和种族内互动中人际关系行为的个人行为觉察；对自身关系中的权力和特权动力的觉察；对白人特权与维护种族主义共谋的觉察；对种族相关话题态度与观点的觉察；对了解和讨论种族相关问题的开放态度；以及重视探索种族与心理体验的关系。

理论和研究的知识

在心理学范围内，关于种族的理论和研究多而广。其中，有些研究成果可以提高学习者的胜任力水平及其精确程度，有助于将与种族相关的概念整合进专业活动中。表4.1中列举了14个具体的理论与研究知识（KTR），其中6个应当被作为与种族问题和多元种族－民族群体有效工作的必需与基础。这6个组成核心胜任力的理论和研究知识分别是种族同一性理论、种族社会化、与种族主义相关的压力、内化的种族主义、白人特权以及厌恶种族主义、隐性偏见及社会认知文献中的群体内歧视（Boyd，2008；Burgess，van Ryn，Dovidio，& Saha，2007；Dovidio，2001；Dovidio et al., 2002）。其他可以加强与种族相关因素的多元文化实践的相关理论与研究知识包括种族内的异质性、种族间冲突、减少偏见和反种族主义策略、批判性种族理论、解放心理学、种族神经科学、心理学中的种族历史，以及生态学理论（Adams，2009；Burgess et al., 2007；Comas-Díaz & Jacobsen，1991）。

人际和专业技能

在治疗和督导关系中识别并处理差异的动力代表了在多样性所有维度中都十分重要的一项技能。但是，因为种族有着明显的标志，种族差异很可能影响治疗师和来访者及督导师和受督者之间"像我"与"不像我"的过程。因此，人际互动和行为都必将受到人们对于种族看法的影响。IPS胜任力包括11个方面：在种族间互动中表达真实与真诚；对来访者报告的种族主义经历表达共情；在种族相关讨论中建立安全的咨询环境并展示开放性；可以确认并处理在专业关系中的不同动力；识别自己的种族相关议题对专业和临床关系的影响；掌握识别并处理种族对治疗联盟造成影响的能力；掌握处理在治疗里从与种族相关的破裂中恢复的能力；在初始阶段整合与种族相关的问询的能力；将与种族相关的思路整合进个案概念化的能力；妥善将种族相关内容结合到心理干预中的能力；以及能够处理来访者公然表达种族主义（见表4.1）。

督导方式：使用种族叙事作为组织框架

与种族相关的多元文化胜任力的发展有赖于一种能够整合性地关注情绪、认知和情境议题的过程，这些议题涉及种族和种族主义的动力议题的管控。治疗师是否能与来访者在治疗室中完全地"呈现"至关重要。竞赛的迷雾会阻碍治疗师与自身及来访者全然在场，减少这种迷雾的策略是重要的。有研究表明，当一个人可以对自己的生命形成连贯的叙事时，他就可以更好地处理情绪（McAdams，2006）。修通情绪反应和减少认知失调是通过叙事可以达到的两个重要目标（Burgess et al.，，2007；Wilson et al.，，2000）。**种族叙事**是一个故事，它包含种的构成、种族群体的分类、种族关联和/或种族主义（Harrell & Bissell，2009）。每一个人在不同的生活情境下会产生不同版本的种族叙事。个人的、家庭的、文化的、集体的和主流社会的叙事都会对人们的意义体系、记忆、同一性、价值观、关系和归属感产生强大的影响（Rappaport，1995）。社会建构主义叙事理论认为人们的故事不仅是由他们的生活产生，同时也会反过来创造他们的生活（McAdams，2006）。人们听到的叙事和由他们书写的叙事都会被权力和特权的动力深深影响。当一些叙事沉默时，另一些就爆发了。因为人们的社会文化位置不同，了解某些叙事的途径也不同。叙事建构的社会政治本质是很明显的，解构不同的种族叙事在揭示种族议题对临床督导和心理治疗过程的影响中至关重要。此外，叙事实践的基石之一是关注个体将"问题"从"自体"里区分开来（Hays，Chang & Havice，2008）。以叙事为中心的过程可以帮助我们理解一个问题可以采用不同的方式予以建构，人们关于问题所讲述的故事反映了他们自己的一部分。通过这个透镜来处理种族和种族主义的问题有助于授权，并提供一种关于种族问题的工作方式，而这种方式并不涉及"指责和羞愧游戏"。

我在此提议，叙事法有助于通过故事来整合认知、情感和行为因素。Tummala-Narra（2009）指出，将种族问题的认知和情感方面分离会导致讨论种族问题非常具有挑战性，并认为对于认知和情感的领悟都是必要的。此外她还指出，精神卫生从业人员在治疗和督导中需要更多地关注种族和种族主义议题的情绪和人际交往过程。采用叙事的方式可以加深在督导中对种族和种族主义相关内容的处理，并可以在使用中开发临床和多元文化胜任力。这一取向可以用四个阶段予以概括：奠定基础（阶段Ⅰ）；时机与机会（阶段Ⅱ）；执行三步督导策略（阶段Ⅲ）；评价（阶段Ⅳ）。

阶段Ⅰ：奠定基础

在更进一步地描述和展示三步督导策略之前，有必要讨论一下使得种族叙事法有效的先决条件。这些条件包括：督导师的准备和胜任力；作为督导协议一部分的多元文化胜任力的设置；建立一个开放和情绪安全的督导环境。在理想状态下，有一些准备工作从督导关系建立之始便已存在，包括对督导的普遍期待、处理多元相关临床材料的挑战（如不适、极小化、边缘化），以及对督导关系中力量差异的了解。需要注意的是，一个强有力且积极的督导联盟也是处理种族和其他多元文化内容的条件和结果。稳固的督导联盟仿佛是有深度、有意义工作的先决条件。同时，缺乏对重要种族和多元文化的动力的关注会阻碍或干扰强大督导联盟的建立。随着督导关系的深入，处理种族相关内容的能力也会增强。当种族相关内容被更加有意义地处理时，督导关系也会加深。这些过程都是同步进行的，而随着时间的推移，双方一同创建了更适合学习、临床成长及在面对来访者时展现多元文化胜任力的方法的理想环境。

差异性是影响处理多元化和心理治疗问题的基本动力之一（Greene，2008）。督导师对与种族相关差异的警觉有助于将种族叙事与督导过程相结合。Harrell（1995）确立了五个通用策略（差异5D），这五点在处理与不同经历有关的不适、焦虑和其他多种内部体验的日常相互作用中很常见。这些策略在种族间冲突中不断被使用，包括否认（Denial）、隔离（Distancing）、防御（Defensiveness）、贬低（Devaluing）和暴露（Discovery）。**否认策略**包括对相同点的选择性关注，把现有或明显的不同点最小化，使得多元维度被忽视。**防御策略**包括将负面行为和感觉进行外归因，以使个体的感觉与边缘化或污名化的群体保持一致。**贬低策略**包括经常无视权力和特权的动力以维持有关常态、优势和身份地位的现状。**隔离策略**包括从身体上、智力上和／或情绪上与不同的社群隔离开来，以保护个体不与受迫害的群体的痛苦体验产生有意义的联结。最终，关于差异的初始四个点可以造成他们为其他人定义什么可以接受或什么很重要值得思考的张力。最后，**暴露策略**包括接受多元化的挑战，并把接近它们作为学习和成长的机会。差异将在关系中的自我及更大的社会政治情境下被看到、被理解、被探索。认识到这些动力可以帮助督导师建立框架，以确定整合种族相关叙事法和种族问题更深处理的适当时机。

阶段 II：时机与机会

有很多问题与来访者的关注、治疗策略和治疗师成长相关，同时，在一个可供观察的心理治疗过程中，存在无数个瞬间可以在督导会谈中进行探索。因此，一个重要的问题是，督导师应该在什么时候特别关注种族相关的问题和动力。当然，在受督者将种族相关的内容带入督导时，督导师就可以将种族叙事包含在对内容的处理中。然而，还有很多其他触发机制，比如与来访者内容相关的督导、对来访者的概念化和治疗计划、治疗行为、治疗联盟问题和/或督导过程问题等。

综合心理治疗和督导中的多元文化问题的文献（Adams，2009；Collins & Arthur，2007；Gloria，Hird & Tao，2008；Jernigan et al.，2010；Tummala-Narra，2009），我们得出了10项指标，这些指标涉及与种族相关的多元文化胜任力和/或种族动力，都是督导过程中需要特别关注的。表4.2列举了在督导中常见的种族相关问题，并附有可以反映问题的言语实例。这些可以被受督者和/或督导师体验为轻微的侵犯（Jernigan et al.，2010；Tummala-Narra，2004，2009），并且可以累积到影响督导的程度。对这些问题表达的警惕是评估督导和/或治疗质量能否从对种族和文化递增的关注中获益的方式之一。

表4.2　关注种族相关内容或动力的建议指标

指　标	描　述	举　例
1.自我觉察的缺口	种族和特权在同一性和经验方面是未经探索的	"我并不以种族这个角度来思考自己。"
2.反应力	将对种族问题的情绪反应表达为防御	"我感觉你在攻击我。"
3.最小化或贬低种族的重要性	不考虑种族相关内容和/或过程，就像这是不相关的或者不重要的	"这里还有很多其他重要的事情。"
4.人际动力	焦虑、缺乏共情、隔离和/或在人际互动中表现得有侵略性	"我感觉他把这个事情太当真了。"
5.不熟悉、没有经验并缺乏知识	对不同种族分类的知识和生活经验有限	"我真的从未和这样的人说过话。"
6.过于简化或肤浅	在没有辩证分析时得出关于种族和种族问题的泛泛之谈，缺乏对种族动力精确的理解	"非裔美国人把种族主义看得太重了。"

续表

指　标	描　述	举　例
7.无视种族	未将种族纳入考虑或探索话题的范围，尤其是在种族内容非常明显时	"我并没有将种族看作我们之间的差别，因为我作为一个女人非常认同她。"
8.负罪感、羞耻感或内化的种族主义	蔑视自己或群体言论和情绪	"白人对其他肤色人种造成了很多伤害。"（白人说）
9.情境最小化错误（"指责受害者"）	将种族相关问题归因于群体和个人的问题或病态	"他们只是想来这里吃救济。"
10.天真、理想化	去种族歧视的表达，认为种族主义已经消失，而且/或者对种族间的冲突问题存在幻想	"我和每个人的关系都很好。就像 MLK 说的，最好是都不要注意到种族。"

　　用一个简单的例子就可以说明避免讨论与种族相关的内容对督导关系造成潜在的负面影响。一名在本地收容所工作的32岁非裔美国女性受督者接待一名非裔美国男性来访者，并接受一名54岁的白人男性犹太裔心理学家的督导。在讨论个案时，当督导师频繁地对她的种族进行评价时，她感觉受到冒犯。在一次会谈中，督导师试图探索治疗关系中的种族内动力，说："很明显，来访者认为你是一个'奥利奥'。"在我与受督者的交流中，她表示她感觉他在试图表现他的多元文化胜任力，似乎真的想要她喜欢他并觉得他很"酷"。然而，这个陈述以及他与受督者在更广泛情境下的互动，加强了她认为督导师对于非裔美国人有未经检视的种族刻板印象的感觉，因此不可信。受督者意识到，她在督导中不去探究任何与她的来访者有关的潜在反移情问题，并且和督导师保持隔离的姿态。结果在年中考核中，她在"反思性实践"上的评价很低。督导关系的破裂可能与督导师关于他自己和受督者之间表现出的焦虑不同有关（用力过猛），同时在讨论非裔美国人时也过

于简化和肤浅（见表4.2的第6点）。在这个例子中，督导师显然忽略了检视他自己对于督导关系破裂的潜在影响，而且他也没有和学生一起处理这个问题；结果就是对受督者的负面评价。此外，受督者采取隔离行为来控制她自己种族相关的焦虑也阻止了她直接与督导师谈论她的担忧。不幸的是，缺乏对种族动力的探索导致了督导关系随着时间的恶化。当学生找我来咨询的时候，督导关系已经几乎无法修复。督导关系和受督者的临床工作及成长都可以从早期就抓住对种族间和种族内动力进行鉴别及处理这些动力的时机中获益。

阶段Ⅲ：执行三步督导策略

这里推荐的督导策略，需要督导师或受督者发起一个关于种族相关内容或过程的讨论。一旦受督者打开了讨论种族问题的大门，或一旦督导师发现了一个深入处理种族内容的时机，采用种族相关叙事的策略就有助于提供系统的督导方式。接下来将会说明结合种族叙事法的三个步骤，督导过程中每一步的示例也将一一呈现。表4.3总结了这三个步骤。

表4.3 融合种族叙事的临床督导的三个步骤

步 骤	描 述	演示性干预
1.启发与暴露	分享与种族建构相关的个人、家庭、文化或主流社会叙事的邀请；受督者（有时是督导师）对触发问题或事件相关叙事的揭露和描述	"我想在此刻暂停一下是个好主意,关注在这个小节中发生了什么,刚才你说＿＿。我想邀请你花一点时间尝试回想与＿＿相关的其他个人经验。"
2.解构与分析	探究与受督者内在体验、多元文化问题（如权力与特权、同一性、歧视）相关的叙事，以及这些叙事对治疗和/或督导造成的影响	"我想知道你有没有发现,你的想法和感觉与你的经历和这一小节发生的事情有关。""让我们在你对自我和同一性的体会下,进一步探索你关于种族角色的经验,这可能会反映在你和来访者的工作中。"

续表

步　骤	描　述	演示性干预
3.重建与整合	帮助受督者整合自我变量、来访者变量和情境变量（还有可能存在的督导师变量）以形成对治疗或督导事件或问题，及受督者的发展过程的连贯叙述	"现在让我们退一步来看看，以我们刚刚经历的过程来看，小节中究竟发生了什么呢？""关于种族的主题，你会如何描述从咨询小节到现在你所经历的过程。"

1.第1步：启发与暴露

步骤中的第一步包括邀请受督者对刺激内容进行更深的处理引出相关叙事，目的在于发现并分享与刺激内容相关的叙事。慈悲的面质这一原则在此需要特别注意。处理种族相关材料的邀请可能会得到社会赞许性的、肤浅的或防御性的回答。对种族话题的标准化回应、对种族问题本质充满情绪的认识或者温和地迫使受督者建立联结，都会对暴露的质量产生影响。我发现明确表达这个过程的临床价值及其与临床技能发展的关联会有帮助。同时我发现，尤其对于刚入门的治疗师来说，使用"我想知道"这种句式可以帮助受督者与潜在的中心话题如避免冲突、小事化了、保持形象、过度认同来访者等（如"我想知道你是否有过感到种族被过分强调或有人在打种族牌的体验"）建立联结。要形成相关叙事，也可以邀请受督者分享在特定议题上他们对所听、所见、所得的看法。这有助于引出被内化的家庭的、文化的和主流社会的叙事，它们会与个人叙事相互作用，影响治疗情境中的反应和行为。当受督者开始与他或她自身的经验和观察进行联结时，督导师应当全程帮助受督者将被暴露的内容构建为一个故事。通过提一些问题可以完成这个过程，如"之前发生了什么""你觉得事情为什么会那样发生"或"你对于结局是如何理解的"。在这一步中，督导师以鼓励、确定和反思的方式进行点评对维持安全与慈悲的氛围非常重要。有时，督导师简要地分享自己的叙事以演示过程或帮助受督者建立联结是很必要的。接下来的片段所展示的是启发过程。受训治疗师是一名33岁中上阶级希腊裔白人女性；来访者是一名32岁工人阶级美籍非裔女性，其父母出生于伯利兹；督导师是一名46岁中上阶级美籍非裔女性。治疗是在一个大城市的大学社区诊所中进行的。

督导师：非常感谢你分享在治疗中产生的诸多感受。让我们停一停，看一下你对来访者找工作过程中的不耐烦。你觉得这是从何而来的？

受督者：我觉得她做得不够，好像她只是想采取一个简单的方法。我想我对她有点失望。

督导师："简单的方法"是什么意思？

受督者：我不知道，就像是依靠社会福利或者其他东西过下去，就像放弃。我的意思是我很喜欢她，而且我认为她是不一样的。

督导师：有什么地方不一样？

受督者：（不自在地笑了）我不确定我知道你是什么意思。

督导师：你说你觉得你的来访者不一样，所以我只是想知道和什么不一样？

受督者：（沉默）我不知道。

督导师：你好像有一些想法但是在犹豫要不要说。我想邀请你对此进行探索，这可能对你和来访者的工作有重要的意义。

受督者：(用手盖住脸)我刚注意到自己。我觉得很尴尬，我想我把她放在了某个与其他黑人不同的分类中。这让我想起第一年在跨文化课上谈论的一些东西，即使我们和那个群体有很近的关系，也会持有消极的刻板印象。我的意思是在理智层面我知道每个人都有刻板印象，而且我自己也不例外。但是……我不知道……我觉得自己已经对白人特权想了很多，并且已经对我的假设挑战过很多次了。

督导师：我知道种族问题非常难以探究，但是我想这对于你和她之间的治疗非常重要。你把它大声说出来是非常勇敢的。如果我们对你刚才关于刻板印象的说法做稍微深入一些的探索，你觉得可以吗？

受督者：当然……但是我不想让你讨厌我。（不自在地笑）

督导师：我保证不会讨厌你……不过我想知道这让你觉得你自己是怎么样的。种族是一个敏感的话题，可以让人感觉有许多不适。你想到了什么？

受督者：我现在只想从我的皮肤里爬出去，我感觉非常尴尬。我的意思是我真的喜欢你，也真的喜欢我的来访者，而且我觉得和她的工作很顺利。也许我只是希望我的来访者也不要讨厌我！我只是想让她知道我并不是"那些"白人中的一员。

督导师：似乎你对白人和黑人有一些想法，这些想法与你的生活经历或观察有关。你现在的感觉是否让你想起其他的情景？

受督者：嗯……我不知道是不是合适，但这让我想起了小学的时候，我唯一的朋友是一个非裔美国女孩。我们学校并没有很多非裔美国人。其他孩子都取笑我，因为我午餐带着奇怪的希腊食物，他们说那些食物闻起来很古怪，我闻起来也很古怪。他们也取笑她，因为她的头发用丝带绑成了五六个小辫，这些装饰的发饰看起来就像大理石的花纹或之类的东西。总之，我们决定不喜欢白人，因为他们都有点粗鲁和愚蠢。

督导师：哦。这是件很有力量的事。后来这个情况怎么样了？

受督者：嗯，我的朋友坎迪斯和我保持着密切的联系。就算我们是"聪明的孩子"也无济于事。我们互为对方的避难所，甚至一直到初中。我们在社交方面都很尴尬。并不是我们不再喜欢对方或不再是朋友了，只是因为我们去了不同的高中，然后就失去了联系。

督导师：我能不能问问，你的家庭如何看待你的友谊？

受督者：嗯，他们总希望我能多交一些朋友。他们并不是不喜欢她；我想他们只是不想我因为和她的关系变成被歧视的目标。我的意思是，坎迪斯经常来我家玩，我也经常去她家玩。他们对她很好因为她是我的朋友，但是有时候他们把黑人作为一个整体贬低。我讨厌这样。我讨厌他们说黑人坏话。他们并不是种族主义者，但是，我确实认为他们对黑人有一些消极的刻板印象。

督导师意识到其中有一些需要检查的问题。受督者一开始很犹豫要不要暴露，不过督导师温柔地鼓励她。个人叙事的暴露涉及她童年的朋友，关于非裔美国人的家庭叙事则涉及与当前问题相关的重要问题，这些问题在受督者与非裔美国来访者的工作中被触发。

如果时间有限，比如在团体督导中，督导师可以找时间单独继续协助受督者处理这对她与来访者工作的意义。然而，这个问题非常复杂而敏感，不由得引人逃离。采取督导步骤中的第2步和第3步可以提供更多的觉察、了解和治疗性的影响。

2. 第2步：解构与分析

第二步包括让受督者与内部体验建立联结，探索植根于叙事的种族相关问题（如同一性、污名、特权）的叙事，从而将自己的意识进行解构。解构的过程可能非常具有挑战性，因为它可能引发诸如恐惧、羞耻、罪恶和愤怒的感觉。共情的探索这一原则可以为督导师指导受督者的解构过程提供依据。其步骤包括确认叙事的源头、与叙事建立联系、剖析叙事的意义，以及探索叙事如何对治疗中的反应和行为及治疗联盟的发展产生影响。有时，将探索叙事的意义置于家庭作业或课程框架中十分有益，可以强调建构意义的主动过程，并为最后一步中的重建叙事和意义打下基础。督导师可以帮助受督者确认临床情况下用来激活叙事的通用的和具体的扳机点。这一步帮助提高受督者的自我觉察和参与能力，并确认与来访者性格、问题和行为相关的扳机点。解构过程同样可以帮助受督者发展反思性实践技能，这对种族和其他多元文化问题相关的元胜任力的发展不可或缺。下面的咨询片段是解构步骤的一个示例。

督导师：现在让我们继续来看你和来访者的关系和你对来访者的反应是如何与你和非裔美国人，特别是你的朋友坎迪斯的经历产生联系的。从我听到的你与朋友坎迪斯相处的个人叙事中，你说你不想让我或你的来访者认为你是"那些"白人中的一个。

受督者：哇！现在很多东西扑面而来。我的意思是，我知道我想让坎迪斯喜欢我，我也知道我对非裔美国女性感觉有特别的联结，而这种联结与坎迪斯有关。但是现在真正击中我的是，当我是个孩子的时候，我竟然没有真把自己看作一个白人，而且我认为高中对我而言很艰难，因为我才意识到世界是把我当作一个白人女孩看待的。

督导师：而且也许坎迪斯也开始把你当作一个白人女孩看待了？

受督者：而且我记得我并不是很理解为什么随着我们长大就不再亲密了。我想我可能做了一些或说了一些什么让她感觉被冒犯了，也许她认为我就像那些白人女孩一样刻薄。这对我来说特别困难，因为我在高中或大学里从来没觉得我和那些白人女孩合得来……即使现在也是……但是我也知道有色人种女性也不把我当作她们中的一员。

督导师：如果你曾经说过一些冒犯坎迪斯的话，那意味着什么？

受督者：我不知道。

督导师：我想知道你是否担心过你曾做过一些拉开你和坎迪斯之间距离的事情？

受督者：我不能忍受这种想法！我讨厌这个念头，也许，在坎迪斯眼中，我是一个白人女孩。

督导师：在你关于坎迪斯的叙事中有很多层次……我能听到一些可能的羞耻感、一些你可能看到的种族同一性问题和一些其他的事情。你的想法是什么？

受督者：我同意。这太奇怪了……我确实没有这样想过，但是很明显就是我正在经历的事情。我确实需要好好想一想这些如何影响我与非裔美国女性之间的工作。

督导师：来访者的工作情况让你觉得有些沮丧似乎是一个扳机点。

受督者：是的……我感觉我想让她对工作的事情更加负责任。我不想让她变成一个失业的非裔美国女性。也许我只是不希望她落入刻板印象中，而这更多的是我自己的反应而不是她找工作的体验。现在我感觉很糟糕，我不在场而且没有共情到她正在经历的事情！

督导师：（微笑）我们其他治疗师也时常无法像我们希望的那样与来访者的期待一同在场。是什么让你感觉你和我们其他治疗师都不一样？

受督者：（大笑）或者像是不知怎么的我就在刻板印象或自身的迷失中免疫了！好的……我知道了。这是我挣扎的一部分……我不会再因对非裔美国女性抱有消极想法而反应过度了。太棒了！

3. 第3步：重构与整合

最后一步的指导思想是，有意识地赋予与种族相关的叙事一定的意义可以减少与种族相关的焦虑，并提高治疗师管理与整合种族相关内容的行为成效。重建心理治疗或督导的叙事过程包含：结合种族相关问题的反思性标准化过程；整合解构过程中的领悟；与价值观和自我形象保持一致且有助于个人和专业上的成长与发展。慈悲的面质与共情的探索都是重要的指引原则。确认受督者叙事和治疗行为及治疗师 – 来访者联盟之间的联系，需要对羞耻、尴尬或被评价的恐惧抱有慈悲之心，因为当推动受督者反思所涉及的种族动力时，他可能体验到这些感受。对暴露、风险承担表示赞赏和感激就像保密原则一样重要。如果督导师帮助受督者明确其在一般临床胜任力和多元文化胜任力方面的收获和领悟，受督者就可能带着积极的体验离开。终极目标是受督者能够更有效地思考、整合治疗师变量、来访者变量和环境变量以形成治疗事项的连贯叙事。在这个阶段，督导师也促进了对临床实践中浮现出来的问题的探索，这关系到持续的自我评价和元胜任力的发展。同时，强烈建议进行临床个案跟踪讨论、思考与当前及未来来访者工作的含义，并监控这一过程对督导关系的影响。以下来自督导会谈中的片段展示了这一阶段的实施过程。

> 督导师：所以，结合我们刚才的讨论，你如何理解在治疗中你和来访者的工作？让我们先从治疗情境以及治疗师与来访者的关系角度开始。

> 受督者：嗯……我一直在针对她的抑郁开展工作并试图帮助她不那么抑郁。近期，我们关于她的失业及其带来的感觉讨论得比较多。

> 督导师：那么治疗关系呢？

> 受督者：我感觉我们之间有很强的关系。我们在一起工作了差不多6个月。她来得很规律并且看起来信任我。我想我们工作得很不错。她现在没有那么抑郁了。但是最近的几次工作感觉有点不一样，好像我们之间没有什么联结……就像是更表面化了，我感觉我们无法再深入进行下去。而且我从她第一次治疗后就对她感觉很沮丧。

> 督导师：你如何从种族动力的角度来理解你对来访者的沮丧？

> 受督者：嗯，我通常会感觉到与非裔美国女性有一种联结，我想这与我成长过程中和坎迪斯的友谊有关。虽然承认这有点尴尬，但是我喜欢那些看起来接纳我的有色人种女性。我猜我对此有些自豪。我觉得这帮助我与来访者建立了牢固的联系。但是，我觉得我和坎迪斯的经历同样可能导致我在整件事中投入过度，我把我想成为的样子和我希望她成为的样子带入得太多。就像是我从倾听她到底经历了什么中分神了。

督导师：所以你和坎迪斯的友谊为你建立与非裔美国女性的关系有一些益处，但也为你制造了一些盲点。

受督者：是的，我一直认为那只有好处……但是，就像，我意识到我的自我也参与其中。

督导师：那你认为这对你和来访者之间的工作意味着什么？

受督者：我确定我更加注意我自己的需要可能在某些时候阻碍我对她的挣扎的共情。你觉得我应该和她谈谈这些吗？

督导师：你觉得呢？

受督者：我不知道。我的意思是，我该说什么呢？

督导师：我在想，也许看看你之前两次治疗的DVD可能会有所帮助，看看你在这个过程中观察到了什么。这也许会给你接下去应该怎么做提供一些思路。

阶段IV：评价

和基于胜任力的督导法一致，对指标的观察应当用来引导对受督者的评价。观察指标应包括涉及与种族相关的多元文化胜任力的专业行为、态度表达以及知识展现。此外，获得元胜任力，即评估自身胜任力强弱的能力（Falender & Shafranske，2007），在种族相关多元文化胜任力问题上尤其重要。在这一情境下，元胜任力涉及种族、种族间相互作用、种族问题和种族同一性等议题的持续的反思性实践。关于正式评估，表4.1提供了具体的胜任力，可以与受督者的自我评价过程和口头和/或书面反馈结合起来。但是，对种族相关的知识、技能和态度的评价和自我评价非常复杂，因为可能涉及与种族有关的情感。社会赞许和想要表现为非种族主义者或去种族歧视的动机，会干扰对需要进一步提升的种族相关胜任力的确认与补救。督导师和受督者可能共谋，避免进行种族相关元胜任力的谈话，以保护自己远离种族主义者、天真、蛮横好斗、"打种族牌"和其他不想要的特征。因为这些动力，对于督导师来说，给未能达到表4.1所列的胜任力水平的受督者提供反馈也是特别具有挑战性的。督导师应当从其他善于处于多元文化问题的同事那里寻求咨询，找到和受督者一同处理种族相关动力的方法。机构支持可以通过面向督导师的顾问小组来提供，这些支持着重于督导中的多元文化议题和挑战。

结　论

将种族叙事和督导结合起来的核心目标在于在更普遍的意义上促进对治疗、督导和专业关系中种族相关材料进行有意义的思考。从这个方面来说，我的体会是在此所描述的方法有着重要的价值。探究种族叙事提供了一个机会，让我们跨越种族异同的界定，对源自每个人的多元文化位置和生活经历、对种族含义有更深刻的理解。对种族相关问题的慈悲的面质源自临床的发展与实践，为督导中处理可能被体验为危险的内容创造了一个安全的场所。对突显的种族叙事的共情探索让受督者感觉自己并不是一个人，有时直面多元文化和社会政治动力的痛苦过程会可能会阻碍与来访者有效地工作。受督者在反思性实践过程中获得的真实训练，对于专业心理学来说是一种必备的胜任力（Fouad et al., 2009）。但是，督导师应当注意在实施这一方法的过程中一些不可避免的挑战。

对督导师的核心挑战之一是将种族相关材料整合进督导过程中的敏感性与防御性，这通常与题材相伴而行。当谈论种族时，通常是在同一种族设定下或与观点一致的其他人一起讨论，因此在"混合组"的情况下谈论种族一般会导致焦虑的上升（Tatum，1992；Tummala-

Narra，2009）。许多督导师和受督者会对公开谈论种族话题不适应，因为这与他们自己的内部思考和人际交往过程相关，也许他们自己的种族叙事从未被仔细地探索或讨论过。受督者关于种族间和种族内的冲突与关系、种族同一性的发展、关于种族和种族群体的信念以及关于种族主义的经验和理解的故事都会强有力地影响他们处理种族相关内容的意愿、对于处理中督导价值的评估、暴露的深度与真实性以及临床实践。

这个方法的益处和局限很大程度上受到督导师对多元文化内容和与种族相关内容的元胜任力的影响。督导师必须对多元文化胜任力的资料足够熟悉，才能准确地评估他们自己在知识和技能方面的局限与不足。提升受督者多元文化胜任力最大的障碍之一是督导师识别种族相关材料的阻抗和 / 或不能，并导致受督者无法注意到这些材料。培养督导师和受督者双方对于处理敏感的种族问题的意愿和准备，有赖于一个信任而安全的氛围，对于可能出现但未曾预见的记忆或弱点的开放，以及最重要的是签订包含对敏感话题进行自我探索条目的督导协议。与受督者进行种族叙事的探索需要督导师的投入，并持续不断地投入，来检视他或她自己的种族叙事，其中包含种族同一性、种族主义、特权、种族间冲突与关系以及对种族和种族群体的信念。督导师应当注意对于种族相关叙事的处理可能会触发意料之外的反应，并有可能暴露出受督者与这些问题相关的自身弱点。督导师此前在专业和个人环境下谈论种族的体验次数和质量也会影响此处所述的督导取向的实施。对受督者在种族方面的多元文化胜任力的有效督导和评估，若缺少督导师持续的反思性实践和自我评价是不可能实现的。

参考文献

Adams, D, (2009). Multicultural pedagogy in the supervision and education of psychotherapists. *Women & Therapy*, 33, 42-54, doi: 10, 1080/02703140903404713

Altman, N. (2000), Black and White thinking: A psychoanalyst reconsiders race. *Psychoanalytic Dialogues*, 10, 589-605, doi:10.1080/10481881009348569

American Psychological Association.(2003). Guidelines on multicultural education, training, research, practice, and organizational change for psychologists. *American Psychologist*, 58, 377-402. doi: l0.1037/0003-066X.58.5.377

Arredondo, P., Toporek, R., Brown, S P., Jones, J., Locke, D., Sanchez, J., & Stadler, H. (1996). Operationalization of the multicultural counseling competencies. *Journal of Multicultural Counseling and Development*, 24, 42-78. doi: 10.1002/j.2161-1912.1996.tb00288.x

Associated Press (November 14, 2006). *Census report: Broad racial disparities persist—differences in income, education, home ownership continue, data finds.*

Baron, A. S. & Banaji, M. R. (2006). Development of implicit attitudes: Evidence of race evaluations from ages 6 and 10 and adulthood. *Psychological Science*, 17, 53-58. doi:10.1111/j.1467-9280.2005.01664.x

Boatright- Horowitz, S. L., & Seoung, S.(2009). Teaching White privilege to White students can mean saying good-bye to positive student evaluations. *American Psychologist*, 64, 574-575. doi: 10,1037/a0016593

Boyd, D. (2008). Autoethnography as a tool for transformative learning about White privilege, *Journal of Transformative Education*, 6, 212-225. doi: 10.1177/1541344608326899

Brown, M. T., & Landrum-Brown, J. (1995). Counselor supervision: Cross-cultural perspectives. In J. G. Ponterotto, J. M. Casas, L. A. Suzuki, & C. M. Alexander (Eds.), *Handbook of multicultural counseling* (pp. 263-286). Thousand Oaks, CA: Sage.

Brown, T. N. (2003). Critical race theory speaks to the sociology of mental health: Mental health problems produced by racial stratification *Journal of Health and Social Behavior*, 44, 292-301. doi:10.2307/1519780

Burgess, D., van Ryn, M., Dovidio, J., & Saha, S.(2007). Reducing racial bias among health care providers: Lessons from social-cognitive psychology.

Journal of General Internal Medicine, 22, 882-887. doi:10.1007/s11606-007-0160-1

Collins, S., & Arthur, N.(2007). A framework for enhancing multicultural counselling competence. *Canadian Journal of Counselling*, 41, 31-49.

Comas-Díaz, L., & Jacobsen, F. M. (1991). Ethnocultural transference and counter-transference in the therapeutic dyad. *American Journal of Orthopsychiatry*, 61, 392-402.doi:10.1037/h0079267

Crenshaw, K., Gotanda, N., Peller, G., & Thomas, K.(Eds.).(1995). *Critical race theory: The key writings that formed the movement*. New York, NY: The New Press.

Daniel, J. H., Roysircar, G., Abeles, N., & Boyd, C.(2004). Individual and cultural diversity competency: Focus on the therapist. *Journal of Clinical Psychology*, 60, 755-770.doi:10.1002/jclp: 20014

Delgado, R.(2000). *Critical race theory: The cutting edge*. Philadelphia, PA: Temple University.

Devine, P. G. (2001). Implicit prejudice and stereotyping: How automatic are they? Introduction to the special section. *Journal of Personality and Social Psychology*, 81, 757-759.doi: 10. 1037/0022-3514.81.5.757

Dovidio, J. F.(2001). On the nature of contemporary prejudice: The third wave. *Journal of Social Issues*, 57, 829-849. doi: 10. 1111/0022-4537. 00244

Dovidio, J. F., Gaertner, S. L., Kawakami, K., & Hodson, G.(2002). Why can't we just get along? Interpersonal biases and interracial distrust. *Cultural Diversity & Ethnic Minority Psychology*, 8, 88-102. doi: 10. 1037/1099-9809. 8. 2. 88

Falender, C. A., & Shafranske, E. P. (2007). Competence in competency-based supervision practice: Construct and application.*Professional Psychology: Research and Practice*, 38, 232-240. doi: 10. 1037/0735-7028. 38. 3. 232

Falicov, C. J.(1995). Training to think culturally: A multidimensional comparative framework. *Family Process*, 34, 373-388. doi: 10. 1111/j. 1545-5300. 1995. 00373. x

Falicov, C J. (2003). Culture and family therapy: New variations on a fundamental theme. In T R. Sexton, G. L. Weeks, &M. S. Robbins(Eds.), *Handbook of family therapy* (pp. 41-53). New York, NY: Routledge.

Fouad, N. A., Grus, C. L., Hatcher,. R. L., Kaslow, N. J., Hutchings, P. S., Madson, M.,... & Crossman, R. E. (2009). Competency benchmarks: A developmental model for understanding and measuring competence in professional psychology. *Training and Education in Professional Psychology*, 3(4, Suppl.),

S5—S26. doi:10.1037/a0015832

Gloria, A. M., Hird, J.S., Tao, K .W.(2008). Self-reported multicultural competence of White Predoctoral intern supervisors. *Training and Education in Professional psychology*, 2, 129-136. doi: 10. 1037/1931-3918. 2. 3. 129

Greene, B. (2008). How difference makes a difference. In J. C. Muran (Ed.), *Dialogues on difference: Studies of diversity in the therapeutic relationship* (pp. 47-63). Washington, DC: American Psychological Association.

Guinote, A., Willis, G. B., & Martellotta, C. (2010). Social power increases implicit prejudice. *Journal of Experimental Social Psychology*, 46,299-307. doi:10.1016/j.jesp.2009.11.012

Hamer, F. M.(2002). Guards at the gate: Race, resistance, and psychic reality. *Journal of the American Psychoanalytic Association*, 50, 1119-1236. doi: 10.1177/00030651020500041301

Hamer, F. M.(2006). Racism as a transference state. *The Psychoanalytic Quarterly*, 75, 197-214.doi:10.1002/j,2167-4086.2006.tb00037.x

Harrell, S. P. (1995, August). *Dynamics of difference: Personal and sociocultural dimensions of intergroup relations*. Paper presented at the 103rd Annual Convention of the American Psychological Association. New York, NY.

Harrell, S. P., & Bissell, G. H. (2009, December). *Pathways to culturally-syntonic practice: Integrating diversity narratives into clinical supervision*. Continuing education workshop presented at Loyola Marymount University, Los Angeles, CA.

Harrell, S. P.,& Gallardo, M. (2008). Sociopolitical and community dynamics in the development of a multicultural worldview. In J.A. Asamen, G. Berry, & M. Ellis (Eds.), *Child development, multiculturalism, and the media* (pp. 113-128). Thousand Oaks, CA: Sage. doi: 10. 4135/9781412982771.n8

Harrell, S. P., & Pezeshkian, A. (2008). Critical race theory. In F. T. L. Leong (Ed.), *Handbook of counseling: Vol. 3. Cross-cultural counseling*(pp. 1072-1079). Thousand Oaks, CA: Sage.

Harrell, S. P., & Sloan-Pena, G. (2006). Racism and discrimination. In Y. Jackson (Ed.), *Encyclopedia of multicultural psychology*(pp. 396-402). Thousand Oaks, CA:Sage.doi:10.4135/9781412952668.n176

Hays, D. G., Chang, C. Y., & Havice, P. (2008). White racial identity statuses as predictors of White privilege awareness. *The Journal of Humanistic Counseling, Education and Development*, 47, 234-246. doi: 10. 1002/j.2161-

1939. 2008. tb00060.x

Hutchings, P. B., & Haddock, G. (2008). Look Black in anger: The role of implicit prejudice in the categorization and perceived emotional intensity of racially ambiguous faces. *Journal of Experimental Psychology*, 44, 1418-1420. doi: 10.1016/j.jesp.2008.05.002

Jernigan, M. M., Green, C. E., Helms, J. E., Perez-Gualdron, L., & Henze, K.(2010). An examination of people of color supervision dyads: Racial identity matters as much as race. *Training and Education in Professional Psychology*, 4, 62-73. doi:10.1037/a0018110

Leary, K.(1997). Race, self-disclosure, and "forbidden talk": Race and ethnicity in contemporary clinical practice. *The Psychoanalytic Quarterly*, 66, 163-189.

McAdams, D. (2006). The problem of narrative coherence. *Journal of Constructivist Psychology*, 19, 109-125. doi: 10.1080/10720530500508720

Parker, L.,& Lynn, M.(2002). What's race got to do with it ? Critical race theory's conflicts with and connections to qualitative research methodology and epistemology. *Qualitative Inquiry*, 8, 7-22. doi: 10. 1177/107780040200800102

Payne, B. K., Krosnick, J. A., Pasek, J., Lelkes, Y., Akhtar, O.,& Tompson, T. (2010). Implicit and explicit prejudice in the 2008 American presidential election. *Journal of Experimental Social Psychology*, 46, 367-374. doi: 10. 1016/ j.jesp.2009.11.001

Plant, E. A., Butz, D. A., & Tartakovsky, M.(2008). Interethnic interactions: Expectancies, emotions, and behavioral intentions, *Group Processes & Intergroup Relations*,11,555-574.doi:10.1177/1368430208095827

Polkinghorne, D. (1988). *Narrative knowing and the human sciences*. Albany: State University of New York.

Rappaport, J.(1995). Empowerment meets narrative: Listening to stories and creating settings. *American Journal of Community Psychology,* 23, 795-807. doi: 10.1007/BF02506992

Schmidt, K., & Nosek, B. A. (2010). Implicit (and explicit)racial attitudes barely changed during Barack Obama's presidential campaign and early presidency. *Journal of Experimental Social Psychology*, 46, 308-314. doi: 10.1016/ j.jesp.2009.12.003

Sellers, R. M., Caldwell, C. H. Schmeelk-Cone, K. H., & Zimmerman, M. A. (2003). Racial identity, racial discrimination, perceived stress and psychological distress among African American young adults. *Journal of Health and Social Behavior*,44,302-317.doi:10.2307/1519781

Smedley, A., & Smedley, B. D. (2005). Race as biology is fiction, racism as a social problem is real: Anthropological and historical perspectives in the social construction of race. *American Psychologist*, 60, 16-26. doi: 10.1037/0003-066X.60.1.16

Spencer, M. B., Dupree, D., & Hartmann, T. (1997). A phenomenological variant of ecological systems theory (PVEST): A self-organization perspective in context. *Development and Psychopathology*, 9, 817-833. doi: 10. 1017/S0954579497001454

Suchet, M. (2004). A relational encounter with race. *Psychoanalytic Dialogues*, 14, 423-438.

Tatum, B. D. (1992). Talking about race, learning about racism: The application of racial identity development theory in the classroom. *Harvard Educational Review,* 62, 1-24.

Tatum, B. D. (2000). The complexity of identity: "Who am I?" In M. Adams, W. J. Blumenfeld, R. Castaneda, H. Hackman, M. L. Peters, & X. Zuniga (Eds.), *Readings for diversity and social justice: An anthology on racism, anti-Semitism, sexism, heterosexism, ableism, and classism*(pp 9-15). New York, NY: Routledge.

Trawalter, S.,& Richeson, J.A. (2008). Let's talk about race, baby! When Whites' and Blacks' interracial contact experiences diverge. *Journal of Experimental Social Psychology*,44,1214-1217.doi:10.1016/j.jesp.2008.03.013

Tummala-Narra, P. (2004). Dynamics of race and culture in the supervisory encounter *Psychoanalytic Psychology*, 21, 300-311. doi: 10. 1037/0736-9735.21.2.300

Tummala-Narra, P.(2009). Teaching on diversity: The mutual influence of students and instructors. *Psychoanalytic Psychology*, 26, 322-334. doi: 10. 1037/a0016444

West, C.(2001). *Race matters*(2nd ed.). Boston, MA: Beacon.

Williams, D. R., & Jackson, P. B. (2005). Social sources of racial disparities in health.*Health Affairs*, 24, 325-334. doi: 10. 1377/hlthaff. 24. 2. 325

Wilson, T. D., Lindsey, S., & Schooler, T. Y. (2000).A model of dual attitudes. *Psychological Review*, 107, 101-126. doi: 10. 1037/0033-295X. 107. 1. 101

第五章

移民来访者、受督者与督导师[1]

Celia J. Falicov

---

1 本章部分内容改编自《治疗中的拉丁裔家庭（第二版）》第三章。引用获取可。

在临床培训与督导领域中，人们逐渐开始关注应用心理实践（治疗本身与临床技巧背后的主流理论概念）时受到的文化限制，当治疗来自其他文化背景的来访者时，我们需要对此持有疑问并进行调整。这些担忧促使人们去了解不同文化的差异，开始探索什么是多元文化胜任力，由此指导治疗师更好地发展或选择适合不同文化的干预手段。

这个理念有一个最基本的前提（也是本章的核心内容），即多元文化认同不仅会影响个体的经历和他们所面临的挑战，也会影响他们解决问题的方式（见第一、二章）。这种观点不仅鼓励治疗师去考虑个体文化认同的方方面面，也督促他们去关注那些会影响意义与个体行为的所有根源之间的交互影响。尽管大部分临床治疗师与督导师都拥护这个观点，但将这种观点付诸实践是很有挑战性的。某些文化身份似乎常常隐没于背景之中，被忽视或者被其他文化影响所掩盖。移民问题就是一个很好的例子。尽管这个领域已经有所发展，但对于文化融入的关注有时会导致一些问题，如移民焦虑的长期影响作为一种独立现象和遭遇文化差异而产生的交互影响都一起被归于文化这一概念下。这一章将移民作为一种多元文化特征，分别阐述在这一过程中其对个体的独立影响以及其他身份（如种族）对个体的交互影响。

移民作为一种个体性和文化性的独特影响

在督导过程中如果讨论到文化或语言的改变，那就常常会考虑到移民问题。然而，移民很多时候更像是一个显而易见的背景，而不会成为治疗师与督导师最关注的问题。这样的方式让治疗师较难考虑到移民过程中种种复杂且重要的体验，及其对来访者和家庭潜在的长期影响。最近，美国心理学会移民问题主席特别行动（APA Presidential Task Force on Immigration，2012）关注了这个重要议题，目标在于帮助心理研究者、实践者、教育者与研究生更加了解移民人群的心理过程，并向为移民提供心理健康服务的机构提供更多循证建议。与此目标一致，本章也希望为受督者与督导师提供在临床实践中面对移民来访者时所必需的特定胜任力。就像在第二章中讨论的，**多维生态比较法**（MECA）的工作框架提供了关于移民过程的思考方法。我相信对整个移民过程（包括前中后）的评估与治疗是十分重要的，因为这个过程对个体的认知、情感与社会行为等在不同水平上有着复杂、独特且深远的心理社会干扰与影响。这种影响起源于移民的原籍国家，并通常会一直持续影响移民后的生活，以及移民的后代。当然，移民并不是一种统一的体验。社会阶层、人种、性别、移民时的年龄、移民国家与原籍国家的距离和其他很多因素，都会影响移民过程中的体验（Falicov，2012）。尽管存在这些不同，不同群体的移民过程依然存在着相似之处。因为当代社会的发展（如全球通信方面的进步）允许移民群体使用多种方式，在与移居地文化交互的同时保持与原籍国家文化的交流。这就让整个移民过程变得愈加复杂，需要纳入富有文化意识与文化敏感性的框架中考察。

移民可能会给个体和家庭造成许多应激。移民家庭通常必须承担和亲人分离带来的痛苦。无论在移民前、移民期间还是在移民后，创伤性事件都有可能会发生。移民对家庭的影响可能会持续好几代。尽管有关移民的故事常常包含了很多丧失与挑战，但是对于移民来说，这个过程也会带来许多收获与值得庆祝的成功（Falicov，2012，2014）。对于督导师和治疗师来说，发展优势取向的观点来替代只考虑移民带来的丧失与缺陷的视角是很重要的。无论来自什么样的文化背景，移民都会给个体带来短期与长期的相关应激与挑战，但同时让他们在经历移民的整个过程中获得资源与勇气。为获得这些优势，Walsh（2006）提出的关系抗逆力的概念及工作方式就能很好地帮助治疗师与移民来访者进行工作。

MECA 并不是通过列举或描述价值差异来单纯地聚焦种族立场。实际上，它扩展了文化的内涵，使其包括了个体在多种背景下所处的位置，例如国籍、社会阶层、种族、性别、信仰、职业和移民背景等其他组成了个体生态地位的重要因素。社会地位的整合与其排斥性也是这个模型的重要组成部分，这需要社会公正概念化和参与实践文化多元议题。现在我们会详细讨论特定的胜任力。

学习特别针对移民来访者的胜任力

在移民研究中存在一个庞大的、专门针对移民群体的跨学科领域，但大多数心理学家与其他心理健康专业人士几乎很少参与其中。在本章中，我主要讨论移民问题，并描述当面对移民来访者时，督导师与治疗师需要发展什么样的特定胜任力，才能更有效地与这个群体进行工作。这些胜任力主要应用于与具有一定经济能力的移民来访者的工作。与其他类型的移民（如难民）工作需要治疗师拥有优秀的创伤处理能力，而这种特定的胜任力也能起到协助的作用。在第二章，我区分了文化胜任力和文化谦卑，我想在这里再提一句，我认为胜任力是常年在与移民的工作中逐渐累积的思维与实践能力，但我也认为谦卑、好奇、尊重与弹性是建立胜任力的必要基础。治疗师与督导师需要接受特定的培训来应对移民来访者的需求，我认为面对移民来访者时有七种需要具备的特定胜任力，接下来我会详细描述这七种胜任力：

（1）**掌握训练和督导工具**。一些工具能够协助督导的整个过程：a）与家庭成员共同构建移民过程的叙事；b）结合家谱图与生态地图的生态家谱图（genoecogram，GEg）；c）MECA 地图（见第二章，Falicov，2014）；d）MECA 家谱图（Falicov，2014）。

（2）**辨识移民的关系性应激**（relational stresses）**与优势**。应激和优势包括被哄骗和毫无准备的移民、婚姻分化（marital polarization）、生命周期堆叠（life-cycle pile-up）、创伤和分离 – 重聚，以及学习应用相关的工作思路。

（3）**根据观察到的模式来选择治疗师的角色**。需要观察的模式包括文化模式、情境应激模式、文化过渡期的问题模式，以及跨文化功能失灵模式。

（4）**根据来访者处于移民／文化适应**（migration/acculturation，MA）**过程中的不同阶段来选择工作方法**。处在不同阶段的不同代际移民来访者都有可能在咨访交互的过程中从不同的视角获益。

（5）**督导师与受督者对移民／文化适应过程的自我反思**。这个反思包括对个人历史生活和专业胜任力两个方面。必须意识到受督者、督导师与来访者之间关系的差异，同时探索这种差异对治疗的影响。在这方面，MECA 地图是一个很有用的工具。

（6）觉察文化评估和治疗中可能存在的错误。在咨访关系和督导关系中，都应该意识到这些问题可能存在。

（7）将移民作为一种复杂的过程，并与MECA其他领域整合在一起。移民问题需要与其他生态情境、家庭组织和家庭生活周期一同考虑。作为一种工具，MECA家谱图能够帮助我们厘清这四个维度之间的交互关系。

督导师与受督者可以通过不断地教育、探索、描述、自我反思和应用过程，来获取这七种胜任力及其实践思路。为了弥补众多督导师与受督者在这方面的知识限制，提升与实际经验的联结，我建议督导师和受督者去阅读那些描绘移民困境的文学作品、纪录片和电影，并结合这些阅读来理解有相似之处的临床案例。

特别针对移民来访者的胜任力1：掌握训练和督导工具——移民叙事、生态家谱图、MECA地图和MECA家谱图

1.移民叙事

移民叙事（*migration narrative*）是我发现在和移民个体或家庭工作时特别有用一种工具（Falicov，2014）。治疗师的支持性询问能让个体或者家庭开始重构整个移民旅程。离开自己的祖国进入一个新国家的移民过程其实包含了一系列错综复杂的情境事件、发展变化和生存任务，这构成了移民现象学。家庭成员被邀请来讲述自己的移民故事时，他们这种主观的体验就能很好地被治疗师所理解和体会。治疗设置中的叙事结构会透露每个家庭与个体成员对移民及其过程的自身理解。尽管通常这些叙事并不会以线性的顺序进行，但对动机、移民前发生的事、入境的经历和逐渐安定的过程，还有对未来的计划等信息的了解，都会对治疗过程有帮助。

治疗师可以先利用传统的家谱图来询问在这里的家庭成员有哪

些，在故乡的家庭成员有哪些，留在故乡的家庭成员可以用圆圈圈出来。这一点十分重要，因为通常除非被问及这一点，来访者通常只会提及在移民国的家庭成员，不会提及那些仍留在故乡的家庭成员。在这里使用家谱图最为合适，因为家谱图不仅可以协助探索移民所带来的分离与重聚，同时也不容易引发紧张与应激。除了所有成员的年龄与性别，也可以了解每个成员都在这里多久了，谁最先移民的，谁留在了故乡或者晚一些移民的，还有谁没有和大家重聚。当询问移民前和移民入境的问题时，有一些问题也很重要，如移民的动机，谁先想到这主意的，是谁负责启动了这个过程，他们的希望和遗憾，他们的选择点，为来到这里他们所经历的痛苦，他们对留在故乡的亲人和已经离开的亲人的依恋，以及那些已经在这里的亲人对他们的接纳，等等。

询问家庭成员如何学习新的语言和文化，能让治疗师了解他们的人际优势和支持，以及冲突或不公平。移民叙事也可以让治疗师有机会近距离观察家庭中一些仪式的自主产生，从新的家庭互动中产生的文化仪式（晚餐或祈祷）、庆祝生日或假期等重要文化仪式的维持与改变，仪式的过程，以及这些仪式对不同家庭成员带来的旧的或者新的意义。移民叙事应该包括个体或家庭对于文化仪式的看法，即他们是否过分关注仪式或不怎么遵从仪式。问题需要包括那些留在故乡的亲人的情绪反应，特别是那些核心家庭成员的反应，还需要了解当下来访者与亲人远距离交流的情况，以及对重聚的希望，等等。

为保护移民叙事，最好不要因移民家庭入境的日期、地点或事件上出现的前后矛盾而停滞。这样模糊的信息可能是因为移民家庭尝试着隐瞒自己的非法入境或者当下非法的移民状态，也可能是因为在故乡时的艰难处境，或者移民过程所带来的创伤性影响。治疗师读取来访者对这些问题的反应，加上家庭所提供的合作性信息，应该能帮助治疗师决定探讨移民叙事的深度与停止叙事的时机。对有些来访者而言，回顾移民过程中生理、社会和文化层面彻底的分离可能为时过早或者太过痛苦；对其他人来说，叙事可能具有一定的情绪宣泄作用（Falicov，2014）。

2.生态家谱图

几种图像评估工具都适用于移民。不同理论取向的家庭治疗师曾经使用基本的家谱图来收集来访者的个人史与人际关系数据（McGoldrick，Gerson，& Schellenberger，1999），但随着时间的推移，人们发现这种标准的家谱图无法确切描绘家庭的多元化差异。例如，许多非裔美国家庭普遍以一个更宽泛的社会功能性方式来定义家庭，而主流社会以血缘关系来定义家庭，所以 Watts-Jones（1997）据此提出了一种非裔美国人的家谱图。通过结合文化传统和社会经济需求，这种家谱图能够整合大量血缘亲属关系组成的家族网与其他可能生活在同一屋檐下的非血缘关系者，从而更好地帮助治疗师与移民家庭进行工作（Falicov，2014）。

以文化为中心的家谱图被认为既是一种种族取向的临床工具（Thomas，1998），也被 Hardy 和 Laszloffy（1995）认为是一种训练辅助工具。后两位作者在以族裔为中心的家谱图中十分强调自豪感与羞耻感的来源，从而促进人们反思对自身种族和文化遗产的自豪感，以及因压迫而内化的羞耻感。加入对移民、社会阶层和文化适应等问题的考量之后，这类以移民为对象的家谱图所带来的用途就大大得到了拓展，因为许多移民都来自不同的种族。Santiago-Rivera，Arredondo 和 Gallardo-Cooper（2002）将移民日期、语言使用、与故乡的通信频率，以及二元文化特质（bicultural characteristics）等加入以文化为中心的家谱图中。Keiley 等人（2002）建议使用这种文化家谱图，以文化反思的方式来帮助受督者意识到他们自己本身的文化背景，并以此来更好地感受来访者所面临的文化问题。近几年，Mcgoldrick，Gerson和Petry（2008）尝试用家谱图来使社区和文化象征化。

生态地图（ecomap）（Hartman，1995）是一种以视觉方式组织来访者生活所处的社会与制度世界的工具。生态地图作为家谱图的一种辅助被用来描绘与家庭成员的社会与制度的联结。就像将社会或文化维度加入图形形式一样，有些作者也提出了文化图谱（culturagrams）（Congress，2004），其本质就是包含了移民原因、移民状态合法性和文化家庭价值观的基本生态地图。社区图谱（Rigazio-DiGilio，Ivey，Kunkler-Peck，& Grady，2005）在某些方面与生态地图有相似之处，因为社区图谱也涵盖了来访者的原生社区与当前的社区。这是一种形式自由的活动，来访者可以独自或者在治疗师的协助下构造属于自己的图谱，从而引发来访者自己的创造性并发出属于自己的声音。

最近，审辨性家谱图（critical genogram，CritG）作为一种训练工具，被引入了这个领域。它可以帮助治疗师探索自身的社会生态状况，也可以促进治疗师审辨性意识的发展。审辨性意识是指能够理解社会与制度系统对个体和家庭动力的影响（Kosutic et al.，2009）。审辨性家谱图（CritG）的关注点在于相互交错的压迫（性别歧视、阶级歧视和种族歧视），并尝试将强势群体与被压迫群体之间的权力差异视觉化地表现出来。

我个人更喜欢使用GEg，一种由我自己设计的结合了家谱图和生态地图的工具。拥有经典符号的家谱图位于整个结构图（GEg）的中央，周围环绕着展现了家庭的过去和／或现在还有社区的情境，即亲属家族、同伴、工作群体、住宅、邻居、学校、教堂和卫生系统的图形，所以这是一个整体性的结构图，而非两个分离的结构图。因此，不像之前提到的所有工具，GEg在一个图谱中同时结合了家谱图和生态地图。这是一种实用且宝贵的信息工具，一种视觉化的方法，它让治疗师和来访家庭一起，让孩子和青少年参与了解他们父母的生活。此外，GEg 让年轻人有机会能够透露他们自身所处的社区和情境，而可能平常他们并不太习惯这么做。通常，不同世代的家庭成员会在这个过程中发现很多之前从未与彼此讨论过的东西。

就像以文化为中心的家谱图一样，GEg 也包括有关移民日期、语言使用、与故乡的通信频率和二元文化特质，除此之外还包括了与来访者讨论个人故事中的挣扎与成功（Santiago-Rivera et al., 2002）。这些故事提供了形成来访者自我认同与世界观的过去的以及当下的积极角色榜样。GEg 可以与其他工具结合，例如使用民间故事疗法（Cuento Therapy）中的基于力量的特殊文化技术（Costantino, Malgady, & Rogler, 1986），我们可以询问来访者在他们的家庭、社区和国家中以及祖源文化或习得文化中的小说角色里有哪些积极的榜样式人物。

在使用 GEg 时，我比较偏好最先询问，在过去和现在有哪些问题对来访者来说最为重要。就像 Rigazio-DiGilio 等人（2005）所提出的，我会鼓励来访者把他对原生社区和当下社区的归属感，包括个体或机构的正向或负向影响，以自由的形式描绘到我们创造出的大家谱图上。

我会建议来访者自创合适的符号来代表他与机构、与家庭成员个体，以及社区和机构的关系等，符号可以描述关系的力量与风险。这种探索方式很有意思，也远比我把自己的符号强加于来访者更有趣也更准确。我的来访者会在一个人或场所的旁边画一朵花（代表一个美丽的影响），或者一块石头（代表沉重的负担）。也有一些来访者会在重要的他人或场所旁边画上翅膀（新的依恋）和树根（旧的依恋），或者画上翅膀（像天使一样）和角（像魔鬼一样）。曾经有一位来访者选择画上了潘多拉魔盒（代表那些她无法信任且无法预测的邻居）和黄金盒子（代表她的诊所，在那里她感觉她可以完全地信任所有人）。有一位姐姐在坐牢的兄弟旁边写下了"绝望"，而在正读书的兄弟旁边写下了"希望"。

GEg也可以包含询问自愿的仪式化联结行为，如与故乡、家人的联系（电话、汇款、回国见面）、用记忆仪式（与后代和朋友回忆过去）重建民族空间和社交空间以及文化仪式（语言使用、生命周期仪式、宗教庆典等；Falicov，2002，2012）。如果情况允许，每次家庭治疗都可以将这张描绘了GEg的大纸张贴在墙上或者放置在桌子上，这有助于提供持续感和联结感。当然，受督者也可以把这张图带到督导中来。

3.MECA地图和MECA家谱图

在第二章，我描述了MECA架构的不同领域，并且提及通过使用MECA地图，治疗师、督导师和来访家庭可以反思并在移民／文化适应（MA）、生态情境（ecological context，EC）、家庭组织（family organization，FO）和家庭生命周期（family life cycle，FLC）等领域对他们的经历进行比较。MECA家谱图和MECA地图十分相似，只是它在中央位置显示了家谱图，同时，在MECA的四个领域MA、EC、FO和FLC中分别填上了来访家庭在这些领域的具体信息（见图5.1）。

对受督者来说，学习这些工具（MECA地图和MECA家谱图）的最好方式还是首先将这些工具应用于自己身上。同样地，督导师也需要熟悉这些工具的理论依据与操作步骤，并也有将其应用到自己人生经历的经验，然后才能在督导过程中更好地指导受督者。受督者可以用一种或多种工具来收集带到督导中的信息，然后以此为基础联系来访者的移民历史，同时辨识出来访者可能存在的有关关系和文化适应的应激与优势的资源。

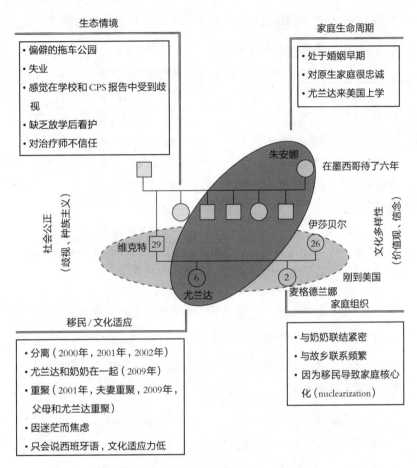

图5.1　维克特·奥蒂兹的家庭MECA家谱图

注：CPS=Child Protective Services（儿童保护机构）。From *Latino Families in Therapy*（2nd ed., p. 41），by C. J. Falicov, 2014. New York, NY: Guilford Press. Copyright 2014 by Guilford Press. 经授权后重印。

特别针对移民的胜任力2: 辨识移民的关系性应激与优势，以及相对应的工作思路

对于受督者来说，学会询问关系性应激很重要，因为这是移民过程中不可避免又转瞬即逝的经历。移民来访者来接受治疗有可能是出于以下几种关系性应激：生命周期转换的堆叠、被哄骗的移民、矛盾

或无准备的移民、创伤性旅程、分离和重聚。与这种应激模式工作，我建议使用一些基于优势的工作思路（见表5.1）。

表5.1 移民中关系性应激、优势和工作思路

移民中关系性应激	工作思路/干预
被哄骗或非自愿的移民	→"好像"准备"重新平衡协议"
矛盾或未做好准备的移民	→获取社区支持
纷争两极化（留下/回国）	→摆动仪式（奇数日/偶数日）
生命周期转化的堆叠（离婚、死亡、疾病）	→疗愈仪式
创伤性旅程	→证词仪式
分离与重聚	→全球化的治疗

资料来源：*Latino Families in Therapy*（2nd ed., p. 103），by C. J. Falicov, 2014, New York, NY: Guilford Press. Copyright 2014 by Guilford Press. 经授权后重印。

在这里，我只想简单地提一下这些模式；如果想要更详细地了解关系性应激、工作思路和案例示例，可以参考Falicov（2014）的原著。督导师可以用教学的方法来介绍这些模式，或当受督者临床案例中出现时识别出这些模式。

1.被哄骗或非自愿的移民

通常，在自愿和被哄骗的移民之间，有一条十分微妙的、性别化或代际性的界限。很多移民在移民的决定中并不是平等的参与者。被哄骗的个体包括儿童和青少年，还有那些想与自己成年孩子重聚的老年人，或者在非平等婚姻中不得不遵从她们丈夫的女性。这些个体可能比那些积极选择移民的个体体验到更多的适应困难。如果能区分领导者与跟随者，那么负责开始移民过程的成员可能需要付出额外的努力来让非自愿成员的情绪感受更好一些。

对不公平的弥补就涉及领导者与跟随者的优势及自主能力的恢复。我通常会建议采取的干预是"重新平衡移民协议"（rebalancing migration contract），这份协议提供了一个有条件的回家选项。尽管移民已经发生了，这份新的合同仍然可以为每一个人提供尝试的机会。这份新的移民合同可能包含为被哄骗的成员赋能以挣脱现有的安排，并创造出一个假设的场景来重新处理那些应该在移民前就被处理的问题、想法和需求的表达。它也需要移民发起者明确地支持跟随者的需求，并重新弥补在决定移民期间可能发生的不公平行为。

2.矛盾或未做好准备的移民

矛盾或未做好准备的移民和那些被哄骗的移民之间有一些相同之处。很多年老的移民会体验到很多生命周期应激，如疾病、衰老、因为选择移民而失去伴侣等。即使移民的目的是与他们成年的儿女团聚，这种应激通常会引发移民过程中的困惑与迷茫。建议使用的干预是帮助这些通常缺乏社会支持网络的新移民获取社区支持。治疗师可能也需要探索他们的社区资源，如教堂、街邻组织，并让他们对最低要求的文化语言适应保持期待，以此提供支持。

3.生命周期转化堆叠

就像所有的家庭一样，移民家庭也会经历重大的生命周期变化，如出生、离家、疾病和死亡。当移民家庭经历确定无法挽回的丧失时——也许是在故乡的亲人去世——对是否能与亲人告别的不确定性加重了因为移民带来的丧失感。当移民家庭经历其他的模糊不清的丧失时，如青春期孩子离家出走或夫妻分居或离婚等情境时，他们可能会感受到比在非移民情境下更多的应激（Falicov，2002，2010）。

对于移民家庭来说，有成员依然留在故乡的过渡时期尤为困难。很多移民者会因为经济或时间原因推迟回国探访年迈母亲的计划。当死亡发生的时候，他们可能会因为没有努力更频繁地探访父母、兄妹或朋友，而感觉到深深的后悔。他们也可能会为无法在场帮助其他成员而感到担忧，或因无法与家族一起共同哀伤而备感孤独。此时，创造属于自己的纪念仪式来再现过往文化和个人资源的力量，同时远距离与家庭保持联系，都会带来疗愈的效果。

4.创伤性移民

尽管很多应激源会伴随移民的全过程，但不是所有应激源都会引发创伤。对于移民可能带来的创伤这一问题，人们研究的对象更多的是那些难民移民群体而不是经济移民群体（Falicov，2002）。最近几年，人们对不同移民阶段（如移民前、移民期间和定居期）的移民应激源所带来的复杂又有相似之处的创伤影响，逐渐产生了越来越多的兴趣（Foster，2001）。

如果临床处理合适，移民叙事可能会包括过境、转移和入境等阶段的细节，因为这些阶段都有可能涉及创伤。甚至在这个国家已经居住几年的移民也有可能遭受这些影响，因为人们对创伤的反应可能会出现推迟或延长。这种被叫作证词（testimonio）的叙事工具包括了第一人称的口头或文字叙述（可能是来访者向治疗师或支持性家庭成员的口述），主要聚焦于对来访者有关丧失、创伤和被虐待的个人经历的证词（Weine，Dzubur Kulenovic，Pavkovic，& Gibbons，1998）。之后，来访者和治疗师会协同一起寻找恰当的方式来让他人了解来访者自己的故事。证词技术为再次处理痛苦的经历提供了途径，同时也让来访者有机会重新获得勇气、尊严和尊重（Aron，1992）。

5.分离与重聚

移民通常会涉及分离。然而，在不同的历史时期，分离与重聚会出现一些本质的差异。贫困与全球化劳动力机遇让世界各地都涌现出很多跨国家庭，很多父母尤其是母亲不得不与自己幼年或青春期的孩子短期或长期分离两地，而这可能会给孩子们带来严重的影响，例如行为和学业问题、抑郁症和家庭分裂（Falicov，2007）等。包含在国家转换治疗的一般说明中的若干概念和技术可以用于分离与重聚阶段。这些方法提供的特定工作思路（"补课式"生活叙事，理解分离的意义，修复家庭联结）可能帮助来访者修复联结，并消解他们对这些经历的误解（Faclicov, 2014）。督导师与受督者应该意识到自身对自愿的家庭分离的先入之见，因为他们的态度会影响治疗关系。

特别针对移民的胜任力3: 根据观察到的模式来选择治疗师的角色

考量来访家庭的文化偏好和当下的社会情境是理解来访家庭的困境并帮助受督者构建自己治疗角色的关键。在我与移民来访者的工作经历中，我发现了很多模式，即文化模式、情景应激模式、文化过渡期的问题模式和跨文化功能失灵模式（见表5.2），这些模式可以对接相应的治疗师角色。每一种治疗角色代表了实践的资源与限制。当与某个受督者工作时，我会帮助他或她分清表5.2中的四种模式，并讨论什么类型的干预适用于当下的问题。在督导过程中，我也会告诫受督者采用每一种角色可能存在的缺点或错误（见胜任力6）。

表5.2　治疗模式与治疗师角色选择

治疗模式	治疗师角色选择
文化模式	作为文化观察者
情景应激模式	作为社会媒介
文化过渡期的问题模式	作为文化或家庭调解员
跨文化功能失灵模式	作为治疗师

资料来源：*Latino Families in Therapy*（2nd ed., p. 94），by C. J. Falicov, 2014, New York, NY. Guilford Press. Copyright 2014 by Guilford Press. 经授权后重印。

1.文化模式：作为文化观察者

文化模式包括文化信念系统、发展性期待、家庭角色与规则。例如，一个五岁的孩子坐在母亲腿上，或一个三岁的孩子用瓶子喝水，尽管和欧美人的预期不同，但这一模式并不需要改变。这些抚养孩子的行为与很多移民家庭拥有的集体主义与互相依存的意识形态是一致的。再举一个例子，我们常常可以观察到不同文化中对身体距离偏好的不同。办公室里的一张沙发可能对于三个拉美裔或中东家庭成员来说完全可以坐得挺舒服，但是对于欧美家庭来说，同一张沙发可能只能容纳两个家庭成员。土耳其或墨西哥家庭的过度干涉或过度保护可能会被概念化为行为紊乱模式，但这些模式是他们的文化中应被尊重的行为方式。这些模式通常并不需要治疗师进行干预，反而他应该作为一个文化观察者，就像一个人类学家一样进入一个新的文化。这并不意味着所有的文化模式都是无害的、不需要批判性分析或者不存在需要询问的伦理困境，但通常来说，只有出现以下其他模式时治疗师才需要和这些移民家庭进行工作。

2.情景应激模式：作为社会媒介

情景应激模式会在移民家庭与社会发生接触时出现。情境应激模式包括社会隔离问题和来访者对社会或社区资源的缺乏了解。我们常常很难区分是因为贫困还是因为移民才造成的多重情境性问题。在移民的情况中，可能也会存在文化适应性应激，或家庭正常期望与学校、同伴或机构期望之间的不协调。

如果这些应激损害了家庭应对外部要求的能力，那么督导师可以帮助治疗师成为家庭与社区之间的社会媒介或介绍人。治疗师可以动员家庭利用现有的家庭、社会或教堂网络，或协助家庭在社会中建立新的互惠人际关系。作为一个社会媒介，治疗师可能有时候需要在家庭和恰当的机构或街邻资源中承担一个积极的联结角色。在寻找复杂或纯粹的心理问题之前，督导师应该首先引导治疗师为这些家庭提供一些简单的解释和解决方案。接下来的例子就说明了在治疗和督导中可能出现的与情景性应激模式关联的问题及其管理方法。

R 女士，老年女性，由一名神父转介至心理健康中心。她见神父是因为她感到抑郁、易怒和体重不断下降。GEg 显示出 R 女士在一个种族聚居的社区中处于孤立状态。为了与大女儿和两个儿子住在一起，8 年前她从墨西哥移民到这里，和两个儿子及单身的大女儿住在一起。两年前，两个儿子为了找到更好的工作搬去了临近的城市，R 女士则依然与女儿待在一起。她的女儿不会说英语，也没有工作。

治疗师是一个热情、处于职业生涯早期的拉美裔治疗师，该治疗师的拉美裔督导师建议她询问 R 女士症状的可能原因，"你体重下降是因为你没有食欲吗？" R 女士回答："不，我是没有牙齿，而不是没有食欲！这才让我感到那么难受！"实际上，R 女士的嘴里已经几乎没有牙齿了。很明显，她与神父（一位因在南美传教而学会西班牙语的美国人）的对话一直围绕着移民过程带来的情绪性丧失和因为她的"焦虑性抑郁"导致的人际隔离，而没有考虑到一些实际的问题。

通过使用督导师提供的 GEg，受督者获得了更具体的信息。R 女生没有医疗保险，也没有钱去看私人牙医。R 女士需要一位社会媒介帮助她接受牙科治疗，从而解决她的情景性应激问题。一所大学的牙医诊所同意让接受督导的牙科见习生来为她治疗，但这需要她长途跋涉去城市的另一头，在一个没有服务人员会说西班牙语的机构接受治疗。共情与积极的治疗师意识到 R 女士对进入一个新环境的恐惧，她向 R 女士保证一定会找到一个解决方法。

在 GEg 中寻找实际帮助的资源，治疗师的下一步是帮助 R 女士找到会双语的邻居罗斯的帮助，陪她到牙医诊所进行治疗。罗斯愿意帮助 R 女士，而为了回报罗斯（治疗师仅做了一些小的提示），R 女士开始为罗斯年幼的小孩做一些看护工作。

督导师鼓励治疗师转换视角，从内在心理学角度转换为社会适应角度来看到问题。但是，督导师也需要鼓励治疗师去反思他们作为社会媒介时的反应，特别是那些少数民族的受督者可能会感觉到自己被迫使用浅层次的治疗方式来进行工作。R女士的治疗师也含糊地承认了她感觉自己变成了一个干预来访者外部情况的"社会工作者"，而不是一个处理更深层次的内在生命的心理治疗师。从社会经济公正角度来看待这个关于治疗与心理社会赋能的常见二元对立观点，能让治疗师和督导师更清楚地了解在与获得服务不足的移民来访者工作时采取一种社会媒介角色的重要性和尊严感。

3.文化过渡期的问题模式：作为文化或家庭调解员

文化过渡期的问题模式是交互性的，表现为结构性改变。这种改变原本可以帮助移民达成某些目标，却逐渐僵化并损害了个体或家庭的部分功能。例如，将孩子留在故乡由祖母照看可能是一个因地制宜的选择，但这可能会在亲子分离期间让母亲、祖母和孩子陷入负性的三角关系之中，在其重聚后，他们的关系就需要进一步干预。

在正常的发展性应激方面，即使是变得更独立或是离家这种发展性过渡阶段，也可能会遇到很多问题。如果移民父母较为依赖他们的文化适应较好的孩子，并且把孩子作为自己的文化中间人，那么对他们来说，与孩子渐渐分离可能会更难。分离／个体化的困难可能会在不同生命周期的过渡阶段出现，例如婚姻、致命疾病或死亡等（Falicov，1997）。

有研究显示，文化适应性应激和亲子文化差异可能在拉美裔青少年自杀行为中起着重要的作用（Smokowski & Bacallao，2011；Zayas，2011），这些自杀的拉美裔青少年也比他们的兄弟承受着更为严苛的控制。在存在亲子文化冲突的亚裔家庭中，男孩与女孩的自杀企图比率相同（Lau，Jernewall，Zane & Myers，2002），可能是因为亚裔家庭对孩子的限制与性别无关。

为了应对代际与性别方面的问题，督导师需要与治疗师一起承担起文化调解员或家庭中间人的角色。在这个角色中，治疗师可以将当下的问题模式定义为文化过渡期应激。督导师可以帮助治疗师找到一种恰当的方式，去促使家庭成员反思彼此之间基于文化的行为，帮助其理解冲突的合理性，促进妥协与协商，纠正或缓解因移民和文化过渡而导致的结构性失衡。在讨论胜任力4时，我们提及的詹维尔和他父母的案例就很好地解释了这一点。

4.跨文化功能失灵模式：作为治疗师

功能失灵的家庭模式可能会因为移民及文化适应性应激而更趋恶化，不过这通常是普遍性的，至少是跨越国界的属于全人类的问题范畴。某些特定的重复且僵化的行为、发展性困局、等级失衡或者人际界限问题，可能是具有各种功能障碍的个体和家庭所共有的，这些问题与慢性抑郁、精神疾病或情绪障碍都有联系，像其他家庭一样，移民家庭带着这些问题进入治疗当中。当然，内容、意义和应对策略可能会围绕着特定的文化主题。此外，许多与文化相关的综合征也有着属于自己文化的解释与治疗方法（Falicov，2014）。

当治疗师遇到超越文化模式的功能失灵行为时，使用一些普通或者主流的临床工作技巧，同时设立适应文化定义的治疗目标可能会很有帮助。在某些情况下，治疗师可能会发现当下模式与文化偏好之间的联结，但却忽略文化有时候会遮盖或掩饰家庭互动过程中可能存在的问题。

在下面的案例中，父母关心孩子但以忽视婚姻为代价，母亲热衷于自我牺牲，母亲与孩子之间关系极端亲密。这些看起来是文化特征，但其程度高低、持续时间长短、行为的僵化程度，以及对家庭成员的关系所造成的影响，都已超越了正常的范围。

　　小弗兰克，9岁，因为夜惊和多种恐惧被儿童医院转介至某门诊诊所。督导师获取了MECA家谱图中所需的信息。G女士在危地马拉出生并长大，她在20多岁前一直生活在自己的国家，与其母亲有着深刻但矛盾的依恋关系。她的母亲不希望已然成年的她离开家，因为担心她不上学后会与其他人发生性关系。G女士30多岁时遇到了G先生，一位年长的单身男性。但是，她觉得只有在她母亲去世后，她才能嫁给他。母亲去世后，她在41岁时嫁给了G先生，并随他一起移居到了美国。G先生出生于洪都拉斯一个贫穷的家庭，年轻时常常混迹街头，他能够应付很多事，但对别人很不信任。在小弗兰克出生之前，两人的婚姻生活过得很顺利，但小弗兰克出生后，母子二人关系十分黏着，导致父亲被排斥在外。

　　这个家庭第一次尝试接受治疗，是因为小弗兰克进幼儿园后开始出现极度恐惧。小弗兰克在不同的机构尝试接受过治疗，到他6岁时，母子二人同时精神疾病发作，被迫住院治疗并摄入了高剂量的镇静剂。那时，精神科医生感觉这个案例几乎毫无希望，并建议将这个男孩送至其他亲戚处抚养。尽管男孩母亲说离开儿子就相当于让她去死，这对夫妻还是接受了这个建议。一段时间以后，G女士开始康复，她与丈夫的关系也开始好转，但好景不长，亲戚对他们说，小弗兰克开始做噩梦了。于是，母亲将男孩带回家，接着，男孩再次替代了父亲。回家之后，小弗兰克开始害怕去任何地方，甚至包括卫生间。母子成了不可分割的单元。

　　尽管督导师与治疗师都观察到这个家庭组织与家庭生命周期中主要的文化模式，但他们并没有被亲密的家庭关系或正常的母子依恋的文化面具所困。这个家庭的模式看起来像是一种压抑的共生关系，没有给个体自主性留有任何空间。治疗师和督导师一起制订了多层面跨学科的治疗计划，包括母子两人的药物治疗，与学校方面的合作，尽可能让小弗兰克多待在学校。同时，夫妻治疗也被推荐，包括个人会谈与家庭会谈。在这个例子中，治疗计划更注重个体与家庭单元的内部工作，而非移民、文化多元性或社会公正方面的问题。

特别针对移民的胜任力4: 根据来访者处于移民／文化适应过程中的不同阶段选择工作方法

移民家庭中的每一代人在文化过渡中的经历总会有些规律。当比较第一、第二和第三代移民家庭模式时，文化适应与同化过程中的改变是十分明显的（Falicov，2014；Landale & Oropesa，2007）。胜任力3中所建议的治疗师角色也差不多适用于第一至第三代移民不同阶段的文化适应过程。然而，在胜任力4中，治疗师的角色与相对应的行动策略会更加宽泛，因为每一代人都具有特定的问题与相对应的干预方式。移民问题与文化在每个阶段都会出现，但它们会以不同的形式与强度出现，治疗师可以运用表5.3所显示的各种策略与角色。

表5.3　不同移民阶段的工作思路

第一阶段：社会媒介	第二阶段：文化或家庭调解员	第三阶段：文化整合者
·探索自发的仪式（旧仪式和新仪式）	·对模糊不清的丧失／冻结状态的叙事	·仪式再生和传播
·倡导／文化经纪人	·包含创伤	·提高弹性
·联结／协助者	·处理边界的模糊性	·澄清价值
·危机干预	·平衡性别和代际等级	·文化身份议题
·帮助重建生态秩序	·文化哲学家	

因为家庭由两代或三代组成，所以对每一代人的议题我们都需要去理解。下面的案例描述了由文化过渡期引发的交互模式（同样也存在一定的文化和情境模式），而治疗师承担起文化家庭媒介的角色，平衡代际等级，好像一位文化哲学家在工作。

詹维尔，16岁男孩，因为持续逃学被转介至学校的实习咨询师处。咨询师是一位具有一半葡萄牙血统的第三代男性移民，他在督导中是这么叙述的：9年前，为了提高家庭经济水平，詹维尔一家从墨西哥提华纳移民到了加利福尼亚州圣地亚哥市，他家里有父母和4个兄弟姐妹。詹维尔能说双语，因此成了家庭与外界之间的翻译，但他更喜欢说英语，并且明显比他的父母文化适应得更好。父亲在咨询开始时不断抱怨詹维尔不听话，抱怨他不帮助他的母亲，也不尊重自己的父母。母亲似乎也同意父亲的观点，尽管她有反驳说她在家里并不需要太多的帮助。每当父亲强迫他服从自己时，詹维尔就会变得更加叛逆，威胁父母说自己要辍学去找工作。因为詹维尔更适应美国的文化，他在外部世界中比自己的父母拥有更多的力量——这种地位很容易扰乱家庭的等级。

MECA家谱图显示父亲希望在移民后作为一个汽车技师创立自己的小生意，但他没有成功，因此只能通过不稳定地打短工来支持家庭。尽管他珍视自己的能力与诚实（他十分骄傲地展示了很久以前原公司顾客为他写的推荐信，这封信他一直随身带着），他拒绝在美国工头管理的公司工作。在他看来"他们（美国人）从来不尊重我们墨西哥人，你为他们工作，他们就会来压榨你"。很明显，父亲的雇用潜力受到了歧视经历的影响。也很有可能因为他无法供养家庭，他在家庭中的领导地位也被削弱了。这里的难题在于，在讨论这个问题的同时，如何不再让他感到进一步被贬低。

我建议治疗师去反思理论上的以及他个人的MECA图谱与这个家庭及其成员的图谱之间的相似与差异。他关注了家庭组织与家庭生命周期模式中的文化多样性，因为这两个方面在治疗联盟中出现的问题最多。他倾向于低估父子移民经历与家庭环境差异中明显的社会政治因素。作为一位年轻男性，并且还是逐渐脱离了移民影响的第二代移民的后代，咨询师感觉更认同青春期移民来访者所面临的困境，认同他希望获得在工作中证明自己的自由。因此，咨询师无法共情或喜欢来访者的父亲，他认为这位父亲对儿子过于严苛专制，而对妻子也过于专断。受督者很想在这些方面挑战詹维尔的父亲，但对自身家庭与来访家庭的社会经济地位与文化异同的反思促使他向督导师寻求指导。

我询问受督者，是否可以想象挑战父亲地位所带来的不同后果，或者更准确地说有哪些面质能够让父子间紧张且等级差异的关系发生新的变化。受督者明智地总结说这么早面质会对与父亲的治疗联盟产生很大的破坏风险，因为父亲很有可能会觉得他站到了儿子的那一边。取而代之的是我们都同意现在父亲需要首先被承认与肯定。我们一起探讨有哪些方式可以肯定父亲对这个家庭的贡献，因为他对儿子严苛的态度和对妻子的保护欲可能部分来源于在传统家庭中作为男性角色被削弱的感受，也部分来源于在所在国受到的基于肤色和移民身份的歧视。

我向受督者指出，在一些针对墨西哥男性的研究中发现专制的态度与被削弱的自我价值感有关（Hondagneu-Sotelo & Meissner，1997）。治疗师决定向父亲表达对他由衷的尊敬。在这个欺诈横行的社会中他坚守着自身的正直，在环境造成的经济困境下他依然保持着对自身民族身份的骄傲认同。治疗师随后问他，他的家庭是否欣赏他，是否能像他的顾客一样为他写一封推荐信。父亲显然感动了，并且回答说他不知道。

听到这段对话，我赞美了治疗师在这次干预中表现出的善意。我也问他，是否能找到机会来重构儿子的叛逆行为，将这些行为看作对家庭的照顾与担忧的表现。可能儿子尝试着长大并以一种美国的方式来行动，但这些行为所体现的对家庭的忠诚和团结与美国价值观中的个体主义或"自私"截然相反，明显来源于他父母的成功教导。父母与詹维尔之间的冲突因此可以被看作一种因为价值观差异而在移民父母与孩子间常常出现的"文化过渡期的误解"。治疗师受督导师启发，在治疗中提及了自己家庭中所产生的这类误解；这个共情性的自我暴露引发了在治疗中对各自价值系统利弊的哲学讨论（见表5.3中的文化或家庭调解员角色）。

　　治疗与督导过程包括学习作为一个文化家庭媒介如何以积极的态度去欣赏不同的观点，创造联结的桥梁，强调个体优势中的相似之处，缩小父子间、治疗师与家庭之间，当然也包括治疗师与督导师之间的文化差距。同样，也有必要降低儿子的权力地位，与此同时鼓励他在特定领域发展自主的权利，但也需要尊重父母在其他领域的权威。作为社会媒介，治疗师必须与父母一起工作，移除阻碍父亲在找工作中遇到的情绪或现实障碍。他还寻求与詹维尔学校学业咨询师的合作，一起制订詹维尔的未来教育计划——一种比辍学打工支持家庭经济更具发展性优势的途径。

特别针对移民来访者的胜任力5: 督导师与受督者对于移民／文化适应过程的自我反思

　　在第二章，我讨论了对治疗师来说解构文化和社会政治议题的重要性，并且提出了在此方向上的一系列步骤。受督者与督导师之间重要的互动是从专业与个人经历层面讨论每个个体关于移民和文化适应的议题。在这样的对话中，包含文化改变过程中与价值观相关的部分尤为重要。大量的出版物能够为治疗师提供反思性实践的提纲，例如信念系统、态度与技巧、特权和种族反移情的文献（Collins，Arthur & Wong-Wylie，2010；Roysircar，2004）。

　　尽管家庭才是文化协商改变的最终决定者，治疗师与督导师也会不可避免地将自己个人的和专业性的价值观、观点与经历带入与来访者的文化碰撞中，从而影响文化改变的过程。治疗可以被看作一个促进文化适应、肯定自身种族、处理文化困境或达成双重文化主义的舞台。在表5.4中所展现的文化改变模型能够帮助我们组织这些讨论。

表5.4　治疗与督导中的文化改变模型

模型	治疗师与督导师的关注点
文化适应	适应能力
文化主义者	种族的再确认
改变改造	文化困境
混合协调	双重文化主义

资料来源：*Latino Families in Therapy*（2nd ed., p. 156），by C. J. Falicov, 2014, New York, NY: Guilford Press. Copyright 2014 by Guilford Press. 经授权后引用。

　　我会和受督者讨论这些问题，从讨论中了解他们的偏好，同时也会展现出我自己的偏好。我可能会褒奖双重文化主义的可贵之处，包括证明双重文化优势的研究，如其在亲子关系中所带来的好处（Smokowski & Bacallao，2011），还有我自身在与个体、伴侣和家庭工作时的倾向。在第二章中，我总结过那些关于发展双重文化身份对少数族裔治疗师带来优势的文献。在这里，双重文化身份是指尊重自身种族群体文化，并将其与锚定于主流文化中的职业身份相整合的自我身份认同。这就要求治疗师从文化多元性、社会公正角度理解自身的处境，并遵从文化与社会的改变。这个过程旨在赋予受督者力量，包括处理督导关系中的权力差异，从而帮助他们准备好为来访者赋权（Porter，1994）。

　　这些问题与另一关键因素相互吻合。Schwartz，Domenech Rodriguez，Field，Santiago-River 和 Arredondo（2010）提请大家注意，当受训心理治疗师和来访者说同一种语言和／或拥有相似文化背景，但与督导师不同时，这种当下常见的情境就可能会引发伦理的困境。首先需要考虑的职业伦理问题是受督者／督导师在语言和／或文化方面的胜任力。语言能力是受督者是否有能力完整地将治疗过程翻译给督导师的关键。但心理治疗师的语言能力不能等同于文化胜任力，比如说，一个乌拉圭治疗师可能会说多米尼加共和国来访

者的语言，但可能完全不了解来访者的文化或他所面临的移民应激
（Castano，Biever，Gonzalez，& Anderson，2007；Field，Korell-Chavez，
& Domenech Rodriguez，2010）。另一方面，一个治疗师可能对来自某
个不同文化的群体有很多经验，但并不能熟练掌握他们的语言。其他
心理治疗师–来访者语言匹配度的伦理问题包括询问受督者是否愿意
用另一种语言工作，从而保证他们没有被强迫和／或被歧视的感觉，
因为有些少数族裔治疗师会产生这样的感觉。另一个针对心理治疗师
的公正问题是将知情同意书、医疗／法律文书等的翻译与提供心理治
疗区分开来。

极少的督导师接受过针对特定文化与语言的专业培训，或具备相
关临床经验完全胜任给少数族裔治疗师和来访者提供督导。督导师与
受督者来自相同少数族裔群体的人数在不断增加，比如说拉美裔督导
师与拉美裔受督者，但这种督导二元关系并不能保证督导匹配的成功，
因为这不仅仅是关于特定领域的培训，更是关于双方对复杂的自我认
同过程的意识，例如理想化或模糊的人际界限等。Field 等人（2010）
发展了一个有帮助的督导整合模型，将这些复杂的问题都囊括在内。
它包含了以督导师与受督者特定胜任力为核心的多元文化督导模型和
关于督导师与受督者族裔身份认同的综述，并整合了督导的发展理论。
对于跨语言、跨文化的督导，机构需要认真考虑督导的模型与程序，
以确保带到督导环节的内容翻译准确，并对督导师与受督者在文化与
情境议题方面的胜任力进行充分探讨。

特别针对移民的胜任力6: 觉察对来访者的文化评估与治疗中以及在督导关系中可能犯的错误

在观察一种文化模式时，治疗师与督导师很有可能因为成见而落
入四种错误。表5.5列出了一些常见的错误。

表5.5 治疗师和／或督导师在评估中的错误

错误类型	表现形式
种族中心主义（普适主义者）	• 简化为普适过程的还原论
种族刻板印象（文化主义者）	• 简化为特定文化成见的还原论
生态救援	• 过度回顾
	• 过度好奇
	• 削弱帮助性
人际偏袒	• 一个个体
	• 家庭子系统
	• 根据性别或代际推断

资料来源：*Latino Families in Therapy*（2nd ed., p. 99），by C. J. Falicov, 2014, New York, NY: Guilford Press. Copyright 2014 by Guilford Press. 经授权后引用。

在我早期的一些文章里，我概述了跨文化治疗中两种常见的错误——种族中心主义和种族刻板印象（Falicov，1983）。

种族中心主义，其将文化差异最小化，认同种族中心论就意味着以自身的文化来评判不同的文化模型，并认为自己的文化具有普适性。我用希腊字母 α 来标注这种错误。这种普适主义的观点会导致临床工作者忽视重要的文化与环境差异，尤其是当它们与主流理论和应用出现不同的时候。差异常常与病态混淆。

与其相反的错误则是我标记为希腊字母 β 的**种族刻板印象**。这种错误夸大了文化差异。这种错误来源于对特定种族成见的过广过快的泛化，这会导致治疗师和／或督导师对自身文化胜任力产生错误的自信。这种文化主义的观点并没有考虑到每种文化内都存在各类不同的模式，有一些是起作用的，有一些不再起作用。比如说，治疗师和／或督导师可能错误地接受任何程度的相互依赖关系，将其视作在集体主义文化正常预期范围之内，而实际上这种相互依赖的关系可能已经过分夸张了。本章胜任力3中提及的小弗兰克的案例和胜任力7中将提到的维克特·奥蒂兹的案例很好地说明了种族刻板印象可能易犯的错误。

种族中心主义与种族刻板印象可能会导致治疗师做出草率的结论，而忽略了必要的治疗行动。

生态救援。当治疗师不知不觉地过度卷入，并着手为第一代或第二代移民家庭成员在更大的社会圈子中遇到的障碍解围时，却忽略了过度的帮助会让来访者失去自信心。就算作为一个社会媒介，治疗师的关怀也应为家庭成员赋能，使其主动做出积极适应的改变。胜任力2中R女士的案例就很好地体现了这一点。

人际偏袒。要么对个人，要么对家庭子系统，治疗师出现这种失误通常发生在来访者性别或年龄与治疗师相仿时。胜任力4中詹维尔的案例就很好地说明了这种潜在的失误。移民和文化胜任力要求治疗师与督导师时刻对这些在跨文化治疗中固有的可能隐患保持警觉。

特别针对移民的胜任力7：将移民作为一种复杂的过程，并与MECA其他领域整合在一起——生态情境、家庭组织与家庭生命周期

移民是MECA模型中的一个领域，其他领域包括生态情境、家庭组织与家庭生命周期。治疗和督导的整个过程包括对移民情况还有治疗师、督导师和来访者的文化地图的核查。这些文化地图整合了有着密切联系的四个领域（见第二章）。在本章中，我描述了一个案例，其中包括了家庭、督导师和治疗师的地图，并且考虑到治疗情境和督导情境中不同领域及不同参与者的交互影响，在此基础上提出了工作思路。MECA家谱图让每个家庭的具体信息都在四个领域中显示出来，使得家庭的重要问题快速可视化，同时也可以比较治疗师和督导师的地图，正如第二章MECA地图中所描述的那样。

MECA在各领域的应用实例

接下来这个隐去身份的案例描述了受督者常常会遇到的复杂问题。维克特·奥蒂兹一家由26岁的母亲伊莎贝尔、29岁的父亲维克特和两个小孩——6岁的尤兰达和2岁的麦格德兰娜组成。这个家庭遇到的问题是父亲维克特被指控殴打尤兰达，并被校方上报至儿童保护机构（Child Protective Services， CPS）。因为证据并不确凿，所以CPS将这个家庭转介至当地心理健康中心接受咨询。在那里，这个家庭的咨询师正在接受我的督导。维克特十分详细并直接地表达了他对学校干预和被转介至CPS这两件事的不安。他认为自己的权利受到了侵犯且家庭生活也遭到陌生人的干涉，并因此感到愤愤不平。他没有否认打过尤兰达，但是他辩驳说这是他和妻子因为对女儿不断抱怨并拒绝吃"母亲做的饭"而感到沮丧。他的妻子伊莎贝尔不太说话，但看上去默认了维克特的观点。

移民

七年以前，维克特夫妇从墨西哥中部的一个小镇移民到了加利福尼亚州圣地亚哥北部的小镇圣马可，为了寻找经济更有保证的未来。移民记录显示，维克特最初一个人来到了加利福尼亚州，在找到了一些建筑和园艺方面的短工之后备受鼓舞。为了与伊莎贝尔结婚，他回到了墨西哥。他向伊莎贝尔生动地描述了在美国生活有多舒适，电视里质量上乘的家电产品都可以按分期付款的方式轻松购买。当时只有19岁的伊莎贝尔便与他来到了美国，在第一年找了当女佣的工作，但不久就怀孕了。这对夫妻很担心如果没有大家庭的帮助，他们无法从经济上或感情上应对新生儿的到来。于是，他们回到了墨西哥，并在维克特的父母家一起生活了10个月。但经济状况的不断恶化又引发了他们回美国的念头。出于现实与经济方面的考量，维克特想让伊莎贝尔将孩子尤兰达留在墨西哥，让孩子的奶奶朱安娜来照顾。伊莎贝尔对这个建议不太能接受，但维克特辩称如果不用照顾尤兰达，妻子就可以继续在美国工作。维克特也害怕因为伊莎贝尔太年轻又不懂英语，如果尤兰达在美国出现什么紧急状况，她没有办法处理。由于维克特（和他母亲）施予的巨大压力，伊莎贝尔最后默默同意了。最终的安排，就像是墨西哥文化中常见的那样——在最初移民期间，孩子留守在原来的国家与大家庭待在一起，之后再与父母重聚。4年后，这对父母怀上了第二个孩子，伊莎贝尔决定放弃工作并将尤兰达带到圣地亚哥来。奶奶很不愿意。尤兰达也不愿意。这次女儿和奶奶赢了（维克特也继续站在了他的母亲这一边，将母亲的意愿置于妻子的意愿之上）。又过了一年，尤兰达应该上小学了，伊莎贝尔再次表示要将女儿带来美国，她认为她的孩子应该在美国接受更好的教育，这一次伊莎贝尔赢了。

在尤兰达移民并与父母重聚4个月后，他们一家开始寻求心理健康方面的帮助。这个孩子一到美国就开始在吃饭的时候发脾气。她讨厌很多食物，并且常常不吃东西。她也拒绝叫自己的父母"爸爸"和"妈妈"，因为她一直叫自己的奶奶"妈妈"，并且认为她的父母是自己的兄弟姐妹。最开始治疗师猜测——她也和督导师讨论过——尤兰达一定是想念奶奶做的墨西哥菜的味道了。但这个猜测被证实是错误的。相反，伊莎贝尔做墨西哥菜很拿手，反而是奶奶常常用外面贩卖的糖果来放纵尤兰达对甜食的嗜好。

生态情境

督导师要求治疗师去询问这个家庭目前的生态情境。治疗师获取了以下信息。

　　维克特一家住在圣地亚哥郊区一个偏僻的拖车公园，那里还住着一些拉美裔邻居和一些工薪阶层的家庭。因为他们不稳定的经济状况，伊莎贝尔想要全职照顾家庭的愿望并不太可能实现。她在一个工厂找到了工作，并把小女儿麦格德兰娜送到厂里的托儿所。但是伊莎贝尔和维克特很难为尤兰达找到放学后托管的地方。因为工作，他们两人都没有办法在下午5点接回尤兰达。当校方告知维克特申请放学后托管的很多人还在等待，而他申请得已经太晚了，他对校方的这种冷漠态度十分愤怒。在治疗室，这对夫妇说他们怀疑学校因为语言沟通障碍和种族原因歧视他们。CPS 收到的报告的确证实校方对这个家庭"没什么好感"。因为不熟悉美国法律，他们认为校方对他们虐待儿童的指控是侵犯了他们的隐私，只不过是想赶走他们，并且将他们遣返墨西哥。这种恐惧可以在很多其他移民中看到，甚至包括那些合法移民。因为害怕、孤独、羞耻且也不擅长向机构求助，维克特一家感到无路可走。

家庭组织

　　当被问到为什么选择将女儿留在墨西哥，维克特回答："没有一种爱比一个母亲的爱更伟大了，血浓于水。"起初，他的回答让治疗师与我感觉十分困惑，因为在我们看来这句话与现实互相矛盾——是他竭力说服孩子的母亲伊莎贝尔将孩子留在墨西哥。但实际上他所说的母亲，指的是他的母亲而不是自己的妻子。对于维克特来说，他的直系血缘亲属是自己的母亲和自己的女儿，而不是他的妻子。他对母亲的忠诚与定义皆围绕着自己的母亲，而不是伊莎贝尔。因为他自身的墨西哥种族渊源和他罗马天主教背景，他的家庭组织形式一直围绕对代际联结的忠诚度，尤其是母亲与儿子之间的忠诚，这比婚姻忠诚更重要。

伊莎贝尔理解维克特离开母亲来到美国后的愧疚感和痛苦。她同情地解释说，维克特很担心如果自己拒绝留下尤兰达，自己的母亲会心碎而死。这种两代人之间坚实的纽带关系在很多将家庭团结看得比个人意志更重要，将人际关系看得比自我意识更重要的大家庭中颇为常见。这种大家庭的生活方式造成了在需要帮助时对家族系统的高度依赖，而非向外界求助。

然而，在这个国家单独待了几年后，可能因为伊莎贝尔在外工作，维克特一家的家庭观念也逐渐发生了转变，逐渐变为更适应当下文化的家庭模式，即逐渐更注重夫妻关系并更讲求平等。移民让他们开始互相依赖对方，向彼此寻求情感与实际的支持，而非依赖整个家族系统来帮助自己。

家庭生命周期

对于维克特一家来说，移民对家庭模式造成了巨大的改变。这种改变与正常的生命周期过渡期交织在一起，如早婚，从而引发令人困扰且复杂的应激反应。当维克特和伊莎贝尔刚结婚离开墨西哥时，还是一对年轻的夫妇，并深受原生家庭模式的影响。对自己家庭的责任感与离开带来的愧疚感折磨着他们，这让他们十分需要得到自己父母的肯定。对于维克特来说尤其如此，因为他是移民的最初发起人。如果他们待在墨西哥，很有可能婚后的维克特和伊莎贝尔依然会与原生家庭紧密联系。当他们年龄增长时，他们会有更大的自主性和更高的个人威望。维克特对自己母亲的孝顺可能会体现在一周探访母亲几次，在经济上提供帮助，并在周末带着孩子来看她的奶奶。在移民时将女儿留在家乡可能确保了某种程度上自身存在的延续，尽管身处远方与家人分离，他依然可以象征性地对家庭尽忠。

对于许多移民家庭来说，移民抹去了一段在故乡三代人可能互相合作或可能互相冲突但几乎总是互相陪伴的生命周期。这对年轻的父母，尤其是伊莎贝尔，尝试在发展过渡期（例如再次怀孕和第二个孩子出生）重新带回尤兰达。伊莎贝尔的尝试失败有几个原因：缺乏丈夫的支持与他对自己母亲高度依恋，而伊莎贝尔也认同这点；伊莎贝尔自身对回家失败之后第二次离家的愧疚与矛盾感；现实与经济的限制；以及奶奶与孩子的抗拒。一段时间后，两个自然的发展过渡过程让伊莎贝尔希望再次与尤兰达重聚的尝试变得合理：首先，另一个婴儿的出生巩固了维克特一家作为家庭单元的稳定性，并且更确立了伊莎贝尔作为母亲的身份；其次，尤兰达即将上小学也是实现这个小家庭与整个家族的移民梦的一部分——在新的国家为他们的后代提供更好的教育与未来。

治疗师的地图与督导师的地图

在仔细考虑治疗 / 督导过程之前，让我们来观察治疗师的地图。这张地图包括她对四个关键领域的理解，此外她与家庭的交互影响、她刚开始形成的假设、她与她的家庭独有的交互影响等也都会被带入咨询室来。因为治疗师与督导师的交互二元关系在治疗和督导过程中也在不断协同工作，所以督导师对移民与文化的自我意识也至关重要。

治疗师是一个24岁的受训社工，她是第一代墨西哥裔美国人，她的父母在30年前来到了加利福尼亚州，在她之前已经养育了6个孩子。她说西班牙语有些费力，但能听懂。说英语确实让她更舒服些。她能理解影响墨西哥人与美国人家庭的价值观，但也将她受训时接受的心理健康模型带入了治疗之中，这种模型更重视小家庭中的亲子关系，自主重于互相依赖，男女关系或亲子关系中平等重于互补。

从她的世界观出发，治疗师已经有了三个心理假设。第一，因为在关键发展期的分离历史，父母与尤兰达之间的联结是不足的。因此治疗师对于分离这件事审辨性态度并不令人惊讶。第二，尤兰达的父亲对自己的母亲有一种"病理性"的依恋，并对自己的妻子缺乏共情。第三，妻子对自己的丈夫太过服从，她需要更有主见一些。作为一个理解框架，这些假设都是一些合理的猜测，也确实能够作为治疗的一部分。但是它们本质上是存在缺陷的，同时还带着相当程度的价值判断。除此之外，这些假设也缺乏对这个家庭与由治疗师与督导师代表的治疗文化之间的异同的比较分析。

第一个假设似乎是最有希望的治疗起点，因为它涉及了三个家庭成员，甚至也包括了新出生的妹妹。同时它也是最积极、最不带谴责意味的，而且这与尤兰达的进食问题，还有她父母两极化的，且兼具惩罚和保护性的反应中彰显的分离 - 重聚模式也关系密切。另外两个假设则至少部分建立在墨西哥男性与母亲和妻子的关系，以及对女性的直接或补充性反应的种族刻板印象（与治疗师的个人感受）之上。这两个假设充满了愤怒与不认同，彰显了治疗师对于维克特的批评态度。

作为督导师，我透露了自己的移民叙事和对墨西哥集体主义文化的个人与专业理解。我知道将孩子留在故乡已经在这个全球化的现代成为经济移民们的常见做法（Falicov，2007，2014）。我也知道对于个体的整个人生来说跨代际关系十分重要。在督导中，我鼓励受督者尝试想象如果这个家庭依然留在自己的村庄中，他们在自己文化模式（尤其是他们的家庭组织、生命周期期待和生态情境）中的人生可能是什么样的。我也要求受督者根据这对夫妻的移民叙事，去想象在当时还有此时这个小家庭与大家族所处的心理状态。这种想象让治疗师能够以一种更具弹性、更共情、更好奇且也更少批评的态度来对待这对年轻的父母。我们也在之后讨论哪些模式符合治疗师应采取的不同角色——作为文化观察者、社会媒介、家庭文化调解员还是治疗师——并如何在治疗过程中的不同时机或角度来整合这些角色。

治疗过程

在最开始，这对父母可能认为治疗师和校方串通一气，只想要找到他们的差错然后可以"摆脱他们"。这种防御且怀疑的感受让父母团结在一起想要一起打败"侵入者"——维克特挑战了年轻的治疗师并问她，当她不愿意透露任何有关自己的事情时，她有什么理由来让他们开口。这种"攻击"偏离了我们正常的习惯性文化礼仪：这个家庭可能将治疗师看作一个潜在的威胁。治疗师很担心治疗陷入了绝境。在这种僵局下，她又怎么能够对这个家庭进行一个有效的评估呢？治疗师告诉我这个家庭感觉到了孤立、愤怒与脆弱，他们要求我与他们会面。她感觉到要正确评估当下问题这个任务对她来说太难了，特别是这一家人都如此不合作。当治疗师感觉到被来访者难倒的时候，我通常会同意和治疗师一起做一次访谈，因为我相信大部分训练和督导是通过模仿与观察一个有经验的治疗师进行工作来达成的。从伦理角度来说，我也感觉我需要同时帮助这个来访家庭和治疗师来让治疗更有效地继续。

1. 工作思路：作为社会媒介和文化媒介——探索并澄清与歧视相关的感受

当所有人会面时，我表达了对维克特在歧视经历中愤怒与恐惧的理解。我赞扬了他们的愤慨，并将其看作对压迫的反抗行为。但我也告诉他们，弄清CPS有关虐待儿童法规的信息很重要，并强调这些法律规定适用于所有的民族、种族与社会阶层。我举了一些美国父母的案例，这些家庭的孩子在CPS的严格审查后被带离了家庭。听到这里，也了解了美国政府对"孩子的最高利益"的解释后，伊莎贝尔和维克特很明显放下了他们的防备。这种文化信息让他们能够对我们的询问变得更加开放，并采取必要的步骤来配合法律要求，接受整个过程中我们作为社会媒介的帮助。这些步骤包括参与家长课程和家庭治疗来帮助尤兰达与家庭的融合。

2.工作思路：探索体罚的意义

治疗师报告说她探索了父母个人以及尤兰达遭受身体虐待的历史，她发现这次体罚是父亲第一次为维护母亲强硬地对付这个爱抱怨的孩子。父母双方小时候都没有挨过打，只是偶尔被轻轻地打屁股。作为治疗师与督导师，我们也很担心维克特的愤怒，我们想知道伊莎贝尔或甚至尤兰达是否可能因为众多原因隐瞒了身体虐待的程度，如为了保护家庭，因为外界可能对他们有歧视或可能遣返他们。这种隐瞒和沉默也可能是由于害怕维克特可能对她们做出的报复。

3.工作思路：在个体治疗过程中为暴露创造安全氛围

为了探查是否存在虐待，治疗师分别与每个家庭成员会面，尽管个体治疗并没有发现新的信息，但这给予了妻子和孩子能够自由分享自己忧虑的机会。个体治疗也能够提升治疗师与每个家庭成员之间的关系，而治疗师也可以在后期利用这些她收集到的信息对这个家庭的很多积极方面进行肯定：他们对彼此的关心和兴趣、对自己家庭的自豪和为所有成员做出正确选择的渴望。治疗师很明显能够从基于缺陷的角度转换为基于优势的角度进行工作。

4.工作思路：将体罚重构为家庭重聚的应激

治疗师已经逐渐变得更有信心迎接家庭重聚所带来的挑战。然后，我建议她可以把父母与尤兰达、学校和儿童保护官方机构之间的问题看作"家庭重聚问题"与"文化转型"。治疗师直接表达了对维克特尝试帮助伊莎贝尔让尤兰达吃东西的支持，同时对他使用的方式表示不赞同。利用认知疗法，父母双方在咨询师的协助下一同讨论并在黑板上写下尤兰达进食问题的其他可能的原因，并不再只感觉尤兰达是个"坏孩子"或被奶奶"宠坏了"。治疗师帮助父母拓展了其他可能的解释，例如尤兰达可能很紧张不安，可能是因为对近期的移民产生的创伤性应激反应，她再也看不到很多熟悉的面孔、场所和东西，特别是她的奶奶。

5. 工作思路：确认儿童的移民应激反应

尤兰达正经历着她自己都无法识别的移民后产生的创伤，还有远离挚爱的奶奶所带来的沮丧感。她的父母完全没有意识到孩子的内在状态，并缺乏对孩子经历的痛苦、丧失和受到的文化冲击的共情。确实，进食障碍在某种程度上可以看作心理应激的躯体化，这种关系具有文化一致性（例如因压力导致的胃部问题），而且父母也比较能理解。当治疗师对每个家庭成员困难的共情不断增加时，尤兰达父母对女儿所经历的失去和困惑的共情也在不断增加。除此之外，伊莎贝尔也开始解开因对婆婆的敌意而在母女关系中产生的心结。

6. 工作思路：辨识家庭核心化的进程

尽管丈夫的方式很粗暴，但是他的确是希望帮助妻子建立对女儿的影响力，因为就像他说的"尤兰达现在是我们的了"。治疗师在督导师的支持之下，强调了丈夫冒着让自己母亲失望的风险在共情和支持妻子方面做出的积极转变。这种父母联盟的强化过程可以被理解为向丈夫-妻子模式的家庭组织转变的行动。

7. 工作思路：在新的生态情境中为家庭赋能

维克特一家还面临着少数族裔父母常会遇到的另一个困境。政府要求那些与 CPS 打过交道的家庭接受育儿培训，但治疗师在维克特与伊莎贝尔居住的地方只找到了英语授课的课程。令人惊讶的是，维克特逐渐产生兴趣，希望将这个令人难受的经历变成一件有用的事。他觉得其他只会说西班牙语的父母可能都不清楚美国的《儿童保护法案》

及其背后的心理原因。维克特和伊莎贝尔希望我们找到一个说西班牙语的专家来为他们和其他父母建立一个团体。他们也为这个团体的发展提供了帮助，他们邀请在工作场所或拖车公园遇到的其他父母参与到这个团体中来。

受督者自愿协助带领这个团体，他们在当地一家教堂碰面。对这个家庭和治疗师的赋能源于对生态龛位中要素的理解，以及因为这次糟糕的境遇而发现的在家庭内部与外在机构的潜在家庭和社区资源。督导师也感到十分高兴，因为在这个移民家庭案例中，文化多元性和社会公正因素被很好地整合到评估和治疗的过程之中。

结　论

本章主要介绍了七种特别针对移民的胜任力，这些胜任力能让督导师与受督者更有效地与移民来访者和他们的家庭进行工作。这些胜任力包括关于来访者的以及关于受督者与督导师之间互动的概念性议题、工作思路，还包括有助于评估与治疗的工具。本章也提及了在与移民工作的过程中可能存在的固有偏见和错误。本章还通过列举在治疗中来访者可能表现出的应激与优势，讨论了移民问题与生态情境、家庭组织和家庭生命周期的整合。我们提出的观点是督导师与受督者需要在多元文化和社会公正议题上获取特定的技能以及自我反思性的实践，才能为迎接不断增长的移民来访者群体的需求做好准备。

参考文献

American Psychological Association, Presidential Task Force on Immigration. (2012). *Crossroads: The psychology of immigration in the new century.*

Aron, A (1992). Testimonio: A bridge between psychotherapy and sociotherapy. In E. Cole, O. Espin, & E. D. Rothblum(Eds.), *Refugee women and their mental health: Shattered societies, shattered lives* (pp. 173-189). Binghamton, NY: Haworth. doi:10.1300/J015V13N03_01

Castaño, M. T., Biever, J. L., González, C. G., & Anderson, K. B. (2007). Challenges of Providing Mental Health Services in Spanish. *Professional Psychology: Research and Practice*, 38, 667-673. doi: 10.1037/0735-7028.38.6.667

Collins, S., Arthur, N., & Wong- Wylie, G. (2010). Enhancing reflective practice in multicultural counseling through cultural auditing. *Journal of Counseling & Development*,88,340-347.doi: 10.1002/j.1556-6678.2010.tb00031.x

Congress, E. P. (2004). Cultural and ethical issues in working with culturally diverse patients and their families: The use of the culturagram to promote cultural competent practice in health care settings. *Social Work in Health Care*, 39, 249-262. doi:10.1300/J010v39n03_03

Costantino, G., Malgady, R., & Rogler, L. H. (1986). Cuento therapy: A culturally sensitive modality for Puerto Rican children. *Journal of Consulting and Clinical Psychology*, 54, 639-645. doi: 10.1037/0022-006X.54.5.639

Falicov, C. J. (1983). Introduction. In C. J. Falicov (Ed.), *Cultural perspectives in family therapy* (pp. xiii-xix). Rockville, MD: Aspen Systems.

Falicov, C. J. (1997). So they don't need me anymore: Weaving migration, illness, and coping. In S. Daniel, J. Hepworth,& W. Doherty (Eds.), *Stories about medical family therapy*(pp. 48-57). New York, NY: Basic Books.

Falicov, C. J. (2002). Ambiguous loss: Risk and resilience in Latino immigrant families. In M. Suarez-Orozco (Ed), *Latinos: Remaking America* (pp. 274-288). Berkeley: University of California Press.

Falicov, C. J. (2007). Working with transnational immigrants: Expanding meanings of family, community, and culture. *Family Process*, 46, 157-171. doi: 10.1111/j.1545-5300.2007.00201.x

Falicov, C. J. (2010). Migration and the life cycle. In M. McGoldrick, B. Carter, & N. Garcia-preto(Eds.) *The expanded family life cycle: Individual, family, and social perspectives*(4th ed., pp. 336-347). Upper Saddle River, NJ: Prentice Hall.

Falicov, C. J. (2012). Immigrant family processes: A multidimensional framework (MECA). In F. Walsh(Ed.), *Normal family processes*(pp. 297-323). New York, NY: Guilford Press.

Falicov, C. J. (2014). *Latino families in therapy*(2nd ed.). New York, NY: Guilford Press.

Field, L. D., Chavez-korell, S., & Domenech Rodriguez, M. M.(2010). No hay rosas sin espinas: Conceptualizing Latina-Latina supervision from a multicultural developmental supervisory model. *Training and Education in Professional Psychology*,4,47-54.doi:10.1037/a0018521

Foster, R. P. (2001). When immigration is trauma: Guidelines for the individual and family clinician. *American Journal of Orthopsychiatry*, 71, 153-170. doi: 10. 1037/0002-9432.71.2.153

Hardy, K., & Laszloffy, T. (1995). The cultural genogram: Key in training culturally competent family therapists. *Journal of Marriage and Family Therapy*, 21, 227-237.doi:10.1111/j.1752-0606.1995.tb00158.x

Hartman, A. (1995). Diagrammatic assessment of family relationships. *Families in Society*,76,111-122.

Hondagneu-sotelo, P., & Meissner, M. A. (1997). Gender displays and men's power: The "new man" and the Mexican immigrant man. In M. M. Gergen & S. N. Davis (Eds.), *Toward a new psychology of gender: A reader* (pp. 503-520). New York, NY: Routledge.

Keiley, M. K., Dolbin, M., Hill, J., Karupassawamy, N., Liu, T., Natrajan, R.,… Robinson, P. (2002). The cultural genogram: Experiences within a marriage and family therapy program. *Journal of Marital and Family Therapy*, 28, 165-178. doi:10.1111/j.1752-0606.2002.tb00354.x

Kosutic, I., Garcia, M., Graves, T., Barnett, F., Hall, J., Haley, E., … Kaiser, B. (2009). The critical genogram: A tool for promoting critical consciousness. *Journal of Feminist Family Therapy*,21,151-176. doi:10.1080/08952830903079037

Landale, N. S., & Oropesa, R. S.(2007). Hispanic families: Stability and change. *Annual Review of Sociology*, 33, 381-405. doi: 10. 1146/annurev.soc. 33. 040406.131655

Lau, A. S., Jernewall, N. M., Zane, N., &, Myers, H. F. (2002).Correlates of suicidal behaviors among Asian-American outpatient youths. *Cultural*

Diversity & Ethnic Minority Psychology,8,199-213.doi:10.1037/1099-9809.8.3.199

McGoldrick, M., Gerson, R., & Petry, S. (2008). *Genograms: Assessment and Intervention*(3rd ed.). New York, NY: Norton Professional Books.

McGoldrick, M., Gerson, R., & Schellenberger, S. (1999). *Genograms in family assessment*. New York, NY: Norton.

Porter, N. (1994). Empowering supervisees to empower others: A culturally responsive supervision model. *Hispanic Journal of Behavioral Sciences*, 16, 43-56. doi:10.1177/07399863940161004

Rigazio-DiGilio, S. A., Ivey, A. E., Kunkler-Peck, K. P., & Grady, L. T. (2005) *Community genograms: Using individual, family, and cultural narratives with clients*. New York, NY: Teachers College Press.

Roysircar, G. (2004). Cultural self-awareness assessment: Practice examples from psychology training. *Professional psychology: Research and Practice*, 35, 658-666. doi:10.1037/0735-7028.35.6.658

Santiago-Rivera, A. L., Arredondo, P.,& Gallardo-Cooper, M.(2002). *Counseling Latinos and la familia: A practical guide*. Thousand Oaks, CA: Sage.

Schwartz, A., Domenech Rodriguez, M. M., Field, L. D., Santiago- Rivera, A. L., & Arredondo, P. (2010). Cultural and linguistic competence: Welcome challenges from successful diversification. *Professional Psychology: Research and Practice*, 41, 210-220.doi:10.1037/a0019447

Smokowski, P. R., & Bacallao, M.(2011). *Becoming bicultural: Risk, resilience and Latino youth*. New York, NY: New York University Press.

Thomas, A. J.(1998).Understanding culture and worldview in family systems: Use of the multicultural genogram. *The Family Journal*, 6, 24-32. doi: 10.1177/1066480798061005

Walsh, F. (2006). *Strengthening family resilience*(2nd ed.). New York, NY: Guilford Press.

Watts-Jones, D. (1997). Toward an African American genogram. *Family Process*, 36, 375-383.doi:10.1111/j.1545-5300.1997.00375.x

Weine S. M., Dzubur Kulenovic,A. D., Pavkovic, I., & Gibbons, R (1998). Testimony psychotherapy in Bosnian refugees: A pilot study. *American Journal of Psychiatry*, 155, 1720-1726.

Zayas, L. H. (2011). *Latinas attempting suicide: When cultures, families and daughters collide*. New York, NY: Oxford University Press. doi: 10.1093/acprof: oso/9780199734726.001.0001

在多重身份情境中深思社会阶层与社会经济状况：一条整合式临床督导路径

Nadya A. Fouad, Shannon Chavez-Korell

　　本章提出了被严重忽略的有关社会经济地位（socioeconomic status，SES）与社会阶层差异的议题，关注它们在督导过程中是如何呈现的，以及 SES 和阶层如何与呈现在督导三方关系（来访者、受督者和督导师）中的各种文化和社会政治身份互相影响。我们的督导路径在本质上是整合式的，同时结合了多维生态比较法（MECA；Falicov，1998；同见第二章）作为对督导三方关系中多元文化异同进行概念化的框架，再配以基于胜任力的督导法（Falender & Shafranske，2004；Fouad et al., 2009；同见第一章）来识别那些显示出重视社会阶层及 SES 的知识、技能和价值观。通常来说，督导及培训的一般假设是所有牵涉的个体都属于同一社会阶层，并共享同样的世界观。尽管本书（如第三章、第五章）也讨论了与种族、性别等相关的世界观差异，但我们的重点放在社会阶层如何塑造世界观，以及社会阶层如何影响督导过程的问题上。

　　社会阶层（social class）是指根据个人所拥有的收入、财富和资源，将其分成不同等级的群体（Fouad & Brown，2000）。因此在美国，个人会被划分为较低阶层、工薪阶层、中产阶层、上中产阶层及上层群体。每个社会阶层群体都有自己看待世界的特定方式，以匹配其成员获取资源和利益的能力。拥有更多资源的人会拥有使用这些资源的特权，往往就能获得更多的收入和利益，而拥有较少资源的人往往拥有较少的权力，限制他们获取财富，以及其他的一些人类所需，如健康、安全、平安等。最近美国在经济衰退的影响之下，围绕社会阶层的相关资源已经成为关注的焦点。2010年，略高于15%（4 600万）的美国居民生活在贫困中，计算可达52年以来最高的贫困率（美国国家统计局，2011）。**贫困率**（poverty rate）指年收入低于平均水平——22 314美元的四口之家的数量；尽管贫困率增加了，中产阶层的收入减少了，但顶层收入（超过181 000美元）水平却增加了（美国国家统计局，2011）。这种收入的不平等与不断上升的医疗保险比率导致中产阶层的萎缩。这种收支失调的情况在少数种族／民族群体中尤其残酷，总贫困率是15.1%，然而在西班牙裔／拉美裔中贫困率达到了26.7%，非裔美国人达到了27.5%，而西班牙裔／拉美裔及非裔美国人则更有可能没有医疗保险（分别达到31%和21%）以及收入不平等（美国国家统计局，2011）。

Liu（2012）认为，社会阶层的类别范畴不能准确地捕捉社会阶层的主观经验。在督导中，督导师与受督者可能会从不同的角度来看待来访者的问题、资源和提建议的机会，因此社会阶层的主观经验可能会在督导中成为焦点。设想一名工薪阶层受督者的督导师是属于上层社会的，而这名受督者正对一名挣扎在失业边缘的工薪阶层来访者进行治疗。这名督导师可能会对这名受督者表达出沮丧之情，因为他没能提出有关职业规划的行动建议来帮助来访者找到适合未来就业的相关培训。这名受督者不提出建议的原因可能是因为她或他认为对于这位来访者而言，眼下首要的问题是支付房租和购买食物。两方的反应都是由个人社会阶层的世界观塑造而成的，都没有错，而且可能对这位来访者而言都是合适的建议。但是，这个例子有助于说明社会阶层是如何影响督导的。本章中，我们提出了关于社会阶层的一个概述，尤其关注权力与特权方面，当督导三方中一名或多名成员隶属于不同的社会经济地位和／或社会阶层时，权力与特权就会被放大。我们还强调社会公正，以及临床医生（督导师与受督者）作为社会变化代理人的角色。

社会经济地位与社会阶层

种族、民族、性别和社会阶层被认为是个人生命中最具影响力的环境因素之一，有助于塑造他或她的世界观。尽管性别、种族和民族常常用来界定孩子在很早开始被社会化的方式，社会阶层常常被定义为个体在与他人的关系中获取的对自身的认知。然而，种族和社会阶层往往没有清晰的界定和概念化，人们经常会用一种说法代替另一种，或者采取一些措施混淆这两者（Fouad & Brown，2000）。其中一个原因是，种族常常被视为一个社会分层变量，在主流文化下种族／少数民族群体无论该个体实际社会阶层水平如何，都被视为较低的社会阶层。一些种族身份模型提出了一种理论，论述个体如何归属于与其他人世界观不同的特定小众群体（如，Cross，1971；Helms，1984；Ruiz，1990）。这些模型中有一部分整合了种族／少数民族群体对主流文化中的社会分层的接受与认可程度。

界定社会阶层

无论是在研究中还是实践中社会阶层都应该是被关注的、至关重要的变量，但当试图对其进行概念化和定义时却存在一个重要的问题。SES已经被用来衡量社会阶层，并被视为一个人可运作的资源等级（Gallo Matthews，2003），它通常包括收入、教育和职业。然而，社会阶层可能并不仅仅是由这三个因素组成的。Fukunaga、Umenoto 和 Wicker（1996）指出，社会阶层是由经济资源、声誉和权力组成的。显然，此定义超越了收入、教育和职业这三个因素，并捕捉到这个概念的内在本质。Liu 和 Ali（2008）认为，社会阶层已然涉及社会地位以及资源的获取途径。然而他们指出，根据社会阶层（如中产阶层、工薪阶层）将个体分成不同的群体，无法对阶层的心理体验或阶级优越论给个人生活带来的影响提供任何信息（这一点在与来访者的工作中极其重要）。

美国心理学会在2007年的《APA 关于社会经济状况特别工作报告》中指出，对于心理学家而言，理解个人经验和观点如何帮助塑造社会阶层也是同样重要的。此报告总结了大量文献，并且提到这些文献记录了由于物质资源获取途径有限所带来的影响：较高的抑郁率，较低的成就，以及众多身体和心理健康指数水平较低。Fouad 和 Brown（2000）回顾了社会阶层指数，涉及教育、工作、健康和子女养育，找到了社会阶层间水平相差悬殊的经验性支持数据。同样，社会阶层也有助于形成包括教育资源在内的资源获取途径，而且假设职业成就和抱负水平也会由此受到影响（Blustein et al., 2002）

差异化地位身份

既然种族身份和社会身份共同构成了一个人文化情境中的重要特征，那么就有必要建构一个综合性框架探讨种族和社会阶层所造成的影响。Fouad 和 Brown（2000）为此发展了一个**差异化地位身份**（differential status identity，DSI）的概念，将个体如何感知自身以及他们相信别人如何感知他们进行概念化。按照 Fouad 和 Brown（2000）所说，DSI 是指：

源于与指令性群体存在持续性社会差异的身份。该理论结合了种族与社会阶层的心理学维度与社会心理学维度，这两个维度是社会性的且在行为上有显著性，将个体及其群体内成员区别于群体外成员（p. 387）。

差异化地位身份的假设是其会随着人们在声望、经济和权力等社会变量方面与被感知的指令性群体的成员进行比较时发展。**指令性群体**（ordinant groups）是指拥有最高社会身份的社会群体，因此比社会中的其他群体占有更多的经济资源、权力和声望。在这些群体的基础上，其他群体被等级化地组织起来。DSI 概念仔细考量了多重社会层级变量对个人身份发展与心理社会结果所产生的动力性影响。因此，它被假设为代表了一种比种族、性别或阶层这些单独的概念更加全面的描述符号。DSI 的概念可以作为功能性框架来理解独立而又相互依存的文化取向变量所带来的影响，例如独立和相互依赖的自我阐释、个人主义和集体主义、种族身份、族群身份、文化同化和种族主义，以及歧视。因此，DSI 可能为心理学家研究社会分层在认同形成和心理发展过程中的角色提供帮助。

DSI 的概念结合了众多因素，包括经济、声望和权力因素，以此来概念化个体如何在社会地位中感知他们自己。**经济因素**包括：个体如何参与产品和服务的生产过程，影响这一参与度的资源，以及通过该参与获得的资源（Fouad & Brown，2000）。这些包含了经济安全和选择权、对物质和人力资源控制权大小以及富裕指标。**声望因素**展示的是个体和他们所属的群体在社会中被多大程度珍视和奖赏。这些因素包括职业声望、地位、对种族／民族和宗教群体的评估、消费行为，以及群体参与。最后，**权力因素**显示了个体决定社会观念的能力，包括对社会价值观的本质及其传播进行控制的量级指数与类型指数（Fouad

& Brown, 2000）。经济、声望和权力因素都在DSI中扮演各自的角色，因此应包含在概念化建构中。

社会阶层世界观模型

Liu（2002；Liu & Ali, 2008）发展了一种社会阶层世界观模型，该模型关注个体主观视角。胜于个体与外部世界的互动。Liu 与 Ali（2008）提出，个体塑造其关于自身的感知，他们"更多的是通过自我感知而非实际生活的客观情况来界定其社会阶层"(p. 167)。他们指出，个体生活在经济文化中，经济文化为他们提供不同类型的资本（如关系、技能）。经济文化对个体施加需求，设置期望。个体通过其自身的社会阶层世界观看待经济文化，这种世界观又发展成家庭、邻里和社区的社会化信息。

发展社会经济状况和社会阶层胜任力

督导的一个主要目标是培养受督者的专业胜任力，同时包含了临床和多元文化胜任力，因为获得临床胜任力离不开对多元文化的觉察、知识和技能（Kaslow et al., 2004；Sue, Arredondo & McDavis, 1992）。因此，督导师负责评估和促进受督者在人际间和治疗过程中对多元文化问题的理解，包括社会经济状况（SES）和社会阶层（Constantine, Fuerts, Roysircar & Kindaichi, 2008）。督导师观察、评估、提供反馈，促进受督者的自我评价，并通过教导、模仿和问题解决协助受督者获得知识和技能（Falender & Shafranske, 2004）。督导师为受督者提供了一个理想的机会和关系来进行诚实的自我反思，并且关于社会阶层以及呈现在督导三方关系中的社会阶层因素如何与一系列的文化和社会政治因素互动进行开放的讨论。

胜任力基准（Fouad et al., 2009）是一个有用的框架，为有意义地讨论在督导三方中 SES 与社会阶层的影响打下了基础。运用基于胜任力法时，八个功能性胜任力范畴（即评估 / 诊断 / 概念化、干预、顾问会商、研究 / 评价、督导、教学、倡导，以及管理 / 实施）与七个根本性胜任力范畴（即反思性实践 / 自我评价、科学知识与方法、关系、道德和法律标准 / 政策问题、个体与文化多样性、专业化，以及跨学科系统）相互交叉。有目的地讨论这些与 SES 和社会阶层相关的交叉范畴可以为富有意义的对话奠定基础。作为带有描述性基准的一项根本胜任力，个体与文化多样性应当得到专门评估，其内容涉及在和代表不同 SES 和社会阶层的来访者、团体和社区工作时，受督者应具备的觉察、敏感性和技能。

"有文化回应的督导师"的督导过程"包括督导师能够觉察到他们的文化身份和价值观（包括贯穿督导师、受督者与来访者之间的 SES 和不同的地位）、开放度、脆弱性和自我暴露，参与并探索文化因素，以及为接触多元文化提供机会"（Constantine et al., 2008，p. 113）。提问题、鼓励受督者通过自我反思和自我评价探索其自身的 SES 和社会阶层，能够帮助受督者提高觉察能力和对社会阶层问题的了解。督导师也可以在恰当的时候自我暴露社会阶层怎样影响了他们自己的临床或督导工作。类似的问题有助于促进讨论：什么是 SES 与社会阶层？你如何识别 SES 及社会阶层？你如何看待我的 SES 与你的不同（或相同）？你的 SES 和社会阶层怎样影响着你的世界观、价值系统和临床工作？ SES 和社会阶层如何与身份的其他方面交叉？ SES 和社会阶层如何影响到在胜任力基准中的基于胜任力的范畴？

在督导二元关系中进行多元文化的对话、探索和思考，这会作为一个示范，让受督者可以提出与文化相关的担忧（Miville，Rosa & Constantine，2005）。督导师可以在SES和社会阶层如何影响了督导师–

受督者二元关系的情境中讨论这两个议题，并以此方式向受督者示范该如何将这两点问题纳入临床工作中。督导师也可以透露自己的 SES 和社会阶层信息并提供反思，比如两点对他来说意味着什么，这两点如何发生改变／或随着时间保持不变，影响这些变化的因素，这两点如何与他身份的其他方面相互交叉，以及社会阶层与 SES 怎么影响他的价值系统和世界观。

督导师会挑战受督者将 SES 及社会阶层因素融入对来访者治疗计划、评估、诊断和干预的概念化中。督导师要求受督者考虑来访者的 SES 和社会阶层怎样影响了他或她呈现的问题。督导师将当下（here and now）作为工具来呈现即时性与关系示范。督导师能够觉察平行过程和移情／反移情，并且在合适时利用这些作为临床工具。

胜任力基准（Fouad et al., 2009）可以用来指导思考对社会阶层及其他多元文化的和情境性的理解是如何整合进治疗的功能性胜任力范畴的（即评估／诊断／概念化、干预、顾问会商与倡议）。督导师和受督者可以就与来访者案例的关联讨论每一个功能性范畴，思考 SES 和社会阶层在其他文化和社会政治因素的情境中会如何影响来访者主诉、评估、恰当干预和受督者反馈等。

督导师可以专门将个体与文化多样性（Fouad et al., 2009，pp. S13-S14）的胜任力基准作为一种工具，评估受督者对社会阶层的理解以及将该议题与他或她的临床工作所做的结合。为此，他或她需要先从基准 D（基于个人和文化情境的应用）入手，因为所有其他个体与文化多样性胜任力基准（也就是说，基准 A、B 和 C）都取决于基准 D。只有从为个体与文化多样性建立的胜任力基准倒推回去（D 即基于个体情境和文化情境的应用；C 即由个体与文化多样性和情境塑造的自我与他人的互动；B 即被个体与文化多样性和情境塑造的他人；A 即被个体与文化多样性和情境塑造的自我），督导师才能够评估受督者对社会阶层和 SES 的敏感性、知识、技巧和态度，以在每一部分中被认定的行为锚为基础（Fouad et al., 2009）。

受督者表达出的钝感、错误信息或偏见应该在督导中立即予以指出。督导师在对话中与受督者联结，用个人与文化多样性的胜任力基准（特别是基准 A 和基准 B）引导这个对话，同时对受督者的觉察、态度、知识和技巧进行评估。督导师用一种体贴的方式协助这一讨论，鼓励受督者内省并最终重新思考他们的钝感。这个对话也包括关于受督者的偏见如何影响了对来访者的关怀质量的思考。对 SES 和社会阶层的错误信息需要被督导师挑战及修正；督导师可以推荐优质资源（例如文章、书籍、浸入机会）来协助受督者获取关于社会阶层和 SES 的知识。督导师在督导中对社会阶层和 SES 议题的关注和敏感为受督者的反思树立了榜样。受督者必须在他的临床工作中关注并思考社会阶层和 SES。

优势与局限

这里呈现的督导路径存在需要考虑的优势和局限。它的最大优势在于将受督者临床和文化情境考虑进来，正如需要将来访者的临床需要和文化情境以及督导师的临床和文化情境考虑进来一样。除此之外，建立的模型、研究和专业胜任力基准被结合起来以促进受督者的觉察、知识和技巧的提高，同时提供胜任力基准指导督导师培训和评估受督者。这个督导路径结合了基于胜任力的基准（Falender & Shafranske，2004；Fouad et al., 2009）与 MECA，从概念上抓住了督导三方的复杂性及其多面向的本质。一个附加的优势是这个方法是可测试的，因为这个模型的概念结构在督导文献中已经建立起来，因此也为进一步研究做好了准备。

　　这个方法的最大局限是，受督者积极的、成长导向的学习体验几乎完全取决于督导师的发展水平，包括他／她的临床专业的发展和他／她的文化身份认同的发展。如果督导师在督导中采用一种更协作式的方法，这种情况也许会得到改善，比如依靠好奇心并恰当地寻求受督者和来访者的意见，确保完成任务的同时还能满足他或她的临床和训练需要。对督导师而言，寻求成长导向的顾问咨询也是至关重要的。这个方法的第二个局限在于它完全是理论性的，尽管受到现有督导研究的影响，而且，在临床动力和多元文化动力如何在督导三方中互动这个问题上，它需要继续被研究，以便提供一个更可信的理解。

方法例举

督导情境

　　以下小节发生在一位博士后实习生的督导中，其实习单位是一所位于美国东北部的大学咨询中心。这个督导师拥有超过25年的临床及督导经验，但是没有正式的督导培训经历。督导师成长于一个中上阶层的移民家庭，其父母作为教授从其他国家来到美国工作。父母两系的祖父母都是富人。她在谈论社会阶层和文化身份认同的其他方面时感到舒服自在，并且期待受督者讨论他们来访者的文化和社会政治情境。受督者是一个成长在工薪阶层家庭的拉美裔女性，在她所生活的大家庭中她是第一个读大学的人。这个受督者的职业胜任力达到甚至超出了实习基准水平（Fouad et al., 2009）。她在个人与文化多样性方面已经发展出完备的胜任力。

　　督导师和受督者正在讨论受督者的来访者。这个来访者来自一个工薪家庭，是家族里第一代大学生。他是一个对美籍意大利裔民族身份拥有强烈认同感的白人，目前他正在其成长环境附近的一家社区中心工作。来访者的主诉是抑郁。他把自己的抑郁归因于经济问题以及由注意困难和缺乏活力造成的糟糕的学业成绩。在治疗期间，这个来访者受雇于当地一家社区中心。最近的治疗小节经常围绕他从社区中心的工作中获得的个人意义进行，对于由这方面导致的关于个人议题、情绪议题和政治议题的挣扎，经常出现比较深入的交流。他谈起对社区中心的工作因诸多原因感到充满意义，其中一个原因是从年轻时候起，他就在这家社区中心服务了。下面的督导发生在临近治疗结束时的一次咨询小节之后，当时来访者清楚地报告抑郁的症状减轻了，并且对促成他抑郁的情境因素有了清晰了解。

督导目标遵循基于胜任力法和 MECA。督导师鼓励受督者对他们自己和其他人作为文化存在（包括将社会阶层作为他们身份认同的一部分）的觉察，并且鼓励受督者思考文化和社会政治情境之间交叉的部分。督导师显示出对权力差异有敏感性，对"人们是如何被某些设置拒绝或者排除在外"（Falicov，2003，p.40）以及这又如何反过来影响他们的经验、价值观和世界观也有觉察。督导师还要求受督者更深入地了解多元文化维度，并且力图帮助受督者进一步提升临床技巧，获得临床胜任力。

运用这种方法的过程包括使用提问帮助提高觉察，以及鼓励审辨性思考和自我反思。在这个督导小节实例中运用的其他过程包括：督导师促进与受督者的多元文化对话、督导师自我暴露、鼓励受督者详述概念化——其中包括关于SES和社会阶层的思考、使用"此时此地"，以及对移情和反移情的觉察。这些督导过程的运用取决于受督者胜任力水平；督导师应该评估受督者胜任力的水平，并且只有在就其发展程度而言有帮助的前提下才挑战受督者。在这个督导实例中，受督者达到了实习生基准要求（Fouad et al., 2009），正在为正式执业做准备。在这个督导二元关系中，督导师示范了审辨性思考和自我反思，通过指出不一致挑战受督者，并帮助其"解困"，还提出了有难度的问题。督导师协助/主导了这场有难度的对话，因此是在向受督者示范，而反过来，受督者会更有心理准备与来访者进行有难度的对话。督导师需要对他们自己作为文化存在的身份感到舒服，也需要经常反思其自身多重文化身份的发展及其主观的社会阶层世界观。最后，督导必需是多面性的，鉴于每位受督者带入督导中身份的多层性，以及这些身份会以不同的方式在各种临床情境中或多或少突显出来。

督导会谈举例

受督者：我的来访者继续谈论他在社区中心的工作，还有他正在担任的导师/大哥的角色。他自己的导师/大哥在他（来访者）的生活中扮演了一个非常重要的角色，因为他曾强烈推荐他（来访者）成为社区活动家。不幸的是，他的大哥几年前在一次白人族群冲突中中枪身亡。但是他（来访者）非常感恩自己十几岁时在这家社区中心工作的这段经历，出于这个原因他有很强的社区责任感和荣誉感。他感到有一种召唤要他站出来承担社区领袖的角色。在我们最近的会谈中，这个来访者试图向我描述社区中心附近的一个历史性地标。他很难向我描述出它所在的位置，但是我清楚地知道他说的是什么。我告诉他："我很了解你所指的那个地方。"他表现出惊讶，说："你怎么知道这个地方？"我接着说："我知道你在说什么是因为我住在那附近。"然后他说："哦？是吗！？你住在哪儿？"我说："我住在约翰尼食品市场旁边。"他说："哦，我知道你住在哪里了——你真的住在我的地盘上。"在那个时候，这个共同的近邻经验似乎充当了我们之间的积极联结。它就好像我们之间新建立起来的共同基础。在会谈后期，来访者谈到对于他和他的朋友们来说继续住在这个社区是如何困难。他当时说："这真是奇怪，因为这个社区已经经历几代人了，正在慢慢破败，并且家人之间、朋友之间的承诺正在瓦解。我和我的朋友们，我们献身于这个社区，我们在那儿全做这种服务，但是我非常清楚地意识到我不能留在这个社区里。"我接着问："为什么？"而他只是直直地盯着我，然后说："因为你住在那儿，女士！"甚至是现在跟你说到这个（受督者向督导师），我仍能感觉到自己的脸发烫，因为我明确地知道他是什么意思……就是这个社区的中产化，他将我看作其中一部分，而我并不想。在那一刻，我想起我是如何成为家族中第一代大学生，拉美裔，来自贫困的工薪家庭，从西班牙裔聚居区来……并且我的家庭仍旧在西班牙裔聚居区艰难度日！我只是想尽可能远离贫民窟！我感受到我有将所有这一切告诉他（来访者）的强烈需要……以确保他知道我真正的样子……但我没有，因为我知道那是我的事情。[受督者认识到这个个人反应是来访者触发的。她注意到来访者的移情和她自己的反移情。她知道她如何看待自己与别人如何看待她之间的不一致（DSI）。]而在这里，有一个白人男性说我正在把他从他的社区中踢出去。我不觉得我现在就能够运用他所说的社会阶层特权……我仍旧在努力靠近那个社会阶层的方向。[受督者正在讨论她不同文化身份和尤其是社会阶层的显著性，她以为这些是她与这个来访者共有的。]

督导师：在你准备好把自己归类之前，他就把你分好类了。[这个督导师指出了一个冲突，这个冲突是受督者主观社会阶层世界观与被来访者说成是她的社会阶层（DSI）之间的冲突。督导师也在对受督者暴露自己与来访者生活在同一区域的意向性做出反馈。受督者将这一自我暴露描述为一个用来建立与来访者共同性的桥梁，然而它看起来也是一个未经计划的暴露。]

受督者：确实如此！并且我没有准备去防御它 [来访者把受督者归于的社会阶层]，因为那也不能代表我 [DSI]。所以这是我第一次对整件事情真的不知所措。[受督者没有思考过最近这几年她的 SES 慢慢地发生了怎样的变化，又是如何提高了她的社会特权和获得资源的渠道（即社会阶层）。] 在那一刻我觉得需要把我自己 [从受督者的情绪反应上] 脱离开，因为我知道那不会对他有任何建设性帮助——我的情绪反应是关于我的 [受督者自我反思和觉察的证据]。我知道如果我说了"哦，我不是 [来访者将受督者归于的社会阶层的一部分]……"来放弃这个特权……那不是他在表达的重点。他在说的是我在一般意义上所代表的 [有社会经济权力和特权的人，可以用于对所需要的资源施加影响，例如住房]，而他是对的！

督导师：是的，然而我也有一个反应，就是你在特权问题上的内心斗争阻止了你跟他讨论这种特权对他意味着什么。为什么他去上大学就必须要离开？[督导师找到了受督者的挣扎以及这个挣扎的临床含义。督导师挑战受督者的自我反思，并思考着来访者反应的临床含义。]

受督者：所以他很快就会成为他所谈论的人。

督导师：的确是这样。所以为什么像你这样的人在搬入后，而他就不得不离开？那么如果他成为像你一样的人会怎么样？[督导师提出了一个难题以鼓励受督者去思考她与其身份认同的斗争所具有的临床含义。]

受督者：我压根没想到这点。

督导师：没有，因为你意识到了那对你意味着什么。

受督者：那是我这辈子第一次，突然就像是一巴掌打在我脸上，我代表了一个自己根本不想让自己属于的群体。[受督者显示出觉知的提高，并开始投身于关于她的社会阶层变化的自我反思中。]

督导师：是这个意识让你离开家的吗？[督导师在鼓励自我反思来培养将会建构MECA的自我觉察。这个对话也受到督导师的发展水平的影响，并与受督者身份认同的发展水平相互作用。督导师相信，受督者做好了准备进入这一水平的自我反思。]

受督者：好吧，我不认为远离我的家人是因为我的家人知道我来自那里[涉及受督者的工薪阶层背景]，但是在社区层面上，一想到我并不代表我从哪里来，对我来说真的很艰难。我感觉在他的评论下，我被留下去给一个不代表我而我也不想去代表的群体[DSI]辩护。

督导师：我也看到了那种不公平的同质性。

受督者：是的，想想就身份认同而言我们工作的那些交叉点；事实是他是白人而我是拉美裔，然后甚至还有性别这块。[如MECA中所描述的，受督者觉察到身份和社会政治情境的交叉部分。]

督导师：但是他看到了吗？ [督导师说的是受督者自我反思的临
　　　　床含义。]

受督者：是的，我们曾谈论过被带入我们工作中的某些差异。我
　　　　们从未谈论过 SES，因为直到这个评论出现之前我一直
　　　　觉得这是我们的共性。

督导师：如果他对我说这些话，我不会感到有任何冒犯。如果我
　　　　是他的治疗师，我对那句评论的回应会是"如果像我这
　　　　样的人搬进去你就不能生活在那儿，那对你来说意味着
　　　　什么？"但是你并没有这么做，而我认为你在正常情况
　　　　下一定会这么做。[督导师正在指出受督者在主观社会
　　　　阶层世界观上的挣扎可能阻止了她正常的疗愈性回应。]

受督者：我没有这么做是因为我觉得我明确地知道他的意思。

督导师：但是你可能并不是。

受督者：哇哦，有道理！我也感觉到自己有点儿有意识地在想，
　　　　当我说我不想成为这个群体——你（社会阶层）这个群
　　　　体——的一部分的时候，你是怎么理解的。我想知道你
　　　　是否会觉得被冒犯了。[受督者正在证明自己能够处理
　　　　关于他们的社会阶层差异她对督导师的感受。]

督导师：但你现在就是我这个群体的一分子了。

受督者：也许从表面上看是。我对这个社会阶层背景并不了解。
　　　　这对我来说每天像是在异国他乡，常常不知道要如何表
　　　　现或社会期待如何。所以我不是这一群体的成员。也许
　　　　我在最近通过受教育靠近它了，也会带来收入的增加，
　　　　但是这不能反映我的世界观或者价值观。从收入上说
　　　　是，但程度上不是。[受督者清楚地表达了自己主观的
　　　　社会阶层世界观。]

督导师：或者是职业。但不是自我感！

受督者：对。

督导师：所以，在你是如何被感知的与你自己是怎么感觉的之间存在不一致。你认为这个误解在大部分人身上都会发生吗？[督导师在鼓励受督者理解来访者如何看待她的社会阶层，以及这又可能如何影响主观社会阶层世界观。]

受督者：我不知道，因为在某种程度上这取决于参与的类型，因为对我而言，社会阶层是包括文化准则的。有关参与、我们互动的方式，以及我们对另一个人所说的事情，这里面都有文化准则。我和其他学生都体验到：我们与彼此接触是有一种方式的，而这种方式确认了我们共同的社会阶层背景和经验。

督导师：真的吗？

受督者：是的。

督导师：那么，这在我们之间是怎么表现的？[督导师将他们两人的社会阶层差异带进督导过程中，将此用作给受督者与她的来访者讨论社会阶层的示范。]

受督者：好吧，我们并没有相同的（社会阶层）背景或者基于共同社会阶层经验的打交道的方式。对我们来说，这不是联结的部分。

督导师：所以问题就是，"存在断裂吗？"[督导师正在展示她对于自己的邀请者角色感到舒适，邀请受督者进入一场有关她们的社会阶层差异以及它可能会如何影响督导的开放性讨论。]

受督者：我不知道是否存在着断裂，但是我知道不存在联结。这（社会阶层）并不是我们的共同之处。所以当我在督导中与你沟通关于我所挣扎的事情时，它（社会阶层）并不是我通往与你的共同点的桥梁。

督导师：所以，在督导中我没有去理解或者我没有立刻理解就成了一道阻碍？就像是我对于你的来访者没有做出相同的及时反应一样。

受督者：在那一刻 [指与她的来访者的那节会谈]，感觉就像脸上贴了烧饼的那一刻，我觉得受到了侵犯。但是，这种受到侵犯的感觉好像是什么远在我的觉察雷达之外的事情。并且所以……我甚至并不……这听上去有点儿幼稚，但是我的身份认同与作为来自贫困社区的、一个贫困家庭的、挣扎于经济问题的第一代大学生有如此深刻的联结。所以他说我所代表的是其他(上层SES)群体，感觉就像是……这是一个我想也没想过的未被拥有的特权，因为我真的不觉得自己拥有那种特权。我获得的报酬仍然很少；我仍然无法将那种特权资本化。它就是一记耳光——很可能更像是一记耳光而不是烧饼。说它是一记耳光是因为它把我从梦中惊醒，同时带有一种羞耻体验。

督导师：所以，如果回到我们之间社会阶层的差异，那么这会与我们的督导有何交叉呢？我的意思是有没有什么事情是你感觉不能谈论的？有没有像是存在障碍的感觉？我在寻思着我是否带着未经检视的特权穿过了这个世界，而这却架设了一道阻碍。[督导师将关于社会阶层差异的讨论带入此时此地，将焦点回置于督导关系上。督导师反思了她自己的权力和特权，邀请对未被检视的特权的反馈。此外，督导师为受督者提供了示范。]

受督者：当我想到我们的联结时……我们彼此是如何联结起来

的？当我同你联结的时候，社会阶层肯定不是其中的一种方式。我并不觉得那（社会阶层）是我们共有的东西。我们的共同点有职业、性别、少数族裔身份……正是在这些共享的其他领域，我们联结上了。社会阶层恰好不在我们存在联结的那些事物之中。但是对我来说有时是如此难以区分哪些是我的拉美裔背景和哪些是 SES。所以，社会阶层也许通过作为不是我们在督导中的一个联结方面成为我们督导的一部分。这显然也是我们各自在这里所呈现的一部分。

评估与成效

这种方法的成效包括受督者为进入执业做好了个体与文化多样性胜任力定义上的准备（Fouad et al.，2009）。他们能够将自己和他人作为一种文化存在，在评估、治疗和顾问中，对关于自己和他人的知识进行独立监督及应用。这包括了持续监控和改善他们临床有效性的能力。有胜任力的专业人员能够围绕多样性议题发动督导。他们也能够表达他们自己的文化身份认同（包括社会阶层）是如何与其他人（他们的督导师和来访者）的文化多样性交织在一起的。最后，他们能够将那些知识应用于他们的临床工作。对于来访者而言极其重要的结果就是这种方法有助于确保来访者从他们的临床医生那里接受临床上和文化上基于胜任力的服务，防止过早结案，带来恰当的治疗干预和治疗适应，并最终改善来访者的治疗效果。最后，对于督导师来说，这一方法的成果包括了对持续进行个人成长的承诺，自我觉察和知识的增强，以及技术精进。这些成果将不仅增进督导师的个人福祉，还将丰富为来访者、受督者、受训者和同行提供的专业服务的质量。

参考文献

American Psychological Association. (2007). *Report of the APA Task Force on Socioeconomic Status*.

Blustein, D. L., Chaves, A. P., Diemer, M. A., Gallagher, L. A., Marshall, K. G., Sirin, S., & Bhati, K. S. (2002). Voices of the forgotten half: The role of social class in the school-to-work transition. *Journal of Counseling Psychology*, 49,311-323. doi : 10.1037/0022-0 167.49.3.311

Brown, M. T., Fukunaga, C., Umemoto, D., & Wicker, L. (1996). Annual review, 1990-1996: Social class, work, and retirement behavior. *Journal of Vocational Behavior*, 49,159-189. doi : 10.1006/jvbe. l996.0039

Constantine, M. G., Fuertes, J. N., Roysircar, G., & Kindaichi, M. M. (2008). Multicultural competence: Clinical practice, training and supervision, and research. In B. Walsh (Ed.), *Biennial review of counseling psychology* (Vol. 1, pp. 97-127). New York, NY: Taylor & Francis.

Cross, W. E., Jr. (1971). The Negro-to-Black conversion experience. *Black World*, 20, 13-27.

Falender, C. A., & Shafiranske, E. P. (2004). *Clinical supervision: A competency-based approach*. Washington, DC: American Psychological Association. doi:10.1037/10806-000

Falicov, C. J. (1998). The cultural meaning of family triangles. In M. McGoldrick (Ed.), *Re-visioning family therapy: Race, culture, and gender in clinical practice* (pp. 37-49). New York, NY: Guilford Press.

Falicov, C. J. (2003). Culture in family therapy: New variations on a fundamental theme. In T. Sexton, G. Weeks, & M. Robbins (Eds.), *Handbook of family therapy: Theory, research, and practice* (pp. 37-55). New York, NY: Brunner-Routledge.

Fouad, N. A., & Brown, M. T. (2000). Role of race and social class in development: Implications for counseling psychology. In S. D. Brown &. R. W. Lent (Eds.), *Handbook of counseling psycholgy* (pp. 379-408). New York, NY: Wiley.

Fouad, N. A., Grus, C. L., Hatcher, R. L., Kaslow, N. J., Hutchings, P. S., Madson, M. B., ... Crossman, R. E. (2009). Competency benchmarks: A model for understanding and measuring competence in professional psychology across training levels. *Training and Education in Professional Psychoolgy*, 3(4 Suppl.), S5-S26. doi:10.1037/a0015832

Gallo, L. C., & Matthews, K. A. (2003). Understanding the association between socioeconomic status and physical health: Do negative emotions play a role? *Psychological Bulletin*, 129,10-51. doi:10.1037/0033-2909.129.1.10

Helms, J. E. (1984). Toward a theoretical explanation of the effects of race on counseling: A Black and White model. *The Counseling Psychologist,* 12, 153-165. doi:10.1177/0011000084124013

Kaslow, N. J., Borden, K. A., Collins, F. L., Jr., Forrest, L., Illfelder-Kaye, J., Nelson, P., … Wilmuth, M. E. (2004). Competencies conference: Future directions in education and credentialing in professional psychology. *Journal of Clinical Psychology*, 60,699-712. doi: 10.1002/jclp.20016

Liu, W. M. (2002). The social class-related experiences of men: Integrating theory and practice. *Professional Psychology*: *Research and Practice,* 33,355-360. doi : 10.1037/0735-7028.33.4.355

Liu, W. M. (2012). Developing a social class and classism consciousness. In E. M. Altmaier & J.-I. C. Hansen (Eds.), *Oxford library of psychology. The Oxford handbook of counseling psychology* (pp. 326-345). New York, NY: Oxford University Press.

Liu, W. M., & Ali, S. R. (2008). Social class and classism: Understanding the psychological impact of poverty and inequality. In S. D. Brown & R. W. Lent (Eds.), *Handbook of counseling psychology* (4th ed.; pp. 159-175). Hoboken, NJ: Wiley.

Miville, M. L., Rosa, D., &. Constantine, M. G. (2005). Building multicultural competence in clinical supervision. In M. G. Constantine & D. W. Sue (Eds.), *Strategies for building multicultural competence in mental health and educational settings* (pp. 192-211). Hoboken, NJ: Wiley.

Ruiz, A. S. (1990). Ethnic identity: Crisis and resolution. *Journal of Multicultural Counseling and Development*, 18,29-40. doi:10.1002/j.2161-1912.1990.tb00434.x

Sue, D. W., Arredondo, P., & McDavis, R. J. (1992). Multicultural competencies and standards: A call to the profession. *Journal of Multicultural Counseling and Development*, 20, 64-88. doi : 10.1002/j.2161-1912.1992.tb00563.x

U.S. Census Bureau. (2011). *American fact finder 2.*

第七章

督导与残障人士

Jennifer A.Erickson Cornish, Samantha Pelican Monson

在美国的现居人口中，大约有5 000万（1/5）残障人士（APA，2011，《针对残障人士的评估和干预指南》，以下简称《评估指南》）。残障除了对残障人士本人有影响外，作为残障人士的照顾者、父母或小孩，也会受到困扰（Cornish，Gorgens，& Monson，2008）。随着人口老龄化以及越来越多的年轻人遭受肥胖等健康问题的困扰，残障人士的数量也在不断增加（Alley & Chang，2007），这也意味着将有更多的心理学家以及心理健康专业工作者有机会为这些残障人士（Olkin，2002）和被残障人士影响的人提供心理治疗。残障问题最近才开始被看作多元文化问题（Palombi，2008），在美国，残障人士构成了一个庞大的少数群体，仅次于全部的少数种族群体（美国人口普查，2003）。因此，当心理学家探讨一个人的多元文化认同时，需要考虑其残障的影响，同时也要反思其他的文化视角对残障体验的影响。

本章的写作目的是帮助大家认识到，**残障**是一个不断演变的概念，它涉及"身体、心理、智力和感觉的损伤，当残障人士面对各种消极的态度或自己的身体缺陷时，可能会妨碍他们全身心地投入社会生活"（《联合国残疾人权利公约》，2006，"残障的定义"部分第一段）。在美国，那些功能受损的人当中，2 120万人基本身体活动受到限制；1 240万人身体、心理和情绪问题导致他们在学习、记忆和注意力上出现困难；930万人有视力和听力问题；680万人因为身体、心理和情绪问题不能正常地穿衣、洗澡和在家里四处活动；1 820万16岁及16岁以上的人不能走出家门去购物或者看医生；2 130万人的工作能力受到影响（美国人口普查，2003）。此外，每年有超过26%的18岁及18岁以上的美国人被诊断出患有精神疾病（Kessler，Chiu，Demler，Merikangas， & Walters，2005）。

很明显，心理健康的专业人员需要适当的训练和督导，从而有更好的胜任力为残障人士提供服务。然而，"大多数咨询培训项目的毕业生并没有为残障人士提供服务的胜任力"（Smart & Smart，2006，p.36）。从1989年至1999年，在心理培训项目中开设的有关残障人士的学术课程实际上在不断减少（Olkin，2001）。基于这些问题，许多心理学家可能"没有准备好为残障人士提供良好的、专业的、符合伦理的服务"（APA，2011a，p.43）。"许多身体健康的治疗师在为残障人士提供跨文化咨询时，并没有经过足够的训练"（Olkin，2002，p.132）。尽管研究生教育和培训在这些方面有所欠缺，但对于想学习更多的有关残障问题的从业者而言，还是可以找到很多好的学习资源（如，Mackelprang & Salsgiver，1999；Olkin，1999，2005），美国高等教育与残障协会会为教育者提供补贴资源。值得注意的是，APA（2011a）最近出版了《评估指南》，并提出相关建议帮助心理学家"概念化并实施对残障人士更有效的、恰当的和符合伦理的心理评估和干预"（p.43）。这些指南形成了合乎伦理的和回应性的实践的基础。但是，在相关文献中，对残障问题的关注，特别是有关督导方面的关注是非常欠缺的（Falender & Shafranske，2004）。就像 Olkin（2008）所指出的那样，关于残障，许多督导师可能"并不知道自己不知道"（p.492），也有可能"正在教我们仍在学习中的知识"（p.493）。

显而易见，在进行残障人士案例的督导之前，督导师应该具备督导的一般理论（如胜任力模型、发展模型和基于循证的模型）和技能（如，Bernard & Goodyera，2009）。考虑到相关的培训很少关注残障人士，因此督导师不可能期望过高。事实上，保持人性和开放性的姿态是发展或加强胜任力的关键。我们希望督导可以逐渐有能力意识到自己的局限，并寻求更多的教育和培训，使自己成为处理残障议题更有胜任力的督导师。

本章总结了与残障人士工作的人应该拥有的胜任力（知识、技能、态度或价值观），应消除的普遍误解，并指出在督导过程中需要特别关注的地方。为了阐述这些概念，我们呈现了两次督导过程中的片段，包括对话的文字稿和对督导会谈的相关评论。最后，我们会为该领域的督导以及其他领域的督导提供建议。

胜任力

Falender 等人（2004）专门对督导的胜任力下了定义，而 Rings，Genuchi，Hall，Angelo，Erickson Cornish（2009）为此提供了实证支持。在 APA（2011b）的《胜任力基准表修订版》中也包含了督导胜任力。此外，Falender和Shafranske（2004）等人也对督导胜任力进行过阐述。虽然胜任力可以确保"专业人员有能力（即拥有知识、技能和正确的价值观）安全、有效地进行专业工作"（Rodolfa et al.，2005，p.349），但在与残障议题有关的督导中，哪些知识、技能、价值观和态度是督导师必须拥有的呢？

　　督导残障议题的最基本的知识包括能理解并熟练使用《美国残疾人法案》（ADA；1990）及其修正案（ADA，2008）。督导师应该熟悉专门用来对健康和残障进行概念化的模型（如道德、医疗、悲伤、少数民族和健康的模型，参见 Jones，1996；Olkin，1999；Prilleltensky & Prilleltensky，2003）。正如像约会、发生性关系、怀孕、分娩和育儿等发展性问题（Deloach，1994）的重要性那样，对特定类型的残障问题（先天型、早发型、创伤型、急性发作型、精神病型）的独特含义的考虑也是非常重要的。身份认同议题（如 Gliedman & Roth，1980）应该包括理解少数群体身份的多重性（如年龄、民族、性别、移居、语言、种族、宗教/精神生活、性取向、体型、社会阶层）和首要的有关压迫和特权的主题（Sue & Sue，2008）。当和这些人群工作时，督导师也应该在考虑伦理议题上感觉自在（Cornish et al.，2008）。最后，随时关注当前问题也是非常重要的，比如从阿富汗和伊拉克战争中归来的军人因受伤或致残带来的影响。

　　对残障议题领域恰当的督导技能必须包括对督导关系、治疗关系及平行过程的关注。当督导师、治疗师和来访者这个三方关系中有一个、两个或者都是残障人士（或者与残障人士生活在一起）时，适当地关注（而不是过多地关注）残障对于关系的影响是非常重要的。例如，有身体残障的督导师督导一个有学习障碍的受督者来治疗一个有情绪障碍的来访者，这就呈现了一个独特的挑战，需要充分地考虑每个人给这个三方关系带来了什么以及这些如何影响督导和治疗。由于残障问题一般都会引起强烈的情绪反应，因而，督导师有责任提出这些议题，包括移情和反移情议题，并为接受督导的咨询师提供安全的氛围来讨论它们（Borg，2005）。督导师必须有相关的技能帮助受督者将评估、诊断工具、干预、顾问会商以及转介进行适应性调整以整合残障议题。呈现教学信息和设定恰当的边界也是重要的督导技能。

因为有很少的督导师接受过残障问题相关训练，持续不断地顾问会商是必不可少的。最后，必须关注残障的暴露、任何需要的后勤便利以及权力差异。

督导师应该持有这样的价值观和态度：以直面的态度对待残障议题，尊重并以慈悲之心对待督导三方关系中的每一个人，以及对刻板印象和高估或低估其能力持续保持警惕。使用赋能是非常必要的，尤其是在面对压制和歧视的时候。示范持续的自我反思和自我觉察也是基本的态度。

普遍存在的错误观点

在督导残障议题的过程中，经常会出现一些错误的观点，导致督导关系的受损与破裂，甚至会对来访者产生潜在的消极影响。比如，当受督者的关注点在其他方面或者来访者呈现的是其他问题，而在督导和治疗过程中却只关注残障问题；仅仅只关注残障问题（类似诊断遮蔽）而不考虑其他情境因素对来访者是不利的。APA（2011a）在《评估指南》中对这一观点有很好的阐述："在他们的**残障**经历之上，残障人士和其他人一样也有他们自己的**生命经历**，他们有自己的个性特征、成长历史和生活情境"（p.43），因此，另外一个普遍存在的问题是未能把残障议题整合到身份认同的其他面向去，或者仅仅关注残障人士这一身份而忽视了身份的多元性。同样重要的是，要考虑到不同的文化、宗教和弱势群体可能对残障赋予的不同的原因和意义（APA，2011a）。

当残障不可见的情况下假设能力健全，或者把残障仅仅当作残障看待而没有把它看作一种独特的文化力量（如，聋文化；Williams & Abeles，2004），这都是其他一些错误观点。除了这些错误观点以外，督导师和受督者可能对以下议题准备不充分或不熟悉：恰当使用语言（例如，贬义词、以人为先的归因或以残障为先的归因），区分残障的不同程度，恰当运用心理测验和评估；以及健康促进的相关议题。受督者和督导师可能会对他们自身的健全与残障经验所引发的局限感到疑惑。比如，督导师和受督者一定要有与残障人士共同生活的经历才能更好地理解有残障的来访者吗？ Abels（2008）认为患有残障并不一定会有所帮助，也不会使他们自动地就具有理解残障人士的胜任力。Olkin（1999）强调，身体没有残障的督导师在督导残障议题之前，既需要接受直接针对残障问题的训练，也需要具有治疗残障人士时被督导的临床经验。

从受督者的角度来看，采取正视残障法（disabilities-affirming approach）既有优点也有不足。许多受督者也想拥有这样的理念，但是正如其他任何多元文化的理念被引入督导中一样，受督者可能会产生不舒服的体验甚至阻抗。督导师如何应对这些反应会影响后续督导关系以及受督者在未来是否能够自在地讨论残障问题。督导们把主动开启关于不适感和阻抗的讨论作为学习的一部分，将帮助受督者减少对说错话或知道的不够多的焦虑感。督导师如果能审慎地暴露自己过去在对残障议题进行工作的过程中出现的失误，将会帮助受督者在分享他们潜在的错误时感到舒服一些，也会帮助他们在初次处理残障议题时降低自我期待。最后，当受督者的学习还有很大的提升空间时，督导使用形成性评价法（formative evaluation procedures）可以帮助受督者看到自己在这一领域的进步，同时，当受督者仍在积极学习时，也可以减少他们对永远保存在记录中的负面总结性评价的担忧。

督导案例

在有关残障人士的督导中，特别值得注意的是当受督者对残障问题的发展水平已超过督导师的情况（Ancis & Ladany，2001）。因为我们不知道自己不知道什么（**元胜任力**；Olkin，2008），所以无法为督导三方中的任何一方提供帮助，这也是需要注意的。把督导变成心理治疗可能会出现问题，尤其当权威差异被忽视或滥用时。最后，尽管本章的关注点是个体督导，但是，需提醒的是，由于参与者人数和小组过程问题的潜在影响，小组形式的督导会导致额外的挑战。

接下来呈现的两个片段，为我们展现了怎样应对残障议题连带的挑战。在多元文化督导情境中，每一对关系和互动过程都有其特点。因此，这些督导片段只是为了提供粗略的框架并鼓励大家进行讨论，而不要把它当作脚本来模仿。

督导片段1：残障歧视

当多个残障议题互相交织在一起的时候，情况就变得非常复杂。接下来呈现的是督导过程的节选片段，节选的是同时出现两个残障议题的情况。在这个案例中，来访者是一位20多岁的白人妇女，患有慢性病导致的内分泌系统疾病和抑郁症。受督者是一位近30岁的拉丁裔女性，她没有残障问题，是临床心理学的博士生。来访者分享了她可能受到歧视的故事。下面是受督者和督导师之间的对话，督导师是一位50岁出头的白人女性，没有残障问题。这是社区心理健康中心的实习项目。督导师和受督者在已经建立的信任和支持的关系下探讨了多元文化议题，但并没有特别考虑来访者的残障问题。当受督者听到这些讨论的时候，感到有些不公正感，但她没有将此感觉与来访者联系起来，一方面是因为她不确信自己对所处情境的判断是不是对的，另一方面她也不认为来访者觉得自己有残障。事件的起因是来访者的经历：
她住院了，所以在一学期中缺了一个星期的课，教授要求她重修这门
课。来访者马上表示服从，似乎没有去想自己可以提出要求以便有变
通的办法。下面的督导对话笔录开始于受督者征求督导师的专业意见，
并表达她对如何进行接下来的咨询充满了困惑。督导师意识到出现了
平行过程，在直接讨论这点之前为受督者示范了赋能技术，然后示范如
何使用顾问会商技术。

> 受督者：我坐在那儿，听她的经历时，我内心非常难受。这让我
> 很吃惊，残障人士居然要面对这样的歧视和不公平。

> 督导师：哇，听起来这次咨询对你来说很艰难。[督导师确认了
> 受督者的情感体验，并且注意到受督者可能因为自己的
> 民族背景有受歧视的经历。]

> 受督者：是的，对发生在她身上的事情，我感到很气愤。但是随
> 后，我又在想：是不是她其实并没有感受到被歧视？是
> 不是我想多了？

> 督导师：好问题，你怎么想的呢？[督导师通过征求受督者的想
> 法开始示范赋能。]

> 受督者：我在想我在多元文化治疗方面接受过多少培训。一方
> 面，我觉得我对来访者生活中或者咨询室中可能会遇到
> 的问题感同身受，但另一方面，我又担心，可能我认为
> 的那些问题并不是真实存在的。如果我所用的概括法并
> 不恰当，怎么办？或者我急切地想运用我的知识而蒙蔽
> 了我的判断，怎么办？

> 督导师：看起来，你好像已经花了很长时间思考这个个案。

> 受督者：是的，因为我真的很想把事情做对，但是我又不确定什

么才是对的。你认为我应该向她提出她可能受到的歧视吗？

督导师：我觉得在你做出这个决定之前，我们可能还要考虑另外一个问题。你的来访者并不认为自己是残障人士，对吗？[督导师帮助受督者对当前的残障议题确定优先级（如，可能存在的歧视和残障的身份认同），确保以来访者为中心的疗法。]

受督者：嗯，我不太确定。她也没有明确说过。但是，根据她对自己疾病描述的方式，我猜想她并不认为自己是残障人士。

督导师：所以，这影响了你下一步的治疗，是吗？

受督者：对的，是这样的。我不想她听到我说"嘿，你是残障人，**而且**，听起来你好像遭到了歧视"这句话而感到不知所措。这话可能让人难以接受。

督导师：我同意。那么，你怎样看你想把这些都呈现给她？事实上，如果我们退一步来看，你觉得有必要将所有或者一部分问题告诉她吗？[督导师提醒受督者，歧视的出现并不意味着强行干预，就像受督者没有义务一定要保护来访者一样。]

受督者：我的确觉得需要提出来。我觉得作为她的咨询师，我有责任让她知道她应有的权力，而且，她的权力可能已经受到了侵犯。我真的认为，让她听到别人说她的经历跟她感觉到的一样是不对劲的，是对她感受的确认。

督导师：不错。

受督者：我在想，专门和她谈她的疾病符合《美国残疾人法案》对残障所定义的范围。也许这样我就可以把这两个问题向她提出来了。我可以问她是否知道这些，然后从那开始谈。

督导师：如果她连《美国残疾人法案》都不知道，怎么办？［督导师指出来访者可能欠缺残障方面的知识，受督者可能需要先为来访者提供这方面的知识。］

受督者：嗯……我没有考虑到这一点。好吧，我想我应该慢一点，不用那么着急，在咨询过程中慢慢地和她介绍有关残障的知识。

督导师：就来访者知道多少而言，可能她还需要相当多的学习。当我们开始讨论这个话题的时候，你已经提到过这一点。所以针对这一点，你打算怎么做？［督导师提醒受督者考虑来访者的残障身份认同和她有的知识。］

受督者：我认为在我和她谈话的过程中，始终以来访者为中心真的很重要。我需要时刻关注她怎样理解我提供给她的信息，准备好相应地调整我的方法。

督导师：我同意你的说法。我们这个交谈的感觉可能跟她最近的经历有相似之处。［督导师提出在咨询中出现的平行过程。注意到在督导过程中也有潜在的平行过程，督导师通过讨论为受督者示范了赋能而不是剥夺她的权利。］

受督者：嗯……我不太理解你说的是什么意思？

督导师：嗯，她刚刚经历过这样的体验：别人告诉她应该做什么，而她没有任何选择的余地。你打算告诉她，她的疾病符合《美国残疾人法案》对残障的定义，她是歧视的受害者。你能看到这两者之间存在的平行过程吗？［在提出残障问题的时候，即使是一些基本的临床概念也可能会显得复杂，所以督导师乐意澄清这些概念。］

受督者：当你这样说的时候，我突然意识到，是的！她有可能觉得我在对她指手画脚，或者剥夺了她的权利。

督导师：的确！那么，对此你可以做什么呢？[督导师继续示范赋能。]

受督者：我可以把她命名为她是自己疾病的专家，我提供信息，她可以按照她希望的那样去做选择。她可以追究歧视问题，也可以不追究，由她自己决定。

督导师：可能你还需要注意和她交谈时使用的确切词汇。就你提到的第二点来说，假如她想要追究歧视问题呢？[建议在咨询中使用在督导过程中预先演练过的语言，从而增加受督者对预期谈话的舒适感。]

受督者：我不知道该怎么办，我之前从来没有做过。

督导师：事实上，我也没有做过。所以我们可以一起学着怎样做。[督导师示范了承认自己知识的不足。]我认为，在你准备和她见面之前，我们应该查阅这方面的资料，这样你就能够准备好相关信息，万一她想了解的话，你就可以提供信息。你可以从网站上搜索并学习相关的知识，我有一个同事有残障，或许他也给我们一些启发。[督导师示范了使用文献顾问会商和亲自向专家求助的方式。]他曾经出版过与残障问题有关的书籍，我之前也和他讨论过这方面的问题，所以我知道把他作为这个领域的专家，他是感到舒服的。[督导师示范了获得专家的帮助，并且这个专家是非常愿意为此而工作的。而不是随便找个残障人在没有获得同意的情况下就让他/她帮忙]我可以介绍你们两个认识吗？[督导师给受督者提供机会，增加她对讨论歧视问题的舒适度。]

受督者：那真是太好了，我现在就去这个网站寻找相关的资料。等您联系好您的同事，您可以告诉我时间安排。

在这个督导片段中，督导师通过不断地给受督者赋能，帮助她发展出自己的计划去讨论来访者的残障身份认同和可能体验到的歧视，正如督导师希望在即将进行的治疗会谈中，来访者能够从受督者那里体验到同样的赋能过程。在明确讨论来访者和受督者之间情形的相关性之前，督导师示范了潜在的平行过程。督导师确保受督者考虑到这个问题：来访者被自己的治疗师看作有残障的人，而她可能并不认为自己有残障。通过运用文献资料和同事协作，督导师也指出了顾问会商的重要性。在这个案例中，顾问会商有两个目的。首先，受督者受到鼓励去获取在治疗中涉及的有关残障议题的知识。其次，通过体验式的互动，受督者获得了一个修正她自己看待残障问题的态度的机会。尤其是通过研究与歧视有关的文献资料，可以增加受督者在面对这样的事情时的共情，而且，与一个有残障的人交谈，会增加学生在讨论歧视话题时的自在感。非常重要的一点是，督导师明确表示了同事作为专家顾问，从而，避免了一位勉强发言的人可能带来的影响。像这样的督导互动，让受督者学会理清残障问题的过程，而不是塞给他一个指定的计划。

在接下来的督导中，我们可能会和受督者讨论或者澄清这些信息：来访者有没有向教授说明是因为自己的慢性病导致缺课，如果她向教授说明了的话，那么她是否用到了《美国残疾人法案》，或者教授有没有相关知识并据此进行讨论。来访者可能把自己当作残障人，也可能不把自己当作残障人，或者对残障的影响有不同的看法，这时，督导师对此进行深入指导是非常有用的。此外，也需要考虑到督导三方（督导师-受督者-来访者）中的文化相似性或差异性，特别是有关多元文化身份认同的部分。

督导片段2：是督导还是治疗？

当反移情威胁到了受督者－来访者的关系，并可能导致咨访关系瓦解时，督导师应为受督者提供督导，而不是心理治疗，在面对残障议题时这一点尤为关键。不过，要踏准这条看不见的线是非常困难的。在以下摘录的片段中，来访者是一位30岁出头的白人男性，有疑病和焦虑症状。受督者是一位20岁出头的白人临床心理学博士实习生，幼年时脊髓受伤，走路只能靠手臂挂拐杖协助。来访者和受督者的心理治疗每周一次，在退伍军人事务部的心理健康诊所门诊部门已进行了好几个月，治疗目标是减轻来访者对健康问题的焦虑感。督导师是一位40岁出头的非裔美国人，没有残障。受督者之前曾经谈论过自己的残障问题，但不是在治疗这个来访者的背景下谈的。下面的一段笔录开始于受督者发泄他的挫败感，因为从治疗开始到现在，来访者的进步非常有限。虽然督导师立即意识到受督者对自身残障的态度可能会影响他对来访者产生的挫败感，但是直到受督者自己呈现出来的时候，他才提出来。

受督者：我已经花了很长时间在这个来访者身上，但他跟刚来咨询时一模一样，没一点进步。他能做的好像就只有抱怨，如果不是抱怨他自己的头痛说明可能有肿瘤，就是他的胸疼说明可能有严重的心脏问题。他就是没完没了。刚开始的时候，我与他共情没有问题，但是随着治疗的进行，就越来越难了。他怎么就看不到自己拥有健康，反而不停地找健康呢？

督导师：我非常欣赏你诚实地说出这些。我认为讨论你的治疗计划和干预措施是非常重要的，同时我也认为我们需要讨论你对他的反应。你怎么看？［尽管督导师怀疑受督者可能嫉妒来访者"拥有健康"，但是他并没有做这样的诠释，而是想让受督者自己发现这个问题。］

受督者：好吧，我不知道还要说什么。我很挫败，太挫败了。明天我又要见他，我真想确定我能否像对待其他来访者一样对待他。

督导师：嗯，我明白你的意思。但是，如果不考虑你的治疗计划和干预措施，你觉得听他谈话会令你心烦吗？听起来，好像现在他非常难相处。

受督者：是的，他是这样的。我希望自己在与他工作时可以控制住情绪，但是谈谈这些情绪也不会有什么害处，我猜想。

督导师：好的，那最近一次你对来访者产生这样的感受是什么时候？

受督者：嗯……这是个好问题。我想不起来以前确切是什么时候有这样的感受。感到这么受挫，都不像我了。通常来说，不管来访者谈什么，我都能很好地理解。

督导师：这很有意思。在你与这个来访者工作的过程中，有什么令你觉得不同的地方吗？［督导师意识到督导会有滑向治疗的潜在可能性，便把注意力聚焦在受督者和来访者之间的互动上，而不是去探索受督者的内在心理过程。］

受督者：好吧，我以前从来没有和患有疑病的来访者工作过。虽然我读了很多这方面的资料，但和有这种症状的来访者工作还是不同的。

督导师：怎样"不同"呢？

受督者：不同点在于，我们的谈话主要集中在他谈他的病上，而实际上，他没有这些病。当他谈论对症状的焦虑时，我与他共情没有问题。但是当他开始谈论他可能有病的时候，我就不能共情他了，就好像他在无病呻吟。我总是有这样的感觉，如果他被诊断出有某种疾病，他就解脱了，这会以某种方式验证。有多少人希望自己有病呢？这是一个非常奇怪的现象。很多真的有病的人会嫉妒像他那样身体健康的人。

督导师：听起来你好像已经准确地指出在什么时候会出现无法共情的情况。他谈症状时你可以共情，他担忧自己有病时你无法共情。[尽管督导师猜测受督者所说的"很多人"指的就是受督者自己，但他并没有去追问这个问题。督导师还不太确定受督者的残障是否真的会影响反移情，他不想把督导过程变成一个探索这种可能性的心理治疗过程。]

受督者：事实上，谈论这些话题的时候，我会感到有一点尴尬。我在想我如果没有生病会是什么样的，我是残障的又会是什么样。虽然不是同一件事情，但多少有点关联。我感觉就像看到有人将车非法停在残障人的车位上时一样。

督导师：我很高兴你能提起这件事。在你说出来之前，我自己也在想着这事儿。你的反应是完全可以理解的，而且我很感谢你这样的自我觉察和诚实。[督导师确认了受督者的体验并且清晰地表明在这里讨论残障议题是安全的。]

受督者：没事，我很高兴你没有认为我犯了大错。

督导师：一点也不。我感到在这方面有很多可以谈的，不过，我也非常清楚我们的工作情境是督导而不是治疗。所以，我与其他面对类似议题的受督者工作时，关注点是治疗的方式，包括治疗联盟正在受到影响，或是可能会受到影响的方式。对此，你怎么想？[督导师建立了清晰的督导边界，并且提出反移情在这个框架下应该如何处理的建议。此外，督导师把受督者的体验正常化，同时也提醒受督者，他有督导残障的受督者的经验。]

受督者：听起来很不错。

督导师：所以当你感到沮丧的时候，就像你看到有人将车停在残障人车位上而他本不应该停在那里时的感觉一样，你注意到治疗发生了什么变化吗？[在结构化地讨论这个问题之前，督导师通过一个提问，用受督者自己的语言，简要地指出反移情。]

受督者：嗯……我以前真的没有这样想过。我猜，我努力想让事情向前发展，不想转变主题，却推着我们靠近这个主题了。

督导师：你可以举个例子吗？

受督者：当然可以。在上次会谈中，他说他每天花费多少时间在网络上查找他的症状，试图确定自己到底是什么病。他不停地说他浏览了哪些网站，当他说完的时候，我能想到去做的事就是向他指出，他没有找到任何有用的信息是一件多么好的事情，这可能是个好兆头。我说不觉得我哪里说错了，但我想，他觉得被打断了。他更想谈论他的调查，但是我想转移话题。

督导师：哇，很好的自我观察！所以如果下次发生类似的事情，你会做点什么不同的事情呢？[督导师肯定了受督者的洞察力。]

受督者：或许我真的要弄明白来访者在哪里，然后确保我和他是在一起的。当我察觉有沮丧的迹象时，我要做一个标记，然后聚焦在来访者的议题上。

督导师：听起来是个合理的计划。你认为和来访者分享你的沮丧会有什么好处呢？[督导师表明反移情并不都是有害的，也有可能会有帮助。然而，因为这次的自我暴露跟受督者自身的残障有关，所以督导师给予受督者充分的权利自己做决定。]

受督者：哦，可能不会有什么好处吧。我从来没有和来访者谈论过任何有关我自己残障的话题，除非他们直接询问。

督导师：听起来，关于你自己残障的自我暴露怎么样是最好的，你已经想好了。而且，这真的无关对错。我只是想确定你在思考这个问题，也想让你知道，如果你觉得谈论这个话题对你有帮助，我们可以在接下来的督导中继续谈论它。[督导师对受督者决定不自我暴露表示尊重，也为未来的讨论留下了可能。]

受督者：好的，我会记在心里的。

在这个督导会谈中，督导师面临一个挑战性的两难困境，如何在不把督导转变成治疗的情况下支持受督者。尽管督导师已经意识到受督者的残障影响了他的反移情，但他一直等到受督者自己谈到这个问题。受督者提及其残障前后，督导师都将关注点保持在治疗过程中的互动上而非受督者内心的体验上。督导师通过肯定化和正常化受督者的反应来创设一个安全的督导环境。然后，督导师提出了一个建议以确保他们的讨论依然在督导而非治疗的范畴内。督导师支持受督者在治疗过程中创建一个计划来处理反移情，并提议这是可以治疗性地应用在会谈中的。这里，督导师也可能利用了自己身为一位非裔美国男性的经历和随之而来的共情能力。由于关于反移情的自我暴露直接关系到受督者的残障议题，因此，督导师强调了受督者有权来决定是否进行自我暴露，为未来的讨论留下了可能。如果没有其他情况的话，像这样的督导互动，会给受督者留下这样的印象：在督导过程中讨论残障话题是有价值的，它们可能会对治疗过程产生潜在的积极或消极的影响。

此外，督导师巧妙地引导出有残障的受督者对"健康的"来访者产生反移情或嫉妒，这是非常有用的。同时，将受督者的反应正常化也是很有用的，因为任何一位治疗师（包括身体健康的治疗师）都可能会被患有疑病的来访者的强迫性的自我关注所触发、激怒或惹恼。换句话说，受督者的反应是相当典型的，他并不是在进行一种病态的缺陷比较。督导师也正确地让受督者来选择是否、何时以及如何向来访者分享他的挫败，但重要的是，要强调一下，这并不是在要求治疗师必须暴露自己的残障或者进行个人比较。对该督导师来说，也许更能让他焕然一新的有趣想法是假设受督者的反应与他自身的残障没有任何关系，并且更加努力将一位完整的治疗师同残障人士的标签相区分。

总结和建议

随着残障越来越普遍，心理健康专业人员将有更多的机会与有残障的来访者或者与受残障次级影响的来访者工作，而且，随着人口年龄的增加，这种现象也会增多。所以，心理健康专业人员既要准备好为这些残障人提供治疗，也要为新手心理健康从业人员提供相关议题的督导。遗憾的是，目前针对残障问题的胜任力培训非常匮乏（Olkin，2002），在专业文献（Falender & Shafranske，2004）和实证研究中如此，在督导过程中这一问题更加突出。

在残障领域的督导胜任力包括知晓 ADA 和 ADA 修正法案、健康模型、特定的残障类型、发展和身份议题、多重弱势群体状态和相关的压迫、特殊伦理考量和相关的当前事件。此外，应当具备的督导技能包括：聚焦于督导三方关系和平行过程；适当关注（而不是过度关注）残障；为受督者讨论自己的情感反应提供一个安全的环境；支持受督者对临床咨询进行必要的调整；提供指导性信息；设置边界；探索自我暴露议题；利用顾问会商；安排后勤便利；强调权力差异。最后，督导的核心价值观和态度包括：以正视法对待残障议题；对督导三方的任何一方保持尊重和同情；警惕偏见；面对压迫进行赋能；重视自我觉察的价值。

认为残障会对督导过程产生消极的影响，这个看法是错误的，且具有极大的风险。通过增强对最常见的误解的觉察，这些误解可以得到改善。常见误解包括：需要自己有残障才能对残障问题进行督导；有残障的督导师可以不用接受有关残障议题的培训；对健全的假定；未考虑身份的多样性；把有残障仅仅等同于有缺陷。

出现了残障议题的某些督导情境，在开展督导前，需要额外留心这些情形包括：受督者的发展水平超过督导师；督导师不了解自己的盲点；没有为督导三方的任何一方提供必要的空间；将督导过程变成治疗过程。其次，团体督导也会带来其他的挑战。最后，应当考虑采用顾问会商来确保行动过程是恰当的。

为出现的残障议题提供督导是一种特权，这种特权不能被随意使用。我建议，针对残障的训练和临床督导应该增加知识、改进技能，并且构建价值观和态度。不管督导师本人是不是残障，这些都是有必要的。那些身体健康、正在学习成为督导师的人，如果多跟残障社群接触以发现自己固守的偏见，他们将会获益良多。在整个督导过程中，邀请专家进行额外会商，这个挑战是有好处的。正如任何多元文化督导的框架一样，我们额外付出的每一分努力都会换来治疗过程中更深一分的联结。

参考文献

Abels, A. (2008). Putting disability ethics into practice. *Professional Psychology, Research and Practice*, 39,495-497.

Alley, D. E., & Chang, V. W. (2007). The changing relationship of obesity and disability, 1998-2004. JAMA, 298, 2020-2027. doi:10.1001/jama.298.17.2020

American Psychological Association.(2011a). *Guidelines for assessment of and intervention with persons with disabilities*.

American Psychological Association.(2011b).*Revised benchmarks competencies*.

Americans With Disabilities Act.(1990).

Americans With Disabilities Act Amendments Act of 2008.

Anics, J. R., & Ladany, N. (2001). A multicultural framework for counselor supervision. In L. J. Bradley & N. Ladany (Eds.), *Counselor supervision*: *Principles, process, and practice* (3rd ed., pp. 63-90). Philadelphia, PA: Brunner-Routledge.

Bernard, J. M., & Goodyear, R. K. (2009). *Fundamentals of clinical supervision* (4th ed.). Boston, MA: Pearson Education.

Borg, M. B. (2005). "Superblind": Supervising a blind therapist with a blind analysand in a community mental health setting. *Psychoanalytic Psychology*, 22, 32-48. doi: 10.1037/0736-9735.22.1.32

Cornish, J. A. E., Gorgens, K. A., & Monson, S. P. (2008). Toward ethical practice with people who have disabilities. *Professional Psychology* : *Research and Practice*, 39, 488-497. doi:10.1037/a0013092

DeLoach, C. (1994). Attitudes toward disability: Impact on sexual development and forging of intimate relationships. *Journal of Applied Rehabilitation*

Counseling, 25, 18-25.

Falender, C. A., Cornish, J. A. E., Goodyear, R., Hatcher, R., Kaslow, N. J., Leventhal, G.,... Grus, C. (2004). Defining competencies in psychology supervision: A consensus statement. *Journal of Clinical Psychology,* 60, 771-785. doi:10.1002/jclp.20013

Falender, C. A., & Shafranske, E. P. (2004). *Clinical supervision: A competency-based approach.* Washington, DC: American Psychological Association.

Gliedman, J., & Roth, W. (1980). *The unexpected minority: Handicapped children in America.* New York,NY:Harcourt Brace Jovanovich. doi:10.1097/00004356-198012000-00030

Jones, S. R. (1996). Toward inclusive theory: Disability as social construction. *NASPA Journal,* 33, 347-352.

Kessler, R. C., Chiu, W. T., Demler, O., Merikangas, K. R. & Walters, E. E. (2005). Prevalence, severity, and comorbidity of 12-month DSM-IV disorders in the National Comorbidity Survey Replication (NCS-R). *Archives of General Psychiatry,* 62, 617-627. doi:10.1001/archpsyc.62.6.617

Mackelprang, R., & Salsgiver, R. (1999). *Disability: A diversity model approach in human service practice.* Belmont, CA: Brooks/Cole.

Olkin, R. (1999). *What psychotherapists should know about disability.* New York, NY: Guilford Press.

Olkin, R. (2002). Could you hold the door for me? Including disability in diversity. *Cultural Diversity & Ethnic Minority Psychology,* 8, 130-137. doi:1037/1099-9809.8.2.130

Olkin, R. (2005). *Disability-affirmative therapy: A beginner's guide* [Video]. (Available from Emicrotraining.com)

Olkin, R. (2008). Social warrior or unwitting bigot? *Professional Psychology: Research and Practice,* 39, 492-493.

Palombi, B. (2008). Focus on diasbility: It's about time. *Professional Psychology: Research and Practive,* 39, 494-495.

Prilleltensky, I., & Prillrltensky, O. (2003). Synergies for wellness and liberation in counseling psychology. *The Counseling psychologist,* 31, 273-281. doi:10.1177/0011000003031003002

Rings, J. A., Genuchi, M. C., Hall, M. D., Angelo, M. A. & Erickson Cornish, J. A. (2009). Is there consensus among predoctoral internship training directors regarding clinical supervision competencies? A descriptive analysis. *Training and Education in Professional Psychology,* 3, 140-147. doi:10.1037/

a0015054

Rodolfa, E., Bent, R., Eisman, E., Nelson, P., Rehm, L., & Ritchie, P. (2005).A cube model for competency development: Implications for psychology educators and regulators. *Professional Psychology: Research and practice*,36,347-354. doi:19.1037/0735-7028.36.4.347

Smart, J. F., & Smart, D. W. (2006). Models of disability: Implications for the counseling profession. *Journal of Counseling & Development*, 84, 29-40. doi:10.1002/j. 1556-6678. 2006. tb00377. x

Sue, D. W., & Sue, D. (2008). *Counseling the culturally diverse: Theory and practice* (5th ed.). Hoboken, NJ: Wiley.

United Nations Enable. (2006, December 13). *Convention on the rights of persons with disabilities.*

U. S. Census. (2003). *Disability status*: *2000*. Retrieved November 5, 2007.

Williams, C. R., & Abeles, N. (2004). Issues and implications of deaf culture in therapy. *Professional Psychology: Research and practice*, 35,643-648.doi: 10. 1037/0735-7028. 35. 6. 643

询问宗教性与灵性：督导中与临床相关的文化因素

Edward P.Shafranske

　　在塑造了个人经验的文化认同中，宗教 / 灵性（R/S）因影响特别重大而凸显。宗教 / 灵性整合了世界观或者人类生命的意义，赋予了人们对日常作息和重大事件的解释（Park，2005；Edmondson，& Hale-Smith，2013）；宗教 / 灵性包含了影响信念、价值观、态度、道德的思维方式和行为标准；宗教 / 灵性为经受痛苦与磨难的人们提供慰藉（Gall& Guirguis-Younger，2013；Pargament，1997）；此外，宗教 / 灵性为生命议题提供了可能的一系列解决之道。对于很多人（如果不是绝大多数人）来说，宗教 / 灵性是他们生命的本质核心，在对生命意义的追求、生活满意度和健康等方面意义深远。同时，宗教 / 灵性也是创造个体文化认同、归属和忠诚潜在的强大源泉。令人遗憾的是，虽然在一些研究生教育方案中对宗教 / 灵性有所涉及（Schafer，Handal，Brawer & Ubinger，2011），但是这一主题经常被忽略（Shafranske & Cummings，2013）。Hathway（2013）梳理了大多数专业心理学的研究生培训项目，发现通常以培养临床医师实践能力为目的的入门培训并没有提供有关宗教 / 灵性议题的系统训练。受此启发，督导师不仅有必要对在治疗中出现的特定宗教／灵性议题进行督导，还有必要更普遍地介绍临床相关的宗教／灵性议题。这一章将讨论伦理、知识、技能以及态度／价值观，它们对在督导中用来处理宗教／灵性议题的方法会产生一定的影响。这个方法是对文化敏感的，也是基于胜任力提升。

伦理需要

考虑来访者的宗教／灵性背景并不仅是出于临床需要，而且也是一项伦理要求。美国心理学会（APA，2010）与其他的专业精神卫生组织（如，美国心理咨询协会，2005；美国精神病学会，1989）均在其行业行为规范中要求：

> [要求心理学家] 与这类群体的成员工作时，要考虑文化、个体和角色的差异，包括基于……宗教……的这些因素，并且在他们的工作中力求减少基于这些因素而产生的偏见影响（p.1063）。

作为这一政策的补充，APA在2008年决议中承认宗教／灵性与当代心理学在揭示人类处境中所起的作用，并总结宗教／灵性"可以促进信念、态度、价值观和行为，在各个方面极大地影响了人类的生活，可提升或降低个体或群体的福祉"。决议进一步：

> 鼓励所有的心理学家致力于消除基于或源于宗教和灵性的歧视……[并且] 在所有心理学家工作和实践的广大领域乃至整个社会中，鼓励促进人们更宽容、自由并尊重地对待宗教和灵性的行动。

这些政策以及 APA（2002）所发表的《心理学家指南：多元文化教育、培训、研究、实践和组织变革》，均为心理治疗和临床督导中问询宗教/灵性议题提供了基础。

督导师在关注临床相关的宗教/灵性议题的行为示范方面扮演了至关重要的角色，其引导了旨在增进受督者的自我意识的过程，并且鼓励在治疗中对宗教/灵性进行适当的调查和整合。采用刻意导向（intentional orientation）（Shafranske，2013），可以保证督导（和心理治疗）充分认识宗教/灵性对来访者世界观的影响与贡献，并提供一个详尽整合的方式，使心理工作整合来访者的宗教/灵性观与偏好（Shafransk & Sperry，2005）。

态度和价值观

为了理解来访者，尤其为了尊重他或她的宗教/灵性信仰、归因和实践，受督者和督导师必须完全地致力于采取尊重和开放的姿态。采取这样的姿态不需要明确或隐晦地对来访者的灵性观点表达认同，而是在理解他人的观点时，尊重来访者的权利、他或她秉持的信念和真正的兴趣。督导师能够支持受督者，为他们提供基本的方法，帮助他们理解来访者如何理解自己生命的意义，并且学习如何评估宗教/灵性在个体心理健康和应对机制方面的心理影响。有些矛盾的是，这始于关注受督者而不是来访者。学员必须首先发展对信仰、假设和偏见的感悟能力，这会影响他们对宗教/灵性所持的立场（Leach，Aten，Boyer，Strain，& Bradshaw，2010；Wiggins，2009）。这个任务并不容易，因为我们持有的世界观或者"世界的假设"是如此"私密而又无处不在"，这让我们很难保持一定的距离来观察它（Pepper，1942/1972，p.2）。内省过程是重要且必要的第一步，因为倘若咨询师对个体的本体论、存在论或者信仰和承诺理解错误，他就难以理解来访者个人的信仰在多大程度上影响了他的世界观，以及与他或她的心理困难相关的意义。

大多数受督者（和他们的督导师）以及他们服务的来访者可能存在个人信仰承诺和宗教／灵性实践方面的差异，这也让内省过程显得很重要。调查研究一致发现，心理学家中的教徒比例低于大多数美国人群，例如，少于半数的心理学家报告宗教是"非常重要的"或者"重要的"，与此相比，在美国的盖洛普民意调查中有将近90%的美国民众认为宗教是"非常重要的"或者"重要的"（Shafranske & Cummings，2013）。这种差异可能会影响受督者（和督导师）理解宗教／灵性对来访者的重要性。除了个人偏好以外，学员可能会受到主流价值观以及行业内秉持的认识论观点的影响。我们可以提出这样一个观点，心理学作为一门学科，既不是中立的也不是价值观缺失的，相反它本质上是一个有价值观取向的职业。例如，人格理论之中隐含了我们对人类本性、美好生活和健康的假设（Yarhouse & Johnson，2013），而心理治疗之中隐含了形而上学系统论与认知论的基础。心理学将其对真实的探索建立于经验主义的基石之上，但是一些批评人士认为，在心理学界普遍存在着对神学的内隐性偏见（Slife & Reber，2009）。

提一点相关的信息，在所有学科教授中，心理学家中的信教人数最少（例如，50%的人不相信上帝），这似乎也影响了宗教／灵性在他们的专业以及个人的生活中所具有的价值。在这样看待宗教／灵性的知识和学术氛围中，研究生可能会轻视宗教信仰或灵性对大多数人的重要性，并且限制了对宗教／灵性心理学研究中的科学基础的探索（L.J.Miller，2012；Pargament，Exline，& Jones，2013；Pargament，Mahoney，& Shafranske，2013）。无论如何，在临床和咨询心理学家中出现了认为多元文化培训应该包括宗教与灵性主题的声音（Crook-Lyon et al., 2012），在一项 APA 领导人的调查中，特别是在关注临床的问题上，超过75%的回答都认为，在提供专业服务时，对宗教/灵性的考虑非常重要（McMinn，Hathaway，Woods，& Snow，2009）。这一观察指出了一些可能影响受督者世界观的缘由，会继而影响来访者对宗教/灵性的考虑。

临床督导提供了一个情境，可以深思熟虑地思考那些来源于个体和专业资源的信仰和假设，这些都影响了关于宗教/灵性对来访者世界观的贡献的评价。仅仅让受督者去注意宗教/灵性议题就能引发对于多元文化认同中这一维度的敏感性，并且强调文化的多样性中包含了多元化思想和信念（例如，形而上学和认识论）以及价值观和决策（例，伦理，Varges，个人交流）。督导师可以通过实行以下建议来进一步提升受督者的成长：

（1）明确将作为身份认同和影响力之一的宗教/灵性身份辨识列入督导协议，并纳入多元文化胜任力发展考量。

（2）在受训者入职培训或教育培训中，对宗教/灵性作为多元文化特征进行个人反省和小组讨论，包括 Bartoli（2007）所说的"观念继承"，可使用的相关提示如下：[1]

- 在你的研究生项目或者之前的临床训练中，你们以何种方式（如果有的话）讨论了宗教/灵性在心理健康或临床实践中所起到的作用？
- 当讨论到宗教/灵性时，情境是什么，语气如何？所选定的宗教/灵性的例子普遍呈现出对心理健康的影响是积极的、消极的还是

---

1 作者致谢 Luis Vargas 博士提供的有关在心理学和宗教/灵性中哲学与形而上学基础的建议以形成该章的讨论。

中性的？

- 心理学或科学是否提供了对于人类意义或自我价值等问题的最佳答案？一般来说，在临床实践中，你接收到与宗教／灵性有关的信息是什么样的？

- 反思你自己当下对人类生命本质和目的的信念，反思宗教／灵性对你生命历程的影响。你自己关于宗教／灵性的观点如何影响了你看待问题和问题解决的方式（增强治疗师对某个人世界观的觉察）？注意：鉴于个人行为的高度自发性，任何有关自我暴露的邀请必须是尊重他人意愿的，不可以强迫他人，并且必须营造一种尊重的氛围。灵性和宗教的家谱图和生态圈（Hodge，2013）是进行自我反思的有效工具。

- 反思你对宗教／灵性的态度，你会把自己的观点描述为一个反对者（把宗教／灵性看成幻想，并且只能提供受限的、不存在的或消极的价值）、排他主义者（宗教／灵性反映现实，但仅限于排他主义者的世界观范围内）、建构主义者（宗教／灵性无关绝对现实，而是反映了人们在特定的社会文化背景下构建意义的能力），或者多元论者（承认在宗教／灵性传统中所反映的超现实存在）（改编自 Zinnbuauer & Pargament，2000），或者你会以其他什么方式描述你的态度？当和一个对宗教／灵性持有不同见解的来访者工作时，你的反应会是什么？你会如何在私下和督导中指这些反应？你认为来访者会觉察到他或她的世界观与你的宗教／灵性信仰之间的差异吗？宗教／灵性方面的差异对治疗关系和治疗有什么影响呢？

（3）在督导中探究受督者所呈现的来访者宗教／灵性背景，鼓励受督者反思与讨论对来访者的宗教信仰、教派关系与信教实践的个人反应和职业反应。讨论宗教／灵性及其与呈现问题和解决方法的更世俗表现之间的交织角色，可以提高受督者对宗教／灵性和其他文化认同之间关系的认识，而不是将其看作一个独立的身份特征。应该在个案呈现的临床议题中直接探询这些议题。

（4）给受督者示范，并且鼓励受督者利用宗教 / 灵性的心理学资源（注：已经在参考文献中列出临床资料），并且考虑适当向宗教 / 灵性专业人士（例如牧师、教长、拉比、神父等）寻求顾问会商或转介。

（5）讨论临床议题时加入对宗教 / 灵性的思考。例如，在讨论伦理时，把呈现个人宗教信仰的自我暴露作为一种可能突破设置的行为，或者在评估来访者优势的时候，讨论积极的宗教应对方式的使用。

除了将宗教 / 灵性确立为一种临床和督导兴趣外，督导师有责任保证受督者尊重来访者的匿名性，并且不对来访者的宗教 / 灵性的信仰、价值观和假设施加个人影响（包括不相信或者不可知）。Pargament（2007）定义了不仅会造成问题也会威胁来访者福祉的治疗师的态度和行为类型，表现为拒绝主义和排他主义的不宽容态度，可能会造成治疗联盟的破坏，并且构成临床中严重的界限问题。针对来访者信仰的露骨的敌对言语是在判断、专业和伦理方面的严重过失，当然这种情况可能是非常少见的（尤其是在咨询师的工作接受督导的情况下）。但是，拒绝主义中存在着另一种更微妙的表现形式，如挑战（而不是询问）宗教所宣称的事实，例如，"好，那你有没有上帝真实存在的证据呢？"或者在治疗中轻易就做出判断，认为宗教 / 灵性导致神经症性的愧疚感，这会损害治疗联盟，并且也拒绝了做出任何具有临床意义的对宗教 / 灵性的思考。精神上的排他主义反映了临床医生的假设，"达到目标只存在一个绝对的真理和最好的方法"（Pargament，2007，p.188）。秉持这样绝对主义观点的受督者可能违反关键的专业边界，并会用精言巧辩强迫来访者接受他的个人信仰，无视来访者或者尝试去影响来访者。这些行为是具有破坏性的，并且也违反了伦理。尽管和持有不同的宗教 / 灵性观点和实践的来访者工作会给受督者带来一些挑战，当受督者信仰某种宗教／灵性时，他或她的信仰可能携带复杂的个人、专业、伦理和甚至宪法上的议题，这可能会阻碍受督者为特定的来访者提供服务，阻碍他确认某种特定生活方式或阻碍他处理某种特定情况（Behnke，2012；Forrest，2012）[1]。督导的首要责任是保护来访者免于被歧视，保证他们得到适当的照顾；同时，受督者必须发展胜任力以服务不同类型的来访者，学会如何专业地管理因个人信仰和价值观与专业价值观和伦理之间的差异带来的对立。这个议题的核心是在保证来访者福祉的背景下相互尊重和包容受督者和来访者的信仰和价值观，发展受督者的临床胜任力，包括"世界观动力式包容性"（Bieschke & Mintz，2012）以及维护职业价值观。

在督导中应基于尊重和包容来询问专业实践中的宗教/灵性维度，通过为受督者提供恰当的情境来核查受督者自身的信仰和价值观对于他们理解来访者产生了怎样的影响。此外，受督者需要学会处理因世界观差异所带来的不可避免的紧张关系，以及因个人反应而导致的结盟失败。受督者还有可能因个人反应，导致艰难恰当地询问，在来访者的困难中，其宗教／灵性是造成了困难，还是成为他们增强功能的一种资源。

知　识

在临床实践中，督导提供了一个整合宗教／灵性和应用心理学的情境。在这一节中，当我们把宗教／灵性作为影响心理健康和治疗的

1　除了伦理和专业问题外，政策动议和立法中将"良知"也包括其中，这增加了培养学员的复杂性。受训在发展给所有来访者提供心理服务胜任力的同时，还要尊重他们的宗教/灵性信念和价值。

多元文化因素时，我们强调这一知识领域的重要性，我们也提供了一些对督导实践的建议。Pargament（2007）发现，对灵性的无知是一个普遍的问题，在对心理学研究生的培训中针对信仰 / 灵性的培训十分有限，例如，一项在加拿大和美国面向临床培训主管的调查显示，只有13% 的人报告他们在宗教 / 灵性方面提供了课程（Brawer，Handel，Fabricatore，Roberts，& Wanda-Johnson，2002）。我们将从宗教 / 灵性意味着什么开始讨论。

宗教/灵性

当要精确定义宗教 / 灵性的意义时，学者之间或大众的意见并不一致，出现了众多不同的观点（Hill et al., 2000 ; Zinnbauer & Pargament， 2005 ; Zinnbauer et al., 1997）。然而研究发现，人们将宗教和灵性进行了区分，术语"宗教"通常涉及基于机构的从属关系，包括一些预先设定的信念和仪式 ; 而"灵性"则隐含了一种基于经验的个人化取向。先搁置定义问题，宗教 / 灵性最常被理解为一种多维度、多水平结构，该结构有着多种作用且有着多种结果 （Pargament，Mahoney，Exline，Jones，& Shafranske，2013）。此外，尽管美国人报告的主要信仰是上帝，并且认同一种宗教传统，但是这也包含了广泛的变量。例如，80% 以上的美国成年人保持一个宗教身份、偏好或喜爱某些宗教传统，但是，仅50%~60% 的人会参加宗教聚会，而只有不到1/3 的人至少每周去一次教堂（盖洛普，2012）。这些统计并没有完整体现出个人的宗教 / 灵性参与度或其重要性，例如，盖洛普（2003）的调查显示85% 的美国人报告，因为他们的信仰，他们获得了生命意义和人生目标。

关于宗教 / 灵性对大多数来访者的影响，以及宗教 / 灵性活动与实践的多样化本质，对受督者来说，发展对以上内容的觉察能力是十分重要的。督导师应当促进受督者熟知宗教／灵性心理学以及人口学趋势，并且将宗教／灵性看作多元文化和临床上的一种变量，同时也可以引导学员避免僵化且二分地认为宗教是机构性的，而灵性是个人的。这种二分法没有考虑到"灵性总会受到更大范畴的宗教、机构和文化力量的影响（Pargament，2013，p.267）"。类似地，也需要避免简单化和还原论的倾向，把灵性评价为好的，宗教是坏的，因为二者都各有裨益。

宗教／灵性和文化

宗教／灵性并不存在于真空之中，而是 "一种被一个人的种族和文化所引导的特殊灵性语言"（Cervantes & Parham，2005，p.72），它不但包含了价值观和信仰，也包含了思考世界的方式和个人的认识论。例如，宗教／灵性的路径被文化特征所塑造，诸如个人主义和集体主义，唯物论和繁荣，以及政治风气（Loewenthal，2013）。在集体主义的亚文化中，灵性经验通过仪式和社会关系培养，而在个人主义的亚文化中，强调个体与神圣上帝的相遇。在相互作用中，宗教／灵性也影响着文化态度，例如，对婚姻和同性恋的观点。宗教／灵性对多元文化身份认同的影响也很大，诸如性别、年龄、健康、种族和性取向，并且这些因素在影响宗教／灵性时又相互作用。更进一步，应该鼓励受督者在多方向和多维度去看待宗教／灵性对来访者的影响，并且在更广泛的背景中考虑宗教／灵性和文化的相互影响。

宗教认同也帮助移民社群维持社会认同和联结。参与宗教活动提供了社会交流、社会支持和社会延续性。而且，对许多人而言，宗教仪式和庆典维持了他们与他们的文化故里间必不可少的联结。宗教／灵性也会促进文化复原力，并提升应对过去和现在的创伤和压力的能力（Comas-Díaz，2012）。正如Comas-Díaz（2012）所描述的：

许多少数民族为了修复受压迫的心态和重新组织断裂的认同，皈依了有色人种的灵性取向。结果，有色人种的灵性取向试图通过对个人人种文化和植根于土著文化的肯定和救赎，来治愈心灵的创伤……[以此提供]希望和救赎的机会……基于集体主义世界观，有色人种的灵性取向帮助有色人种人民深化生命的存在意义和目的。因此，灵魂世界在有色人种的大多数人中是无所不在的（p.199）。

督导为受督者提供了一个让他们发展悦纳宗教 / 灵性和其他文化维度间的交互影响的情境。这并不是一个科研任务，而是要求受督者对影响来访者的世界观、态度、应对方式和健康等因素的汇合进行深入思考。

宗教 / 灵性和心理健康

大量的实证文献综述（Koenig，2004，2008；Koenig，King & Carson，2012；Masters & Hooker，2012）已证实宗教 / 灵性和心理健康之间存在临床相关，在许多文化中，灵性或宗教的困扰被认为与疾病或心理痛苦有关（Fukuyama & Sevig，1999）。皈依宗教总体来说与更好的心理健康状态相关（Pargament，Mahoney，Shafranske，Exline，& Jone，2013）。但是宗教的挣扎和某些宗教 / 灵性信仰（如认为会被上帝抛弃）可能造成严重的问题并危及健康（Plante & Thoresen，2012）。督导师应该让受督者熟悉文献，并纠正他们关于宗教 / 灵性对健康影响的错误假设。其重点在于需要区分一般研究发现和宗教 / 灵性对来访者的实际作用与影响之间的差异。

宗教/灵性以及应对行为

宗教/灵性的一项重要功能是提供意义背景和灵性途径，这种途径增强了对生活应激事件（例如，创伤、损伤、失业等）的应对能力（Pargament，1997，2007）。宗教/灵性信仰、归因和实践提供了保护神圣的手段、支持应对，并且提供了希望和接纳。在最初评估来访者如何使用宗教应对行为时，受督者应当描绘他们自己是如何使用宗教/灵性的（以及它的效用）。督导师应该和受督者一起检查让他或她默许支持或拒绝来访者所描绘的对宗教/灵性的归因或者实践的影响因素。以下文献中总结的条目应在督导讨论和治疗过程中告知（Shafranske，2013）：

（1）当面对极端的生命挑战情境，尤其是当心理的以及其他资源耗竭时，个体经常使用宗教应对行为。

（2）宗教应对行为使用的功效与下列因素有着不同程度的关联，包括宗教的内化程度、本能动机、充分整合程度，以及基于与上帝的安全关系。当来访者的基本信仰和虔诚与他所处的信仰社群相一致时，宗教应对行为则可能会不断强化。

（3）即使是最有争议的宗教形式也有利有弊，基于各种各样的应激源和主观经验，以及诸如宗教的文化价值等情境因素，宗教应对的使用具有高度的情境性（Gebauer, Sedikides, & Neberich，2012）。

（4）宗教/灵性资源的使用并不总是导致健康的适应性。例如，使用消极的宗教应对行为与更糟的结果相联系，灵性的挣扎可能对情绪的健康和调节产生负面影响。

再次强调，在评估宗教/灵性对于应对行为的贡献时，联系影响调适的文化的、系统的、个体的价值观因素十分重要。Gall 和

Guirguis-Younger（2013）总结道，"可以明确的是，要想理解宗教应对行为和灵性应对行为的意义和功能，就必须穿越宗教传统、年龄、性别、社会角色和道德去理解其文化情境"（p.358）。

督导师通过实施以下建议提升受督者的知识，并把科学 – 知情法整合到专业的实践中：

（1）提升对理论和实证文献的熟悉度，并把它整合到宗教 / 灵性应用心理学中。

（2）当考虑宗教 / 灵性的作用时，示范和鼓励受督者阅读临床应用的文献。监督并让受督者注意那些在文献中缺乏支持的假设，因为这种假设往往可能是一种偏见。

（3）与受督者一起检查他们的个人信仰和经验对他们理解来访者或借鉴科学文献的意愿的影响。

（4）在临床培训中，纳入呈现宗教 / 灵性应用心理学理论与实证研究的临床书籍资源（详见参考文献），并关注研究报告，例如《美国宗教概况调查》（*U.S. Religious Landscape Survey*，Pew Research Center＇s Forum on Religion & Public Life，2008），以及《大学生的灵性生活：大学生寻求意义和目标的一项全国研究》（*The Spiriture Life of College Students: A National Study of College Students＇ Search for Meaning and Purpose*，Higher Education Research Institute，2004），以此了解美国人对灵性的普遍态度。

技　能

通过关注个人价值观角色以及鼓励发展文献中勾画的临床理解，督导师设置不同的学习阶段来支持受督者发展基于循证的实践技能。随着 APA 采纳循证专业实践作为标准，心理学家的职责在于整合现有的最佳研究和临床专业技术，并运用于具有特定特征、文化和偏好的患者（"APA 循证实践主席特别行动"，2006，p.273）。关注来访者的宗教/灵性与关注来访者的特征和文化是一致的，最低限度的督导应该在客观上确保给予有意识的灵性关怀（而不是回避灵性关怀）。Saunders、Miller 和 Bright（2010）把**有意识的灵性关怀**定义为：

> 以尊重的和善解人意的态度来评估 SRBP（灵性和宗教的信仰与实践）的方法，以判断它对于患者的普遍重要性，同时也要评估 SRBP 以任何形式对所呈现问题的影响和 SRBP 作为资源帮助康复的潜质。在治疗引入阶段的正式评估中，有必要明确评估这些议题，并且在治疗进程中，对其呈现及其潜在影响保持开放。（p.359）

要协同来访者一起将宗教/灵性的潜能看作治疗资源，就需要考虑来访者的偏好，这与循证实践的原则相符。督导师密切监测治疗的预检和初始阶段以确保受督者考虑到了对个案的宗教/灵性维度的关怀，并探明了来访者的偏好。

评估宗教/灵性作为临床相关和涵盖个案偏好的技能

完整的评估程序讨论超过了本章的范畴，但是我在此专门简要评述一下督导的角色。评估和治疗的初始阶段对确立治疗联盟、合作建立治疗目标以及关于完成目标的方法达成一致尤为重要。所有受督者应该接受相关培训，让他们能够评估宗教/灵性对来访者的重要程度，以及在来访者的困难中宗教/灵性的卷入程度。培训演讲或在督导课程中引入角色扮演可以帮助受督者逐渐获得舒适、信心和胜任力，以便开始和来访者讨论宗教/灵性议题。受督者经常惊讶于通过询问简单的开放式问题就可以完成准备工作，例如，"我想知道，宗教 / 灵性对你来说有多重要？"然后就可以自然地跟随来访者，探究他宗教或灵性的参与性质。如果宗教 / 灵性表现突出，并且在临床上与治疗目标相关，可以直接询问来访者，他或她是否相信在治疗中讨论宗教 / 灵性是有用的。以此方式，来访者的偏好被探明，并且治疗师获准同意询问宗教 / 灵性问题。受督者在评估治疗过程的早期询问来访者，并且以尊重和善解人意的态度做出反应非常重要。只有在宗教突显性高且与来访者的困难有直接相关、已建立较好的治疗联盟、来访者已表达他的偏好并且表示同意之后，才能引入针对宗教 / 灵性的深度评估。大量已有的文献都可以为受督者和督导师提供指导（Hodge，2013；Leach，Aten，Wade & Hernandez，2009；Pargament & Krumrei，2009；Richard & Bergin，2005）。

在治疗中整合宗教和灵性

对宗教 / 灵性信仰以及归因的检测方式，与检测其他塑造涉及心理问题的行为和经验的想法是相似的。督导师通过指出这一相似点，可以支持学员获得安慰和信心。受督者应学会仔细地评估宗教应对行为的消极使用和积极使用，正如 Pargament 的模型（2007）所描述的，同时也需要熟悉灵性挣扎的形式，例如对上帝的愤怒，面对道德的不完美，以及被宗教团体成员触怒（Exline，2013）。

许多人在他们的日常生活中会使用宗教 / 灵性资源。当他们面对危机或者困苦时，来访者可能使用一些资源，诸如祷告、冥想、灵性阅读等，或他们以前尝试过的其他方法，督导提供了一个设置来考虑这些行为的影响，以及如果显示使用这些资源有益的话，这些资源可以如何被鼓励或符合伦理地将其运用在治疗中（Plante，2009）。对于许多受督者（以及督导师和临床医生）来说，就算是不违背伦理，在治疗中鼓励或使用灵性资源也可能被视为不合适的。当直接整合宗教／灵性资源时，慎重考虑伦理问题总是十分重要的（Barnett & Johnson，2011；Gonsiorek，Richard，Pargament，& McMinn，2009；Hathaway，2011；Tjeltveit，2012）。然而，考虑到对一些来访者而言，宗教／灵性资源是自然发生的、自我选择的行为，就像临床医师可能鼓励一个在慢跑中派生出心理获益的来访者继续跑步一样，心理咨询师也许可以支持使用宗教／灵性资源。

灵性取向的心理治疗模型（Aten & Leach，2009；L.J.Miller，2012；Pargament，Mahoney & Shafranske，2013，Plante & Thoresen，2012；Richards & Bergin，2004,2005；Shafranske，2009，2012；Shafranske & Sperry，2005；Sperry，2013）以及有循证支持的融合宗教的治疗方法都已经得到发展（Worthington，Hook，Davis & McDaniel，2011）。实施这些治疗方法需要特定的培训和督导，这些讨论超出了本章的范畴。

督导师可以通过实施以下建议帮助受督者发展技能：

（1）提升受督者的反思意愿和能力，使其能够进行自我评价，并欣赏个人信念、价值观和世界观如何影响其与文化和宗教／灵性不同的来访者的互动。

（2）回顾胜任处理宗教／灵性问题（作为临床相关变量）时所需的知识、技能和价值观／态度。督导师应该仔细评估他或她自身在督导涉及宗教／灵性问题临床过程的胜任力，然后带领受督者进行自我评价，首先关注态度和世界观，然后关注知识和技能。讨论督导目标时应单独询问关于宗教／灵性议题的督导目标（Aten & Hernandez，2004）。

（3）回顾、应用并与受督者讨论心理治疗中与宗教 / 灵性相关的伦理原则（如，APA，2008，2010; Gonsiorek et al., 2009；Hathaway，2011）、实践指南、基于宗教整合形式的知识和经验，这些都需要特定的培训和工作模型的知识（Tan，2009）。应当考虑使用如 Barnett 和 Johnson 提出的决策过程。

（4）密切监督任何触及宗教 / 灵性议题的干预，并且和受督者一起探索舒适程度、个人反应、来访者的反应、对治疗联盟的影响以及治疗过程。确保探究来访者的偏好，并获得来访者知情同意在治疗中允许询问宗教/灵性议题。

（5）仅限于询问会直接影响其在治疗关系中有效提出宗教 / 灵性议题的受督者的个人态度、价值观和经验，以避免越界。示范尊重受督者涉及其信念和信仰虔诚度的自主权，同时指出来访者和受督者的世界观之间潜在的张力。

（6）引出对督导有效性的反馈，考虑使用关注灵性的特定工具，例如《灵性议题督导量表》（M.Miller，Korinek，& Ivey，2006）。

（7）在培训中使用临床教科书和培训教材，例如《美国心理协会灵性录像系列》（*The American Psychological Association Spirituality Video Series*，APA，2004—2011），教材中展示了有关灵性取向心理治疗实践的模型和实例，包括呈现特定宗教特色的资源（Richard & bergin, 2000）。

（8）组织专家对这一领域进行培训（可能的话在当地进行），邀请神职人员关于一般的宗教/灵性挑战的主题进行演讲。

　　一般性督导的原则和程序同样适用于指导包含宗教 / 灵性议题的个案督导。然而，需要特别注意受督者对来访者的宗教 / 灵性观的舒适程度、共情和反应、治疗联盟，以及针对宗教/灵性议题的干预效果。

督导案例

受督者名叫劳拉，未婚，高加索白人女性，博士研究生，二十五六岁，她的基本理论取向是认知行为疗法。她对有循证支持的焦虑障碍治疗和辩证行为疗法特别感兴趣，并且已经发展出一定的胜任力。她寻求督导旨在获得以精神动力治疗取向探索的经验。她在概念化和治疗方面对其他理论取向的开放程度也反映了她的自信与认知弹性。在这节会谈中，她报告了一个新的来访者，她在我们的督导前一天完成了初始访谈。来访者吉娜是一位拉美裔单身女性，与受督者年纪相仿，她呈现的基本症状是抑郁，并伴随混杂的内疚感。以下摘录为督导中处理宗教/灵性议题的互动过程。[1]

> 受督者：在她描述了她感到多么抑郁，以及与他人的隔离（特别是与男性的隔离）之后，她脱口而出她来咨询的根本原因是希望咨询能帮助她停止糟糕的行为。在我探问之前，她说她的教友认为咨询也许能帮助她。我问她，她所说的糟糕的行为是什么？她说她感觉到糟糕，是因为她有时会自己触摸自己，刺激自己。为了澄清，我问道："你的意思是你对自慰感觉糟糕？"她点头，并伤心地问我能不能帮她停止这一行为。我感觉这对她而言是很尴尬的，所以我问她为什么她认为触摸自己是糟糕的，而没有询问频率。

> 督导师：嗯，所以你感到了她的不舒服。

1 　该案例综合了多个相关案例的督导及临床资料，互动是精确的，但是某些（与宗教/灵性的督导过程无关的）细节已被修改，以保护相关参与者的隐私。

受督者：是的，她说她知道那是罪，但是当她感到压抑和焦虑时，
她会取悦自己，但是继而又感到内疚、罪恶和失败——
然后就一路跌入抑郁。我不知道对不对，但我对她说：
"我不太明白，你所说的事情很自然啊。"她重复说，她
知道那是自然的，但那并不意味着在这种冲动下不是有
罪的，我真的不知道要说什么了。

督导师：好，当你现在跟我讲这些的时候，你想到了什么？ [这
个问题的意图是将注意力引导至受督者在这一时刻的体
验，并提升她的自我反省。]

受督者：我猜是感到困惑。

督导师：困惑？ [作为一种提示。]

受督者：我不知道什么是最好的方式往下接着说。

督导师：好，让我们一起来看看。看起来你最初的反应是想正常
化她的行为……以某种方式，缓解她在那一刻感受到的
冲突和不适感，你看上去被她的冲突的本质搞蒙了。[这
个困惑可以被看作与她们的世界观相悖离的产物。]

受督者：是的，我能看出她有多么心烦意乱。关于有些事情，她
其实不必这么烦乱。后来，她说平均只有两三周发生一
次，但她对犯下了罪感到很内疚，而且她的教友重复牧
师所说的不要屈服于诱惑。我不太能理解这么自然的事
情被看作如此罪恶。我知道你对宗教感兴趣。这合理
吗？ 或者是我漏掉了什么？

督导师：是的，我对如何在治疗和精神卫生工作中处理宗教/灵
性问题感兴趣。好，我们可能漏掉了一些东西，但是让
我们从她的呈现和你对此的反应开始。让我先问问你，
你的来访者认为她的行为是罪恶的，你对此的想法和反

应是什么？

受督者：好的，当我想到这些的时候，她的宗教观念看起来比较极端，并且促成了她的罪恶感。我不是教徒，所以我很难理解她的想法。

督导师：看起来是这样一个情形，显露出你和来访者有不同的观点。如果我们来看看你的态度会怎么影响治疗进程，你感觉得怎么样？

受督者：当然可以。

督导师：这里的意图不是问你的信仰，而是来看你的个人价值观如何影响你向来访者询问相关议题。从你所说的来看，你对于理解来访者所持有的宗教观点是有困难的。

受督者：是的，就是这样。我认为自慰是正常的，如果这不会影响到生活的其他方面或者关系，这没什么错。而且，我从不认为教会对我有什么价值，我没有成长在有特定宗教信仰的家庭中。

督导师：劳拉，我欣赏你的分享以及你所意识到的你和来访者的区别，让我们转向你对你的来访者对宗教的虔诚了解多少？

受督者：是，她在登记表上写的是基督徒，在初始访谈中她也确认了这一点。

督导师：你知道她参加的教派或者特定的教会吗？她的信教史，或者她是怎么加入这个教会的？

受督者：没有，我没有想到要问这，我们就到时间了。

督导师：好。如果下一节治疗中出现一个自然的询问契机，可以获得更多关于她教会的信息，包括她怎么加入这个教会，她是哪个教派的，例如，公会教派、浸信会教派、福音派新教，这些可能会帮助到你。用一些开放式问题来询问她的宗教背景，孩童时期的参与情况，或者她家庭的参与情况。当然不要一次问50个问题，让她来引导。如果有机会，你可以问她对上一周的那小节咨询是什么感受，对上周有什么影响。这些关于教派的问题可能促进我们对她的行为判定标准的情况有更深的了解，因为不同的基督教会对性道德和性行为的态度各不相同。另外，明白那些可能激发她参加这个教区的特定会众的因素也是有用的，特别当这个教堂与她以前参加的有显著区别时。而且，你正常化她这些行为的动机看上去部分是被你的个人信念驱使的，所以当她的情况与你有所不同的时候，我建议你反思你可以如何开放地理解她的观念。这听起来怎么样？对你有帮助吗？

受督者：有帮助，我的确对了解她的信念挺感兴趣的，虽然我真的认为我的目标是减轻她的抑郁。

督导师：我也是。这个方法是在尊重她的信仰承诺的同时支持她，更加完整地理解她内心冲突的意义。所以我今天对目标是这么看的，我认为不是与她争论她的信仰，因为这样会触发很多伦理和临床的议题，而是支持周全的反思。并且，如果我们需要更全面地理解她的灵性发展史，获得她的性生活史就很重要，但是在开始的时候，让它自然地浮现，当然你可以问她是否对自慰或者性行为总是感到这么愧疚。此外，我们需要更好地理解她的文化认同以及其他的个人因素。

在接下来的几次治疗中，通过放慢互动的脚步。表达共情，让来访者引领谈话，以及邀请她反思她的宗教信仰和教会归属，治疗联盟到了巩固。虽然这次会谈聚焦于发起宗教／灵性作用的讨论，但探索多种文化和情境的特征，看它们如何结合并且塑造了来访者的信仰也很重要。例如，性别、年龄、种族以及城市文化的文化因素对她的宗教信仰也产生了影响。尽管个案的完整剖析超出了这段叙述的范围，但是必须指出的是，劳拉的语气和提问向来访者传递了她真诚的兴趣和尊重。吉娜描述了她进入教会是因为受了好朋友的影响，她感到在一段不称心的个人交往和性关系之后，她需要让她的生活回到正轨。在一段时间的治疗之后，虽然她并没有改变不想自慰的念头，但自责和自我厌恶变得少了。在数月的治疗中，吉娜透露了她在十多岁的时候发生的性创伤意外事件，她以前从来没有跟任何人谈起过。然后治疗的焦点转变为修通创伤，以及她童年时期的其他痛苦事件。当创伤治疗工作变得更有张力时，来访者变得更焦虑，并开始取消预约。很明显，治疗如果不是遇到了危机，就是陷入了僵局。

> 受督者：吉娜来会谈时，她很难表达和承受她的情感；她报告她想过离开治疗，事情是越来越糟，而不是越来越好。

我们就临床互动和来访者自我报告的治疗之外的情绪状态和行为进行了细致的讨论。很明显，我们需要加强合作，灌输希望，以及巩固她的资源。我们会商了一位创伤后应激障碍专家，其确认了我们使用过的一般性的暴露聚焦疗法以及辩证行为疗法是恰当的。

> 督导师：让我们回顾你的来访者用来面对适应困难以及她可以再次获得控制感的方式。你已经使用了某些技术，在此之

前是有帮助的，但是在这一节中对于管理适应困难不那么奏效了。

受督者：[劳拉总结了她已经使用过的方法。] 她报告说当事情真的感觉要失控的时候，她就祷告，并且一遍一遍地重复祷告词，直到她平静下来。

督导师：你考虑过在咨询小节中向她提供简单祷告的机会吗？

受督者：好吧，没有，我的意思是，我们可以那样做吗？

督导师：在我看来，吉娜使用的方法是祷告者对自然发生的灵性资源的使用，它帮助她感受到与上帝的联结，并感到安全。正如我们所评估的，灵性的部分对她来说非常重要，实际上，在她暴露创伤事件之后，看起来她对宗教资源的使用增加了。当我提出这个可能性时你是怎么想的？[当考虑使用到宗教/灵性资源的时候，不仅要把科学文献或者来访者的价值观和偏好带入督导（并且获得明确的知情同意），也要让受督者对是否使用这种干预方式结合他或她自己的价值观和反应。]

受督者：嗯，为了帮助她，我可以做任何事，但是正如你所知，我不是信众。我必须要信教或者祷告吗？

督导师：你不必成为信众，我也不是建议你改变你的信仰。重要的是你要尊重她的经验的真实性。

受督者：我尊重她，她很正直。

我们进一步讨论了祷告的本质，包括伦理议题，我要求她额外阅读一些关于明确整合自身和灵性成长的材料。我们决定在咨询的开始，提供一个一分钟的祷告，劳拉会以静默参与；在咨询结束时，劳拉会引导来访者对她在开始时的祷告体验进行反馈。来访者对劳拉的提议很惊讶，鉴于她的咨询师不是基督徒，但她感激她的提议，也同意祷告常常是唯一能让她度过艰难时光的方式，因为祷告的时候，她可以呼唤上帝保佑她。在下一小节中，吉娜从一个真诚的安全祈祷开始，她哭了一会儿，看上去平静下来后，一节治疗便开始了。虽然评估这一干预的影响是困难的，但这的确加强了治疗联盟并推进了治疗进程。在治疗中，吉娜并没有经常祷告，但当她祷告的时候，她似乎获得了一些力量和解决之道。劳拉真诚的关怀、共情和治疗技术以及她逐渐发展的对来访者宗教/灵性卷入的敏感性，都传递了尊重并协助吉娜探索宗教/灵性在她生命中的作用。

评　论

这段督导过程的摘录阐明了在这个章节中所讨论的很多概念。首先，督导有效性的关键是关注来访者和受督者在宗教/灵性信仰方面的差异。受督者对检验她个人信仰的影响、她的共情和她对来访者的基本尊重的开放态度，为治疗联盟的形成与维持确立了条件。在获得来访者的宗教教派（独立福音派公理教会）信息之后，劳拉能够更好地理解吉娜所持有的正常的、特定文化的信仰，并与来访者一起探索在处理涉及性的心理冲突时，她所秉持的信仰如何起作用。发展对灵性路径、宗教应对行为和宗教/灵性的资源的理解，是为将宗教/灵性资源与治疗、伦理自觉和来访者知情同意相整合，提供了必需的理论性理解。这个案例还说明了如何实施循证实践，将科学文献、临床和督导专家，以及病人的特征、文化和偏好都纳入考虑范围。

反思性实践

自我反思和自我检测是伦理实践和胜任力发展的核心要素（Falender & Shafranske，2007）。发展自我反思式的实践在临床督导中至关重要，这就要求完全运用多元文化视角。我以改编自Gonsiorek 等人（2009，p. 238）的四个问题作为本章结语，当督导个案包含宗教／灵性议题时，希望这些问题能激发元胜任力的发展。

（1）我是否有能力确保为我的来访者创建在灵性问题上安全与肯定的治疗环境？

（2）我是否有能力确保为来访者进行有效的宗教／灵性评估？

（3）我是否有能力确保我会采取或鼓励恰当的宗教／灵性干预，如果显示有需要，我会在治疗和康复中帮助来访者获得有关他们信仰和灵性的资源吗？

（4）我是否有能力向神职人员和其他宗教专业人士进行有效咨询并与之合作，以及在必要时进行转介？

参考文献[1]

American Counseling Association. (2005). ACA code of ethics.

American Psychiatric Association. (1989). *Guidelines regarding possible conflict between psychiatrists' religious commitments and psychiatric practice.* Washington, DC: Author.

American Psychological Association. (2002). *Guidelines for multicultural education training, research, practice, and organizational change for psychologists.* Washington, DC: Author.

American Psychological Association (2004—2011). *The American Psychological*

1　在参考文献中，我们特别筛选了一些资源来协助临床工作者在心理治疗中发展自身使用宗教／灵性干预方法的胜任力，这些文献以＊结尾作为标注，其中本章节明确引用的文献则以＊＊结尾作为标注。

Association spirituality video series. Washington, DC: Author.*

American Psychological Association. (2006). Evidence-based practice in psychology. *American Psychologist*, 61, 271-285. doi: 10. 1037/0003-066X.61.4.271

American Psychological Association. (2008).Resolution on religious, religionbased, and/or religion-derived prejudice *American Psychologist*, 63, 431-434.

American Psychological Association. (2010). *Ethical principles of psychologists and code of conduct* (2002;amended June1, 2010).

Aten, J. D., & Hernandez, B. (2004). Addressing religion in clinical supervision: A model. *Psychotherapy: Theory, Research, Practice, Training, 41*, 152-160 doi:10.1037/0033-3204.41.2.152

Aten, J. D., & Leach, M. M.(Eds.), (2009). *Spirituality and the therapeutic process: A comprehensive resource from intake to termination.* Washington, DC: American Psychological Association. doi: 10. 1037/11853-000*

Aten, J. D., McMinn, M. R., & Worthington, E. L., Jr. (2011). *Spiritually oriented interventions for counseling and psychotherapy.* Washington, DC: American Psychological Association. doi: 10.1037/12313-000*

Barnett, J. E., & Johnson, W(2011). Integrating spirituality and religion into psychotherapy: Persistent dilemmas, ethical issues, and a proposed decision-making process. *Ethics & Behavior,* 21, 147-164. doi: 10.1080/10508422.2011.551471

Bartoli, E. (2007). Religious and spiritual issues in psychotherapy practice: Training the trainer. *Psychotherapy: Theory, Research, Practice, Training*, 44, 54-65. doi:10.1037/0033-3204.44.1.54

Behnke, S. H. (2012). Constitutional claims in the context of mental health training: Religion, sexual orientation, and tensions between the first amendment and professional ethics. *Training and Education in Professional Psychology*, 6, 189-195. doi:10.1037/a0030809

Bieschke, K. J., & Mintz, L. B. (2012). Counseling psychology model training values statement addressing diversity: History, current use, and future directions.*Training and Education in Professional Psychology*, 6, 196-203. doi: 10.1037/a0030810

Brawer, P. A., Handal, P. J., Fabricatore, A. N., Roberts, R., & Wajda-Johnston, V.A. (2002). Training and education in religion/spirituality within ApA-accredited clinical psychology programs. *Professional Psychology: Research and*

Practice, 33, 203-206.doi:10.1037/0735-7028.33,2.203

Cashwell, C. S., & Young, J. S. (2011).*Integrating spirituality and religion into counseling*. Alexandria, VA: American Counseling Association.*

Cervantes, J. M., &Parham, T. A. (2005). Toward a meaningful spirituality for people of color: Lessons for the counseling practitioner. *Cultural Diversity & Ethnic Minority Psychology*,11,69-81.doi:10.1037/1099-9809.11.1.69

Comas- Díaz, L. (2012). Colored spirituality: The centrality of spirit among ethnic minorities In L. J. Miller(Ed), *The Oxford handbook of psychology and spirituality* (pp. 197-206). New York, NY: Oxford University Press.

Crook-Lyon, R. E., O'Grady, K. A., Smith, T. B., Jensen, D. R., Golightly, T., & Potkar, K. A. (2012). Addressing religious and spiritual diversity in graduate training and multicultural education for professional psychologists. *Psychology of Religion and Spirituality*, 4, 169-181. doi: 10.1037/a0026403

Exline, J. J. (2013). Religious and spiritual struggles. In K. I. Pargament, J.J.Exline, & J. W. Jones (Eds.), *APA handbook of psychology, religion, and spirituality: Vol. 1. Context, theory, and research*(pp. 459-475). Washington, DC: American Psychological Association. doi: 10.1037/14045-025

Falender, C. A., & Shafranske, E. P. (2007). Competence in competency-based supervision practice: Construct and application. *Professional Psychology: Research and Practice*,38,232-240.doi:10.1037/0735-7028.38.3.232

Forrest, L. (2012). Educators' and trainers' responsibilities when trainees' personal beliefs collide with competent practice. *Training and Education in Professional Psychology*,6,187-188.doi:10.1037/a0030799

Frame, M. W.(2003). *Integrating religion and spirituality into counseling* Pacific Grove, CA: Brooks/Cole.*

Fukuyama, M. A., & Sevig, T. D. (1999). *Integrating spirituality into multicutural counseling*. Thousand Oaks, CA: Sage.*

Gall, T., & Guirguis-Younger, M. (2013). Religious and spiritual coping: Current theory and research. In K. I. Pargament, J. J. Exline, &J. W. Jones(Eds.), *APA handbook of psychology, religion, and spirituality: Vol. 1. Context, theory, and research* (pp. 349-364). Washington, DC: American Psychological Association. doi:10.1037/14045-019

Gallup.(2012).Religion [Graphs and data set].

Gebauer, J. E., Sedikides, C., & Neberich, W.(2012). Religiosity, social self-esteem, and psychological adjustment: On the cross-cultural specificity of the psychological benefits of religiosity. *Psychological Science*, 23, 158-160.

Gonsiorek, J.C., Richards, P., Pargament, K. I., & McMinn, M. R. (2009). Ethical challenges and opportunities at the edge: Incorporating spirituality and religion into psychotherapy. *Professional Psychology: Research and Practice*, *40*.385-395. doi:10.1037/a0016488**

Hathaway, W. L. (2011). Ethical guidelines for using spiritually oriented interventions In J. D. Aten, M. R. McMinn, & E. L. Worthington, Jr. (Eds.), *Spiritually oriented interventions for counseling and psychotherapy* (pp. 65-81).Washington, DC: American Psychological Association. doi: 10. 1037/12313-003**

Hathaway, W. L. (2013). Pathways toward graduate training in the clinical psychology of religion and spirituality: A spiritual competencies model. In K. I. Pargament, A. Mahoney, & E. P. Shafranske (Eds.), *APA handbook of psychology, religion, and spirituality: Vol. 2. An applied psychology of religion and spirituality* (pp. 635-649). Washington, DC: American Psychological Association. doi:10.1037/14046-033

Hathaway, W. L., Scott, S. Y., & Garver, S. A. (2004). Assessing religious/ spiritual functioning: A neglected domain in clinical practice. *Professional Psychology: Research and Practice*,35,97-104.doi:10.1037/0735-7028.35.1.97*

Higher Education Research Institute. (2004). *The spiritual life of college students: A national study of college students' search for meaning and purpose.*

Hill, P. C., Pargament, K. I., Hood, R. R., McCullough, M. E., Swyers, J. P., Larson, D. B., & Zinnbauer, B. J. (2000). Conceptualizing religion and spirituality: Points of commonality, points of departure. *Journal for the Theory of Social Behaviour*,30,51-77.doi:10.1111/1468-5914.00119

Hodge, D. R. (2013). Assessing spirituality and religion in the context of counseling and psychotherapy. In K. I. Pargament, A. Mahoney, & E. P. Shafranske (Eds.), *APA handbook of psychology,religion,and spirituality: Vol, 2, An applied psychology of religion and spirituality* (pp. 93-123). Washington, DC: American Psychological Association. doi: 10. 1037/14046-005**

Hook, J. N., Worthington, E. L., Jr., Davis, D. E., Jennings, D., Gartner, A.L. & Hook, J. P. (2010). Empirically supported religious and spiritual therapies. *Journal of Clinical Psychology*, 66, 46-72.*

Koenig, H. G. (2004). Religion, spirituality, and medicine: Research findings and implications for Clinical Practice. *Southern Medical Journal*, 97. 1194-1200.

Koenig, H. G. (2008). *Medicine, religion, and health: Where science and spiritualitymeet*. West Conshohocken, PA: Templeton Foundation Press.

Koenig, H. G., King, D. E., & Carson, V. B. (2012). *Handbook of religion and health* (2nd ed.). New York, NY: Oxford University Press.

Leach, M. M., Aten, J. D., Boyer, M. C., Strain, J.D., & Bradshaw, A. K. (2010). Developing therapist self-awareness and knowledge. In M. M. Leach & J. D. Aten (Eds.), *Culture and the therapeutic process: A guide for mental health professionals* (pp. 13-36). New York, NY: Routledge/Taylor & Francis Group.

Leach, M. M., Aten, J., Wade, N., & Hernandez, B. (2009). Spirituality and the clinical intake In J. Aten & M. M. Leach (Eds.), *Spirituality and the therapeutic process: A comprehensive resource from intake through termination* (pp. 75-92). Washington, DC: American Psychological Association.

Loewenthal, K. (2013). Religion, spirituality, and culture: Clarifying the direction of effects. In K. I. Pargament, J. J. Exline, & J. W. Jones (Eds.), *APA handbook of psychology, religion, and spirituality: Vol. 1. Context, theory, and research* (pp. 239-255). Washington, DC: American Psychological Association. doi:10.1037/14045-013

Masters, K. S., & Hooker, S. A. (2012). Religion, spirituality, and health. In L. J. Miller (Ed.), *The Oxford handbook of psychology and spirituality*(pp. 519-539). New York, NY: Oxford University Press.

McMinn, M. R., Aikins, D. C., & Lish, R. A. (2003). Basic and advanced competence in collaborating with clergy. *Professional Psychology: Research and Practice*, 34, 197-202. doi: 10.1037/0735-7028.34.2.197*

McMinn, M. R., Hathaway, W. L., Woods, S. W., & Snow, K. N. (2009). What American Psychological Association leaders have to say about psychology of religion and spirituality. *Psychology of Religion and Spirituality*, 1, 3-13. doi: 10. 1037/a0014991

Miller, G. A. (2003). *Incorporating spirituality in counseling and psychotherapy*. New York, NY: Wiley. *

Miller, L. J. (Ed.). (2012). *The Oxford handbook of psychology and spirituality*. New York, NY: Oxford University Press.

Miller, M., Korinek, A. W., & Ivey, D. C. (2006). Integrating spirituality into training: The Spiritual Issues in Supervision Scale. *American Journal of*

Family Therapy,34,355-372.doi:10.1080/01926180600553811

Pargament K. I. (1997). *The psychology of religion and coping*. New York, NY: Guilford Press.**

Pargament, K. I. (2007). *Spiritually integrated psychotherapy: Understanding and addressing the sacred*. New York, NY: Guilford Press.**

Pargament, K.I.(2013). Searching for the sacred: Toward a nonreductionistic theory of spirituality. In K. I. Pargament, J. J.Exline, &J. W. Jones(Eds.), *APA handbook of psychology, religion, and spirituality: Vol. 1. Context, theory, and research* (pp. 257-273). Washington, DC: American Psychological, Association. doi:10.1037/14045-014

Pargament, K. I., Exline, J. J., & Jones, J. W. (2013). *APA handbook of psychology, religion, and spirituality: Vol. I. Context, theory, and research*. Washington, DC: American Psychological Association. doi: 10. 1037/14045-000

Pargament, K. I., & Krumrei, E. J. (2009). Clinical assessment of clients'spirituality. In J. D. Aten & M. M. Leach (Eds.), *Spirituality and the therapeutic process: A comprehensive resource from intake to termination* (pp. 93-120). Washington, DC: American Psychological Association. doi: 10.1037/11853-005**

Pargament, K. I., Mahoney, A., Exline, J.J., Jones, J. W., & Shafranske, E. P.(2013). Envisioning an integrative paradigm for the psychology of religion and spirituality. In K. I. Pargament, J.J. Exline, & J. W. Jones (Eds.), *APA handbook of psychology, religion, and spirituality: Vol. 1. Context, theory, and research*(pp. 3-19). Washington, DC: American Psychological Association. doi: 10.1037/14045-001

Pargament, K. I., Mahoney, A., & Shafranske, E. P. (2013). *APA handbook of psychology, religion, and spirituality: Vol. 2, An applied psychology of religion and spirituality*. Washington, DC: American Psychological Association. doi: 10. 1037/14046-000**

Pargament, K. I., Mahoney, A., Shafranske, E. P., Exline, J. J., & Jones, J. W. (2013). From research to practice: Toward an applied psychology of religion and spirituality. In K. I. Pargament, A. Mahoney, & E. P. Shafranske (Eds.),*APA handbook of psychology, religion, and spirituality: Vol. 2. An applied psychology of religion and spirituality* (pp. 3-22). Washington, DC: American Psychological Association. doi:10.1037/14046-001

Park, C. L. (2005). Religion and meaning. In R. F. Paloutzian & C. L. Park(Eds.),

Handbook of the psychology of religion and spirituality(pp. 295-314). New York, NY: Guilford Press.

Park, C. L., Edmondson, D., & Hale-Smith, A. (2013). Why religion? Meaning as motivation. In K. I. Pargament, J. J. Exline, &J. W. Jones(Eds.), *APA handbook of psychology, religion, and spirituality: Vol .1. Context, theory, and research* (pp. 157-171). Washington, DC: American Psychological Association. doi: 10. 1037/14045-008

Pepper, S. C. (1972). *World hypotheses: A study of evidence.* Berkeley and Los Angeles, CA: University of California.(Original work published 1942)

Peteet, J., Lu, F., & Narrow, W. (Eds.).(2011). *Religious and spiritual issues in psychiatric diagnosis: A research agenda for DSM-V.* Washington, DC: American Psychiatric Publishing. *

Pew Research Center's Forum on Religion & Public Life. (2010). *U.S. religious knowledge survey.*

Plante, T. G. (2009). *Spiritual practices in psychotherapy: Thirteen tools for enhancing psychological health.* Washington, DC: American Psychological Association. **

Plante, T. G. (2011). Addressing problematic spirituality in therapy. In J.D. Aten, M. R. McMinn, & E. L. Worthington, Jr. (Eds.), *Spiritually oriented interventions for counseling and psychotherapy* (pp.83-106). Washington, DC. American Psychological Association. doi: 10. 1037/11872-000*

Plante, T. G., & Thoresen, C. E. (2012). Spirituality, religion, and psychological counseling. In L. J. Miller(Ed.), *The Oxford handbook of psychology and spirituality*(pp. 388-409). New York, NY: Oxford University Press.

Post, B. C., & Wade, N. G. (2009). Religion and spirituality in psychotherapy: A practice-friendly review of research. *Journal of Clinical Psychology, 65,* 131-146. doi:10.1002/jclp.20563*

Richards P. S., & Bergin, A. E. (Eds.).(2000).*Handbook of psychotherapy and religious diversity.* Washington, DC: American Psychological Association. Doi:10.1037/10347-000**

Richards, P. S., & Bergin, A. E. (Eds.).(2004). *Religion and psychotherapy: A casebook.* Washington, DC: American Psychological Association. doi: 10.1037/10652-000**

Richards, P. S.,& Bergin, A. E. (2005). *A spiritual strategy for counseling and psychotherapy* (2nd ed.). Washington, DC: American Psychological

Association. doi:10.1037/11214-000**

Saunders, S. M., Miller, M. L., & Bright, M. M. (2010). Spiritually conscious psychological care. *Professional Psychology: Research and Practice, 41,* 355-362. doi:10.1037/a0020953*

Schafer, R. M., Handal, P. J., Brawer, P. A., & Ubinger, M. (2011). Training and education in religion/spirituality within APA-accredited clinical psychology programs: 8 years later. *Journal of Religion and Health,* 50, 232-239. doi: 10.1007/s10943-009-9272-8

Shafranske, E. P. (2009). Spiritually oriented psychodynamic psychotherapy. *Journal of Clinical Psychology: In Session,* 65, 147-157. doi:10.1002/ jclp.20565**

Shafranske, E. P. (2013). Addressing religiousness and spirituality. Advancing evidence-based practice. In R. Paloutzian & C .Park (Eds.), *The handbook of the psychology of religion* (2nd ed. pp. 595-616). New York, NY: Guilford Press. **

Shafranske, E. P., & Cummings, J. P. (2013). Religious and spiritual beliefs, affiliations, and practices of psychologists. In K. I. Pargament, A. Mahoney, & E. P. Shafranske (Eds.), *APA handbook of psychology, religion, and spirituality: Vol. 2. An applied psychology of religion and spirituality*(pp. 23-41). Washington, DC: American Psychological Association. doi: 10.1037/14046-002

Shafranske, E. P., & Sperry, L. (2005). Addressing the spiritual dimension in psychotherapy: Introduction and overview. In L. Sperry & E. P. Shafranske (Eds.), *Spiritually oriented psychotherapy*(pp. 11-29). Washington, DC: American Psychological Association. doi: 10. 1037/10886-001**

Slattery,]. M., & Park, C. L. (2011). Meaning making and spiritually oriented interventions. In J. D. Aten, M. R. McMinn, & E. L. Worthington, Jr (Eds.), *Spiritually oriented interventions for counseling and psychotherapy*(pp. 15-40). Washington, DC: American Psychological Association. doi: 10. 1037/12313-001*

Slife, B. D., & Reber, J. S.(2009). Is there a pervasive implicit bias against theism in psychology? *Journal of Theoretical and Philosophical Psychology,* 29, 63-79. doi:10.1037/a0016985

Sperry, L. (2012). *Spirituality in clinical practice: Theory and practice of spiritually oriented psychotherapy* (2nd ed.). New York, NY: Routledge/

Taylor & Francis.*

Sperry, L. (2013). Distinctive approaches to religion and spirituality: Pastoral counseling, spiritual direction, and spiritually integrated psychotherapy. In K. I. Pargament, A. Mahoney, & E. P. Shafranske (Eds.), *APA handbook of psychology, religion, and spirituality: Vol. 2. An applied psychology of religion and spirituality*(pp. 223-238). Washington, DC: American Psychological Association. doi:10.1037/14046-011

Sperry, L., & Shafranske, E. P. (Eds.) (2005). *Spiritually oriented psychotherapy.* Washington, DC: American Psychological Association. doi: 10. 1037/10886-000*

Tan, S. -Y. (2009). Developing integration skills: The role of clinical supervision. *Journal of Psychology and Theology*, 37, 54-61.

Tjeltveit, A. C. (2012). Religion, spirituality, and mental health. In S J. Knapp, M. C. Gottlieb, M. M. Handelsman, & L. D. VandeCreek(Eds.), *APA handbook of ethics in psychology: Vol. 1. Moral foundations and common themes* (pp 279-294). Washington, DC: American Psychological Association. doi: 10. 1037/13271-010

Wiggins, M. I. (2009). Therapist self-awareness of spirituality. In J. D. Aten & M. M. Leach(Eds.), *Spirituality and the therapeutic process: A comprehensive resource from intake to termination*(pp. 53-74). Washington, DC. American Psychological Association. doi: 10. 1037/11853-003

Worthington, E. L., Jr., Hook, J. N., Davis, D. E., & McDaniel, M.A.(2011). Religion and spirituality. *Journal of Clinical Psychology*, 67, 204-214. doi: 10.1002/jclp.20760

Yarhouse, M. A., & Johnson, V. (2013). Value and ethical issues: The interface between Psychology and religion. In K. I. Pargament, A. Mahoney, & E. P. Shafranske (Eds.), *APA handbook of psychology, religion, and spirituality: Vol. 2. An applied psychology of religion and spirituality*(pp. 43-70). Washington, DC: American Psychological Association. doi: 10.1037/14046-003

Zinnbauer, B. J.,& Pargament, K. I. (2000). Working with the sacred: Four approaches to religious and spiritual issues in counseling. *Journal of Counseling & Development*,78,162-171.doi:10.1002/j.1556-6676.2000. tb02574.x

Zinnbauer, B. J., & Pargament, K. I. (2005). Religiousness and spirituality. In R.

F. Paloutzian & C. L. Park (Eds.)， *Handbook of the psychology of religion and spirituality*(pp. 21-42). New York, NY: Guilford Press.

Zinnbauer, B. J., Pargament, K. I., Cole, B., Rye, M. S., Butter, E. M., Belavich, T. G.,... Kadar, J. L. (1997). Religion and spirituality: Unfuzzying the fuzzy. *Journal for the scientific study of religion*, 36, 549-564. doi: 10.2307/1387689

在临床督导中有效提出性少数议题的综合性方法

Kathleen J. Bieschke , Kelly A. Blasko , Susan
S. Woodhouse

　　关于女同性恋、男同性恋、双性恋和变性者（LGBT）的心理学研究正处于范式转变中。该范式认为，将性别、种族、民族、宗教、阶层、残疾和社会文化地位的其他方面联合在一起来检视性少数群体的状态，这一点至关重要（Croteau，Bieschke，Fassinger，& Manning，2008）。对性少数群体的社会态度正在迅速转变且广泛差异化（如，Halpert，Reinhardt，Toohey，2007）。然而，很少有培训项目提供专门针对性少数来访者议题的深度培训（如，Murphy，Rawlings，& Howe，2002），同时，许多临床督导师也似乎并未准备好对涉及少数派的性倾向议题进行有效的工作（Phillips & Fisher，1998）。轶事文学充斥着关于LGBT受督者遭遇过他们的督导师不赞成他们行为的故事（如，Croteau，Lark，Lidderdale，& Chung，2005；Singh & Chun，2010），此类经验也在实证研究中被证实（如，Burkard，Knox，Hess，& Schultz，2009）。

　　在本章开篇，我们先简要小结 Fassinger 和 Arseneau（2007）的性别越界性少数身份制定模型，并以此作为展望 LGBT 个人的情境化现实的一种方式。尽管社会文化定位的各个方面对性别身份都很重要，但鉴于考虑到在训练环境中可能产生的价值观冲突，我们会对宗教稍加讨论。我们认为，督导只有支持 LGBT 身份才能是最有效的。我们提出**整合式肯定性督导**（integrative affirmative supervision，IAS）（Halpert et al.，2007）作为在督导中与性少数议题工作的有效方法。对有胜任力的督导师而言，肯定性督导是必要的但是不充分的。我们还结合了 Falender 和 Shafranskels（2004）的基于胜任力的方法，将其融入如何在督导中有效地处理性少数群体议题的讨论中。最后，我们给出了一个具体案例，详细说明了如何提供基于胜任力的临床督导（Falender & Shalranske，2004），同时使用 Halpert 等人（2007）的 IAS 模型以及 Fassinger 和 Arseneau 的身份制定模型。

性别越界性少数身份制定模型

Fassinger 和 Arseneau（2007）的性别越界性少数身份制定模型（model of identity enactment of gender-transgressive sexal minorities）将情境中心化，在该情境中，对性少数人群而言身份是可被设定的。该模型进一步强调性少数群体性别越界的程度，不仅涉及对性伴侣的选择还涉及性别表达。Fassinger 和 Arseneau 提出，可以通过考虑身份的以下三方面来提高对性少数群体的理解：①社会性别取向（即个人的自体感是男性或女性），②性取向（即个人对谁会感觉有性的、亲密的吸引），③文化取向（如宗教、种族、民族、社会经济地位）。他们指出，这三个方面相互关联，必须在理解时考虑时间性影响。Fassinger 和 Arseneau 提出，性少数群体在四个发展性领域中彰显和协商他们的身份：身心健康、家庭与关系、教育和工作，以及法律和政治权利。

Croteau 等人（2008）指出，Fassinger 和 Arseneau（2007）对性少

数群体的复杂观点使性身份（sexual identity）在生活经历和社交场所中是如何形成和表达的有了更宽泛的变量。该模型将性别越界界定为潜藏在性少数群体经验下的共性，有助于考虑如何与LGBT中的个人进行最佳工作，这些人表面上看起来除了政治权力议程之外好像没有更多共同点了（Bieschke，Perez，& DeBord，2007）。将这个群体捆绑在一起的另一个重要的情境共性是弥散的不可见性与社会污名。Bieschke、Hardy、Fassinger和Groteau（2008）指出，"看不见的身份携带着一整套相关问题：孤立，有限的资源，过于受约束的体验，示范缺失，带有偏见或不准确的信息，刻板印象、压力和妥协式应对，被破坏或不诚恳的人际关系，以及专业助人者的沉寂"（p.179）。这些作者还指出加入时间性影响作用的必要性，鉴于性少数群体的经历因个人所属的历史时期不同差异很大，以及由个体的生理年龄造就的情境也各有不同。

Bieschke等人（2008）回顾了关注性少数群体中身份交叠问题的实证文献。他们指出文献基数是很小的，并倾向于从一个附加性观点进行概念化（例如，性少数群体状态是中心化的，但随之附加上另一个边缘化身份）。毋庸置疑，性少数群体的生活比这种附加模式所提出的更为复杂。通过理解多重身份的交叠，例如年龄、残疾、种族/民族、社会阶层和宗教等，对性少数群体的认识将得到极大提升。

使用Fassinger和Arseneau（2007）的模型来概念化性少数群体的议题，可以为督导师和受训者提供一个共享的工作框架，以确保对性少数派个人生活的复杂理解。虽然Fassinger和Arseneau模型的各个方面同样重要，但我们认为，在关于督导和培训的讨论情境中，特别重要的是要意识到宗教如何影响性少数群体的生活。也许，相比于其他文化取向，宗教身份更能够影响到性少数人群接受的治疗，以及性少数群体如何在培训中被触及（如，Bieschke，Paul，& Blasko，2007）。

进一步，对性少数来访者存在着源于宗教与文化的偏见，这就要求我们必须讨论这样一个话题，即当治疗师不赞成性少数群体时，他或她是否胜任与 LGBT 来访者有效地工作。我们首先介绍一些信息是关于许多 LGBT 个人都有的与宗教之间的复杂关系，然后详细描述在宗教与性身份之间的价值冲突如何在训练环境中呈现出特殊的挑战。

宗　教

性少数个体常常会经历他们的宗教信仰与性取向之间的冲突（如，Beckstead & Israel，2007；Schuck & Liddle，2001）。研究表明，那些将宗教信仰作为组织原则的人更容易体验到内化的反同态度（Tozer & Hayes，2004）。具有性少数群体身份的个体往往通过退出宗教组织或私下信教，来解决性取向与宗教之间的冲突（如，Schuck & Liddle）。此外，现有的实证表明，尤其是那些坚决信奉持有异性恋价值观的宗教并将其宗教认同放在个人身份核心地位的个体，会寻求转化疗法来解决这种冲突（如，Shidlo Schroeder，2002）。在这种情况下，尽管有证据表明改变性取向是无效的，并且具有很大的潜在危害（APA，2009），那些个体仍然选择转化治疗。虽然解决这一冲突的道路充满了 LGBT 个人的矛盾情绪，但宗教和性少数议题并不一定是不相容的。**肯定性信仰体验**（affirming faith experience）已经被发现能凭借其对内化的恐同心理和灵性的影响，间接性地带来积极心理健康（Lease，Horne，& Noffsinger-Frazier，2005）。

正如源自宗教的偏见和性别认同之间的冲突会潜在地制造性少数来访者的价值冲突，心理学家尤其是信仰宗教的心理学家，应当面对并且必须在个人层面上指出这种冲突。职业道德准则和标准明确表示，心理学家必须展现出对宗教和性取向同样的尊重。Beckstead 和

Israel（2007）认为，充分解决这种价值观冲突对为性少数群体提供有胜任力的服务至关重要，特别当考虑到治疗师和来访者之间存在的权力差异时。同样，我们认为，督导师也必须成功地调解其自身存在的宗教与性取向之间的任何价值观冲突，从而提供有胜任力的督导。

也许不足为奇的是，很少有像性少数人群的担忧和宗教之间的分歧这样的议题引发培训领域内的两极分化。那些崇尚不赞成性少数派性人群取向宗教理念的受督者尤其会感受到他们是被迫来赞成这类人群。而另一边，性少数群体受督者也害怕来自他们笃信宗教的督导师的惩罚，并质疑自己是否会被视为不适合成为一名心理学家（Croteau et al., 2005；Singh & Chun，2010）。使这个问题更为复杂的是，宗教和性身份两者都可以隐藏在来访者、督导师和受训者身上。可以得出的结论是，受训者（无论是宗教信仰者还是认同性少数）可能会更多地关注督导环境是不是讨论这种冲突的安全场所，而不是关注技能发展。难以设想，在充满疑虑和恐惧的氛围中，与性少数群体工作的胜任力如何能够得到协助。

鉴于教育和培训需要，我们已经关注到宗教和性取向的特殊复杂性。但我们要指出，有许多渠道可以让我们意识到，在情境中理解性少数议题对于确保有效的治疗和督导是至关重要的。然而，仅仅理解如何将性少数议题概念化以及接近性少数议题，还不足以支撑对性少数议题进行有胜任力的临床督导。Halpert等人提出的IAS模型（2007）提供了一个有用的架构，用以构思如何在督导环境中促进性少数议题胜任力。

整合式肯定性督导模型

整合式肯定性督导模型（intergrative affirmative supervision model）简称 IAS 模型（Halpert et al., 2007），它借鉴了现有的督导模型（如，Bruss，Brack，Brack，Glickhauf-Hughes，O'Leary，1997; Buhrke，1989；House & Holloway，1992；Pett，2000）。它是一个非理论型模型，旨在适应广泛的督导理论和风格。这一模型假设督导师在督导任务方面是能够胜任的，督导任务包括由 Falender 和 Shafranske（2004）指出的：建立和维护督导工作联盟，注意相关法律和道德议题，并提供形成性反馈和累积性反馈。IAS 模型的发展旨在促进对性少数受督者和异性恋受督者都有效的督导。我们简要呈现该模型，加上对现有数据的一些注释，并将重点放在如何扩展模型以更加明确地结合对文化情境的关注，正如 Fassinger 和 Arseneau（2007）所论述的。

IAS 模型是基于"所有性别和性取向都同等正当且值得尊重"（Halpert et al., 2007，p.342）的假设，依照我们的判断，这一假设性原则也是肯定性督导的基础。Halpert 等人（2007）强烈声称，在团体和个人督导中都要建立一个安全、尊重和赋能的督导环境，不论对异性恋还是性少数的受督者来说，这都是他们有效地使用督导来发展胜任力的必要条件。最近的实证研究结果证实对受训者进行肯定性督导的重要性（Burkard et al., 2009；Harbin，Leach，& Eells，2008；Messinger，2007；Satterly & Dyson，2008）。我们看到这一假设在解决宗教与性取向之间出现的价值观冲突方面的独特价值。

IAS 模型清楚地将督导师视为最有责任提供一个富有成效的学习环境的个体。Halpert 等人（2007）描述了三个独立的阶段：前督导、督导以及进阶/持续性任务。接下来我们依次描述每一个阶段。

前督导

Halpert 等人（2007）强调，在与受督者在督导情境中接触之前，督导师就开始关注自己在性少数议题领域中技能发展的重要性。想要简单地避开与性少数群体议题工作是不太可能的，因为正如我们已经指出的，性少数群体的身份是可以隐藏起来的。事实上，属于 LGBT 的受训者在不断地扫视他们所处的环境，寻找可以安全揭示其身份的迹象（Burkard et al., 2009）。在更小的程度上，性少数群体的盟友正在进行类似的过程。

因此，我们同意 Halpert 等人（2007）的观点，督导师必须在督导前就具备与性少数群体工作的能力。具体来说，Halpert 等人建议督导师对这个人群博洽多闻；对那些阻碍对 LGBT 人群表达肯定性的态度、偏见和信仰发展自我觉察；逐步理解异性恋主义对性少数群体产生的系统性影响；以及努力发展肯定性的训练环境。类似的这种建议是与由 Fassinger 和 Arseneau（2007）以及 Falicov（2003）提出的模型相一致的，两者都鼓励督导提供者扩大他们对个体的认识，超越一个人身上某一个主要身份或归属于某一个主要群体，仔细考量个人因素和系统性因素如何影响个人行为。另外，Singh 和 Chun（2010）最近向酷儿有色人群描述了基于复原力的督导模型；这个模型的重点是督导师如何利用压迫和复原的经验，为受督者提供有文化胜任力的和肯定性的督导。

鉴于在督导中的权力动力以及性身份议题的高强度本质，这种提前准备是至关重要的。督导师在帮助受训者解决自己的价值冲突问题前，一定要先解决自己的价值冲突问题。此外，督导师需要认真考虑如何最佳地促进受督者在这一领域的成长，包括斟酌与这类议题相关胜任力的具体构成。坦率地说，督导师必须自己做出回答，即如果受督者不认可那些身份认同是女同性恋、同性恋或双性恋的人，那么他是否能够有效地向性少数来访者提供他胜任的服务。

督导师也必须加深对这一人群所面临的关键性议题的理解。Fassinger 和 Arseneau（2007）模型的坚实基础将促进督导师有能力跟上迅速变化的社会风俗，尤其是当风俗与这一多样性人群有关时。例如，我们已经简要讨论了宗教信仰对性少数群体会形成怎样的挑战，但显然，当再增加考虑其他社会文化特征，如性别、种族、年龄和宗教类型时，这种情况将变得更为复杂。这种复杂性使得督导师至少应该具备审慎的觉察，比如一个人的种族身份可以影响这个人性取向的表达，宗教信仰和性取向可能会发生冲突，LGBT 个人的体验会因属于不同的年龄群体而差异巨大。没有人能知道一切，甚至包括那些认为自己是 LGBT 的人，但我们至少可以对这个人群原本具有的复杂性有一个基本理解。

最后，我们非常同意 Halpert（2007）等人的观点，督导师必须率先垂范。督导师努力理解个人的偏见和假设，能够证明自己对这个人群所面对的核心议题有基本的理解，并且愿意创造一个对所有性少数者的尊重都真实可证的训练环境，以上所有这些都是向受督者证明这位督导师拥有处理性少数议题胜任力的力证（Bieschke & Mintz，2012）。

督导

Halpert 等人（2007）指出，督导关系一旦开始，就要注意建立一个让受督者感到安全和能探索性少数议题的督导环境。他们还进一步指出评估受督者胜任力的重要性。最后，他们描述了促进受训者对性少数群体来访者进行概念化能力与治疗能力的重要性。Israel，Gorcheva，Walther，Sulzner 和 Cohen（2008）证实，在决定哪些 LGBT 来访者会拥有成功的治疗体验这一点上，督导师发挥着重要作用。

创造一个肯定性的环境可以包含直接针对性少数受督导者以及更广泛受众的行为。具体而言，与多元文化督导的文献相似，有证据支持，在督导关系中提出性取向议题是督导师的责任，即使这些议题似乎并不明显处于中心位置（Falender & Shafrahske，2004；Gatmon et al.，2001）。督导师或许可以考虑在办公室里展示肯定性的标志来向社区表明肯定性的态度，比如"安全区"贴纸或粉红小三角形，或者在询问情侣关系时使用中性代名词。当然，这些彰显环境安全的迹象只有在督导师已经完成了在前督导环节中列出的任务时才是有效的。

现有的实证数据支持督导关系对性少数受督者而言起着核心作用。Lark 和 Croteau（1998）采访了14名性少数群体受训者的受指导经历，发现安全感对于指导的成功至关重要。受访者指出，对不同的出柜程度表达出肯定性和敏感性尤其重要。Burkard 等人（2009）考察了非肯定性和肯定性督导事件对性少数受督者的影响，并得出结论认为，督导关系中的非肯定性事件"阻碍了受督者的发展"（p.186），并导致"对来访者的关怀减少"（p.186）。同样，Messinger（2007）得出结论，对于性少数受训者而言，公开交流含有性少数身份的议题对促进他们的学习和治疗至关重要。有趣的是，Harbin 等人（2008）做过一项研究，关注的是性取向和反同主义对督导风格和满意度的影响，作者得出的结论是"反同主义可能反而会影响督导的过程和成果——即使督导师和受训者都不属于 LGB 群体"（p.71）。与目前的文献一致，Halpert 等人（2007）强调，促进建立一个能够安全地讨论 LGBT 来访者议题的环境是督导师的职责，因为该类讨论本质上是高强度的。

创造这一环境是至关重要的，因为就如同 Burkard 等人（2009）已经讨论的，有关与性少数群体有效工作的培训是缺乏的。此外，尽管本章大部分内容都关注对偏见的检查，但是督导师还必须注意培养受督者有实效的临床技能，因为仅仅清楚偏见不足以提供合格的服务（Bieschke，Paul， & Blasko，2,007；Falender & Shafranske，2004）。督导师必须仔细地平衡注意力，一方面关注其临床技能的发展，另一方面促进其检视与该领域相关的个人价值观。在技能发展方面，督导师可能会发现两个胜任力测评会有帮助："性取向咨询员胜任力量表"（Bidell，2005），以及"男同性恋、女同性恋和双性恋肯定性咨询自我效能问卷"（Dillon & Worthington，2003）。两份测评表都受到心理测评行业的认可。至少，受督者应该熟悉现有的与该群体相关的服务资源，包括最新的 APA（2009）决议以及 APA（2000）《女同性恋、男同性恋和双性恋来访者的心理治疗指南》（*Guidelines for Psychotherapy With Lesbian, Gay, and Bisexual Clients*）。

一个更棘手的问题是，当受督者的个人价值观与职业价值观在性取向问题上存在冲突时，如何对受督者进行肯定性指导。向受督者明确个人价值观和职业价值观冲突应当得到解决是至关重要的（Bieschke & Dendy，2010）。如果督导师相信只有对性取向持有肯定观点的受督者才是有胜任力的，那么与受督者就冲突解决所进行的工作可能会特别困难。现在，最近的许多出版物表明，受督者对性少数群体持有肯定性观点可能对与这些来访者进行有效工作而言并不是必需的（如，APA，2002；Bieschke & Mihtz，2012；Council of Counseling Psychology Training Program, Association of Counseling Center Training Agencies, & Society of Counseling Psychology，2009）。然而，Bieschke 和 Mintz（2012）认为，受训者必须能够胜任与那些挑战他们信仰的人一同工作，并证明自己具有"世界观动态包容性"（p.202），即能够与那些世界观、价值观或信仰与自己完全相反的人进行有效的工作。

那么，那些对性少数群体因源于宗教或文化的偏见而持反对意见的培训师呢？这样的督导师如果不是肯定性的，他们的督导能够有效吗？我们认为，关于性少数议题，最有效的督导是肯定性督导，Burkard 等人（2009）的研究证据也清楚地表明，非肯定性的督导将在督导中把受督者推远，并折损受督者对来访者的关怀。此外，鉴于宗教身份也必须得到尊重，以宗教信仰为理由简单拒绝与性少数来访者工作，这样是否可以被接受呢？ Mintz 等人（2009）强烈指出，虽然职业准则并不规定信仰，但很清楚提供合格服务的重要性。还不太清楚的是，在这种情况下是否可能提供合格服务，对这一领域的具体研究尚属空白。

关于个案概念化，与Falicov（2003）和Fassinger、Arseneau（2007）提出的模型一致，重要的是不要只关注一个身份状态而排除其他突出的文化身份或主诉（Mohr，Weiner，Chopp，& Wong，2009）。尤其是，Halpert 等人（2007）警告治疗师不要从来访者那里获得应该由治疗师自己探索的信息；为治疗师提供教育信息会给来访者造成不必要的负担。此外，所有来访者（就这一情况而言还有受督者）就其性取向而言并不处于冲突中；如果存在冲突，冲突的显现是高度依赖于冲突发生的情境（如，Beckstead & Israel，2007；Fassinger & Arseneau，2007）。最后，重要的是要记住，一些处于冲突状态的来访者可能会寻求治疗来改变性取向。根据2009年的 APA 决议，重要的是要注明没有证据支持使用转化治疗。而且，要提醒督导师的是性少数状态并不意味着病态。我们鼓励督导师与受督者一同探讨如何有效地与来访者工作以将他们的性取向融入生活中，当然，还要对由交叉身份而可能引起的复杂性保持正念。

进阶和持续性任务

基础一旦建立，督导师和受督者将能够更快地深入复杂议题，比如平行过程、移情／反移情和结案（Falender & Shafranske，2004），以及例如性少数群体这类特定议题。例如，Mair 和 Izzard（2001）还有 Lebolt（1999）均报告，他们的研究发现，当治疗师能够参与关于性欲的讨论时，男同性恋者觉得治疗特别有帮助。事实上，有一些初步证据表明，受训者对接近这类议题犹豫不决（Rutter，Leech，Anderson，and Saunders，2010）。另外，有胜任力的督导将协助担忧自己是性少数的来访者寻找合适的社区转介资源。

　　如果受训者要充分探索他们对性取向的态度，那么对性少数群体议题的持续、深入的探讨似乎是必不可少的。Bieschke、Croteau、Lark 和 Vandiver（2005）建议督导师挑战表面性的肯定（如"是同性恋也没关系"），以性取向和社会性别——性取向的连续性实存——的社会建构视角来思考这些主题，并考虑社会倡议的重要性。最后，作为评估过程的一部分，督导师可以为受训者提供有关与性少数困挠的进一步培训的具体建议。例如，性少数受训者可能希望讨论是否适合向来访者出柜；反之，自己是异性恋的受督者可能会纠结于是否要去回应来访者表现出的反同性恋偏见。

受督者视角

优势

　　由于 IAS 模型要求督导师在提供对性少数议题的督导之前进行大量的自我反思和技能提升，接受督导的受督者常常可以松口气儿，因为他们不必去教育他们的督导师。许多性少数和异性恋受督者曾处于这个位置上，因为督导师接受的有关性少数议题的培训严重不足。此外，特别是对异性恋受督者，督导师在前督导期的自我反思可以作为受督者的示范，让受督者学习如何接近涉及 LGBT 议题有挑战性的信念、态度和知识。此外，督导师可能需要对这段旅程的难度有更多共情，这可能会给那些正在努力消除个人和职业价值观冲突的受督者提供一些安慰。当性少数受督者找到了一个肯定性的督导师常常会感到释然，因为受督者遇到肆无忌惮地持有异性恋主义态度的督导师仍然十分常见（参见如，Burkard et al., 2009）。由于 Fassinger 和 Arseneau（2007）的模型整合了情境因素，受督者进一步感到宽慰的是发现这种肯定性不是肤浅的，而恰恰是注意到了作为一个性少数意味着的复杂性。使用这种综合性方法将扩展胜任力的范围，让受督者不仅能够与性少数来访者工作，还能够与其他被边缘化或有受压迫身份的来访者一起工作。

挑战

真正接纳这一模型的督导师可能会使一些受督者对进入督导关系产生犹豫甚至害怕，尤其是那些对 LGBT 议题感到不适的受督者。与性少数议题相关的工作胜任力的构成要素，在职业规定中缺乏清晰度，这会进一步加剧这种恐惧。缺乏清晰度可能会导致受督者质疑他们是否会得到负面评价，即便有证据证明他们诚实地去解决价值观冲突。在一开始就讲清楚哪些行为构成最低限度的胜任力看起来是重要的。即便对那些已经觉察到自己的偏见并努力变得更认可肯定的受督者，确立关于这类议题的持续对话仍是至关重要的。例如，近期的研究表明，即使是那些认为自己能够避免偏见的受督者，在对来访者进行临床判断时也会受到偏见的影响（Mohr et al., 2009）。

方法示例

以下这个案例演示了在督导三方关系（即督导师、受督者和来访者）中存在性取向差异时如何应用 IAS 模型。在这个案例中，督导师是一位异性恋女性，LGBT 人士的长期盟友，并且拥有超过15年的督导经验。受督者是一名女同性恋，咨询心理学博士一年级学生，具有较少的治疗师经验。督导师和受督者都是欧美中产阶级白人。

泰亨，韩裔男性，自认为是同性恋者，但由于他的基督教信仰，常常质疑自己的性取向。他是美国东岸公立大学社会学系的二年级博士生。泰亨在韩国长大，但在博士课程之前他在欧洲和南美洲的一家隶属于韩国政府的机构工作，泰亨是家族中唯一一个住在韩国境外的成员。他在财务上有些拮据，得到他家人的援助也比较有限。治疗开始时，泰亨报告说感到有中度抑郁和焦虑，其原因有职业上犹豫不决、社会孤立以及要适应在一个小的乡村社区生活。虽然在治疗期间讨论了性少数状态，但大部分临床重点是与其他担忧相关的抑郁和焦虑。

在第一次督导中，督导师和受督者讨论了如何发展治疗工作联盟，因为泰亨是男同性恋而受督者是女同性恋。迫在眉睫的问题是，受督者如果告知泰亨自己是女同性恋，这是不是疗愈性的。受督者和督导师的关系已经建立了，因为前者是后者所教授的多元文化课上的学生。受督者已经亲身体验了督导师完成的前督导任务，并已经观察到督导在 LGBT 议题上的舒适感和学识。这让受督者对向督导师出柜感到舒服。虽然这一案例示范部分展示的是 IAS 模型的督导阶段，但它也突显了督导师完成的前督导任务如何使她能够在督导中提供一个开放和肯定性的环境。在这个环境中，受督者可以探索关于出柜的个人经验，并评估向自己的来访者出柜是不是有疗愈性的。

> 受督者：我不知道如何有效地与泰亨联结，特别是我知道他是同性恋，但他似乎并不知道我也是同性恋。
>
> 督导师：困难的地方是什么？

受督者：我在这个社区是公开的女同，他并不质疑他的性取向本身，但不知道如何联络上在这个小镇上的同性恋社群。我不知道该不该向他坦白。如果他出现在同性恋社群里，我们可能会遇到。

督导师：是的，你可能会遇到他……但是你还有其他的担忧吗……比如在他没在谈论他的性取向时向他坦白？

受督者：是的，我不确定向他披露我的性取向的临床相关性……但我有点想让他知道我理解他的身份中的重要部分。

督导师：好的，我们再深入讨论一下你的犹豫不决。我知道你在其他生活圈中已经公开了。

受督者：这似乎不同于向朋友或同事公开，因为我与他们没有治疗关系，但是也有相似之处，因为我也会担心那会影响我们的关系。如果他对自己性取向的态度模棱两可，那我不确定告诉他我是女同性恋对他有什么帮助。我在想，如果我告诉他，能给他提供空间来处理他是同性恋对他意味着什么……如果出现这个议题的话。

督导师：还有其他原因吗？比如，对你和他的联盟有什么影响吗？

受督者：我不确定我能如何察觉我向他出柜会不会影响他或我们的关系……也许他会拒绝我作为他的治疗师……或许也可能会改善我们的联盟。我不想让他觉得不舒服。

督导师：我猜你在其他场合中出柜也有这个问题，我想知道这次有什么不同。

受督者：我想，也许是我想要他对我的体验是肯定性的……所以，如果他不知道我的性取向，我如何能做到这点呢？这次不同，因为通常我表达肯定性的方式就是公开。还有，在我的治疗关系中进行自我暴露不是我经常与来访者做的事情……但是我有一部分想要他知道我真的能够理解他身份的这一方面。

督导师：这对你来说的确是个两难问题，是吧？那么，在不对他出柜的情况下，你怎么来表现你的肯定性呢？

受督者：我不太确定……也许不将他是同性恋的经历和挣扎病态化……我不想通过根本不谈而贬低他是同性恋这一事实。忽略这个问题谈论其他问题是容易的……但是以这种方式也许会传递的一个信息是治疗不是一个可以探索这个话题以及它如何影响他的生活的地方。

督导师：我赞成创造一个安全的环境很重要，在这个环境中他可以探索这部分身份。

IAS 模型督导阶段的这个例子是一个平行过程的实例，并且证明强大的督导工作联盟的重要性（Falender & Shafranske，2004）。IAS 模型中必不可少的一个部分是督导师以既不威胁也不批评的方式恭敬地讨论 LGBT 议题。在这个案例中，受督者体验到督导师的安全与接纳。督导师帮助受督者检视其关于如何为来访者提供肯定性环境的假设。这一展示了肯定性督导的例子使受督者能够去思考如何为她的来访者提供类似的肯定性环境。如此一来，受督者发现，不管来访者的主诉是什么，对来访者出柜可能不是为他创造肯定性环境的唯一方式。

这个治疗关系中的另一个重要部分是宗教信仰和性取向的交叉，如前所述，这往往难以驾驭。IAS 模型假设，随着督导关系变得更加开放和肯定，受督者身份的其他方面也能够被探究。在下面的这段对话中，受督者与督导师一起探讨了她在自己宗教信仰与性取向观点方面的苦恼。

受督者：看起来泰亨在适应上有些挣扎，他有这么多种文化身份。
　　　　首先，他是在白人文化主导地区里的韩国人。其次，他
　　　　参加了一个基督教会，但他不确定在那里他的同性恋身
　　　　份是否被接受。最后，他是一个渴望与镇上的同性恋社
　　　　区建立联结的同性恋者。我觉得我是他生活中仅有的主
　　　　要支持者之一。

督导师：真的是这样……你对他的经验有什么了解？

受督者：我想我们谈论最多的是他在他的项目和亚裔社区中缺乏
　　　　与他人的联系，因为他觉得自己与那里的人不同。他也
　　　　谈到他的信仰对他有多重要，对他来说在生活中包含这
　　　　一点有多重要。我们并没有真正谈论过所有这些是怎么
　　　　同时进行的……但是，当你加上他的同性恋身份时，我
　　　　能明白他为什么和别人联结有困难……我不确定从这
　　　　些点如何继续。唯一我认为我对他的身份最了解的就是
　　　　他同性恋的身份……我想我对他的经历知道得很少。

督导师：相当多的不同身份。也许谈谈你自己关于宗教和性取向
　　　　的议题会有帮助。你对他的经验有什么假设？

受督者：好吧，首先，我认为在一个白人主导的社区中，亚裔人
　　　　的生活是比较艰难的……其次，再加上同性恋者的元
　　　　素……他可能感到非常孤立……看，这就是为什么我觉
　　　　得我在和他的关系中有很大的压力……因为如果我不
　　　　太理解他的经历，他可能无法得到他需要的治疗。

督导师：我不确定我是否理解对你而言的压力是什么。有趣的
　　　　是，你没有回答我你关于宗教和性取向的假设。

受督者：是的……我正在假设他作为同性恋和基督徒的经历是什
　　　　么样的。他一直在四处寻找合适的教堂，但他暗示他愿

意放弃自己的同性恋身份来融入一个更好的宗教社区。我即刻的反应是帮助他认识到，只因为他对上帝的信仰就不做他自己是多么错误。但我想这和建议转化治疗一样糟糕。他并没有直接询问转化治疗，但他谈到同性恋身份相较于有一个基督徒社群对他来说并没那么重要。

督导师：让我们更多地谈谈你对于同时是基督徒和同性恋的反应。你认为这是可能的还是不可能的？从你所说的看来，你好像认为不可能两者兼而有之。

受督者：是的，我猜想在我的愿望里，我对于他同性恋的身份是肯定性的，但对于他所看重的其他身份，我没有足够的开放性。当然，我永远不会建议他选择这一个或另一个，但我暗自觉得我想保护他免遭排斥。我不知道为什么我觉得我需要保护他。

　　如上一节所示，受督者经常难以讨论性取向并将其与来访者身份的其他方面相结合，比如宗教信仰。这与Falender和Shafranske（2004）对多样性胜任力的定义相一致，IAS模型表明，创造肯定性环境是督导师的职责，这一环境对于让受督者讨论他们自己的和来访者的多元文化身份的交融是必不可少的。

　　IAS模型的一个阶段是专注于治疗过程中进阶方面的督导，例如移情、反移情和结案过程。在下面的对话中，督导师支持讨论LGBT议题，因为它们与提高临床技能有关。在这一段对话中，督导师和受督者谈论了来访者治疗的结案。它展示了来访者如何认为他在接受同性恋身份方面取得了进步，尽管这个议题不是治疗的核心。

受督者：你不会相信他今天把什么带来治疗室！一份积极陈述清单，他说是在治疗中我们共同工作的成果。

督导师：我注意到你一直以来感觉到很多不确定性。

受督者：奇怪的是，其中包括一个关于他性取向的进展的陈述。他这样评价自己：'我必须继续处理我的性取向议题，因为它将永远出现在我的生活中，我会管理好它的。'

督导师：哇！这似乎是一个特别棒的结束咨询的方式。

受督者：我必须承认我对他的清单非常意外……奇怪，我甚至没有意识到他觉得他已经想出了一种思考自己性取向的方式。如果我回想我们在治疗方面所做的工作，焦点并不仅仅在他的性取向上。事实上，这只是工作中很小的一部分。

督导师：是的，我也在想这个。他似乎告诉你，他找到了一种方法来处理他对性取向的矛盾心理。我的猜测是，你在督导中努力解决自己的疑虑，关于是否不出柜也能营造肯定性环境，这种努力也变成在为他创造一个安全和开放的环境让他去探索其他议题。

受督者：我猜有可能……我就是很惊讶一个肯定性的环境真的对他有帮助，即使性取向不是治疗的焦点。一路走来，他对自己是同性恋的感觉方面取得的一些进步，我猜想我并没有看见。

　　这个例子表明，如何保持肯定性并不意味着围绕性取向的议题必须成为治疗的焦点。受督者对来访者认为自己在性身份议题上有进展的观点感到惊讶，这是因为他们的工作并没有限于他在性取向上的挣扎。当然，受督者通过与其督导师的讨论，的确仔细考虑过如何最好地为这一特定来访者提供肯定性的环境。

上述所有案例分别强调了 IAS 模型中的一个特定阶段。IAS 模型中还有一个方面没有在以上案例中描述，即督导的评估部分。每个例子都展示了肯定性临床督导的威力。督导中的评估环节常常让受督者对于分享他或她作为治疗师所面对的担忧或者成长边缘感到犹豫（Falender & Shafranske，2004）。通常，评估是正式督导过程的组成部分，但其本质上是主观的。在肯定性临床督导中，督导师的主要职责是创造一个安全开放的督导环境，让受督者不仅在临床上有所成长，也愿意去探索自己对 LGBT 议题的偏见和臆断。关于肯定性临床督导，受督者可能会有的一个疑问是，如果我知道我在被评估，那么即便在肯定性的环境中，**我会**自由地分享忧虑吗？解决这个问题的一种方法是督导师在一开始就向受督者重申，探索偏见和假设是学习过程的一部分并有助于得到积极评估。

结论和建议

在本章中，我们主要关注督导师在建造受训者处理性少数议题胜任力中的作用。还要指出培训环境在创造一个肯定性环境中的重要作用。正如 Mintz 和 Bieschke（2009）在对《咨询心理学家》（*The Counseling Psychologist*）做出重要贡献的导言中所描述，该导言主要聚焦于咨询心理学培训模式的价值声明并强调了多样性，对于培训项目来说，采取多元文化视角并同时对宗教信仰和性身份保持肯定性，这是很复杂的。尽管如此，在项目层面找到为价值观冲突导航的方法，可以促进督导情境中的训练成功。

将性少数议题纳入督导显然是一项复杂的工作，因为来访者、受督者和督导师都具有必然涉及的交叉身份。此外，督导三方关系中的每个人(来访者、受督者和督导师)都处于他或她自己的个人身份发展过程中的某个阶段,除了性别身份之外。大多数督导师可能熟悉LGBT身份和身份发展概念化模型(参见如,McCarn & Fassinger,1996),但许多人并没有意识到异性恋身份发展模型(参见如,Mohr,2002)。关于身份发展模型的知识可以用来激发督导师和受督者的自我意识,并且它可以成为开始发展关键性督导技能和治疗技能的有用跳板。

我们提出的核心建议之一是督导师在进行督导之前花时间获取关于性少数议题的知识和自我认识是非常重要的。我们描述了督导师努力解决在他们自己的价值观和保持肯定性之间冲突的重要性。此外,对LGBT身份和异性恋身份发展模型的知识可以帮助督导师反思他们自己的身份发展,以及他们的身份发展状况如何影响他们对来访者和受督者的看法。在决定如何为同性恋受督者和异性恋受督者提供从发展性视角而言都合适的督导时,身份发展模型是有益的。此外,这类模型有助于理解评估结论——作为督导的一个关键部分——如何能够以发展性的适当方式随着时间而改变。例如,在早期的训练中,督导师可能需要提供大量支持推动受督者探索,但随着时间的推移,督导师可以支持受督者为谈判和解决价值冲突而付出的努力。最终,督导师可能(或可能不会)看到一些解决方案开始出现。对督导师可能有帮助的是督导师清楚地表达期望,这可以减少受督者的焦虑,并帮助受督者达到预期目标。

贯穿整个章节,我们强调了督导技能,在与受督者进行涉及性少数议题督导工作时,这些技能非常重要。我们利用Falender和Shafranske(2004)提出的临床督导胜任力作为基本技能。特别针对性少数的技能,我们利用Halpert等人(2007)的IAS模型(例如,为探索和沟通肯定性态度创造一个安全的环境;即使在不明显的情况下也提出并探讨性少数议题;使用Fassinger和Arseneau在2007年提出的模型，以便用共同的词汇来概念化来访者身份的交集；在询问情侣关系时使用性别中性的代词）。此外，督导师会得益于避免任何支持关于LGBT群体刻板印象的评论，无论刻板印象是负面的还是正面的。督导师还可以通过让受督者谈论他们自己的交叉身份经验以及可能与他们的工作相关的多种文化因素，来帮助受督者建立多元文化胜任力，对话可以包括关于性身份和宗教信仰的讨论。

作为督导师，重点在于支持受训者获得对他们自己的价值观的觉察，并努力解决在治疗中出现在他们的价值观与肯定性姿态之间的任何冲突。此外，督导师重点是考虑受督者在有效处理性少数议题的工作中所需要发展的知识和技能。至少，受督者应该了解APA《女同性恋、男同性恋和双性恋来访者的心理治疗指南》（2000），以及更新的APA（2009）决议概述了实证研究表明转化治疗不起作用。关于身份发展模型的知识会有助于澄清受训者的问题（例如，如果来访者对自己是LGBT感觉糟糕，我该怎么办），也可以参照关于交叉身份的研究。这些知识可以帮助受训者避免常见的错误，比如迫使来访者向所有人出柜或离开他们的宗教信仰，或者就忽略情境变量。其他重要的临床技能可以包括学习：如何自我教育以免给病人带来负担；如何概念化个案以及形成治疗计划，既不过分强调也不忽视性少数状态；如何思考可能的重要社区资源；以及如何思考是否对来访者出柜。

督导师对临床相关的自我觉察、知识和技能的了解——这些都是受训者在督导中需要发展的，是相当有用的。但如果督导师自己不是肯定性的，他们是否还能够提供有胜任力的督导，这仍然是个问题。最有可能的答案是"视情况而定"。无论如何，花时间解决可能干扰到保持肯定性的那些冲突，是最有可能有益于督导过程的。最后，对模棱两可感到舒适，能够静下心来深入思考出现的两难境地，可能会增进督导师及其受督者的发展。

参考文献

American Psychological Association. (2000). Guidelines for psychotherapy with lesbian, gay, and bisexual clients. *American Psychologist*, *55*, 1440-1451. doi: 10.1037/0003-066X.55.12.1440

American Psychological Association. (2002). Ethical principles of psychologists and code of conduct. *American Psychologist*, 57, 1060-1073. doi:10.1037/0003-066X.57.12.1060

American Psychological Association. (2009). *Resolution on appropriate affirmative responses to sexual orientation distress and change efforts.*

Beckstead, A. L., & Israel, T. (2007). Affirmative counseling and psychotherapy focused on issues related to sexual orientation conflicts. In K. J. Bieschke, R. M. Perez & K. A. DeBord (Eds.), *Handbook of counseling and psychotherapy with lesbian, gay, bisexual, and transgender clients*(2nd ed., pp. 221-244). Washington, DC: American Psychological Association. doi: 10. 1037/11482-009

Bidell, M. P. (2005). The Sexual Orientation Counselor Competency Scale: Assessing attitudes, skills, and knowledge of counselors working with lesbian, gay, and bisexual clients. *Counselor Education and Supervision*, 44, 267-279. doi: 10.1002/j.1556-6978.2005.tb01755.x

Bieschke, K. J., Croteau,J. M., Lark, J. S., & Vandiver, B. J. (2005). Toward a discourse of sexual orientation equity in the counseling professions. In J. M. Croteau, J. S. Lark, M. Lidderdale, & Y. B. Chung (Eds.), *Deconstructing heterosexism in the counseling professions: Multicultural narrative voices*(pp. 189-210). Thousand Oaks, CA:Sage.doi:10.4135/9781452204529.n22

Bieschke, K. J.,& Dendy, A. K. (2010). Using the ethical acculturation model as a framework for attaining competence to work with clients who identify as sexual minorities. *Professional Psychology: Research and Practice*, 41, 424-434.

Bieschke, K. J., Hardy, J., Fassinger, R. F., & Croteau, J.M.(2008). Intersecting identities of gender-transgressive sexual minorities: Toward a new paradigm of affirmative psychology. *Biennial review of counseling psychology* (pp. 177-208). New York, NY: Taylor & Francis.

Bieschke, K. J., & Mintz, L. B. (2012). Counseling psychology model training values statement addressing diversity: History, current use, and future directions. *Training and Education in Professional Psychology*, 6, 196-203. doi: 10.1037/a0030810

Bieschke, K. J., Paul, P. L., & Blasko, K. A. (2007). Review of empirical research focused on the experience of lesbian, gay, and bisexual clients in counseling and psychotherapy. In K. Bieschke, R. Perez, & K. Debord (Eds.), *Handbook of counseling and psychotherapy with lesbian, gay, bisexual, and transgender clients* (2nd ed., pp. 293-315). Washington, DC: American Psychological Association. doi:10.1037/11482-012

Bieschke, K. J., Perez, R. M., & DeBord, K. A. (2007). Introduction: The challenge of providing affirmative psychotherapy while honoring diverse contexts. In K. Bieschke, R. Peres, & K. Debord (Eds.), *Handbook of counseling and psychotherapy with lesbian, gay, bisexual, and transgender clients* (2nd ed., pp.3-10). Washington, DC: American Psychological Association. doi: 10.1037/11482-000

Bruss, K. V., Brack, C. J., Brack, G., Glickhauf-Hughes, C., & O'Leary, M.(1997). A developmental model for supervising therapists treating gay, lesbian, and bisexual clients. *The Clinical Supervisor*, 15, 61-73. doi: 10.1300/J001v15n01_05

Buhrke, R. A. (1989). Lesbian-related issues in counseling supervision. *Women & Therapy*,8,195-206.doi:10.1300/J015v08n01_16

Burkard, A. W., Knox, S., Hess, S. A., & Schultz, J. (2009). Lesbian, gay, and bisexual supervisees' experiences of LGB-affirmative and nonaffirmative supervision. *Journal of Counseling Psychology*, 56, 176-188. doi: 10.1037/0022-0167.56. 1.176

Council of Counseling Psychology Training Program, Association of Counseling Center Training Agencies, & Society of Counseling Psychology.(2009). Counseling psychology model training values statement addressing diversity. *The Counseling Psychologist*, 37, 641-643. doi: 10.1177/0011000009331930

Croteau, J. M., Bieschke, K. J., Fassinger, R. F.,& Manning, J. L.(2008). Counseling psychology and sexual orientation: History, selective trends, and future directions. *Handbook of Counseling Psychology* (4th ed.). New York, NY: Wiley.

Croteau, J. M., Lark, J. S., Lidderdale, M., & Chung, Y. B. (2005). *Deconstructing heterosexism in the counseling professions: Multicultural narrative voices.* Thousand Oaks, CA: Sage Publications.

Dillon, F. R., & Worthington, R. L. (2003). The Lesbian, Gay, and Bisexual

Affirmative Counseling Self-Efficacy Inventory(LGB- CSI): Development, validation, and training implications. *Journal of Counseling Psychology*, 50, 235-251. doi:10.10370022-0167.50.2.235

Falender, C. A., & Shafranske, E. P. (2004). *Clinical supervision: A competency-based approach*. Washington, DC: American Psychological Association. doi: 10. 1037/10806-000

Falicov, C. J. (2003). Culture in family therapy: New variations on a fundamental theme. In T. L. Sexton, G. R. Weeks, & M. S. Robbins(Eds.). *Handbook of family therapy: The science and practice of working with families and couples* (pp. 37-55). New York, NY: Brunner-Routledge.

Fassinger, R. E., & Arseneau, J.R. (2007)."I'd rather get wet than be under that umbrella": Differentiating the experiences and identities of lesbian, gay, bisexual and transgender people, In K. Bieschke, R. Perez, & K. DeBord (Eds.) , *Handbook of counseling and psychotherapy with lesbian, gay, bisexual, and transgender clients* (2nd ed., pp. 19-49).Washington, DC: American Psychological Association. doi:10.1037/11482-001

Gatmon, D., Jackson, D., Koshkarian, L., Martos-Perry, N., Molina, A., Patel. N., & Rodolfa, E. (2001). Exploring ethnic, gender, and sexual orientation variables in supervision: Do they really matter? *Journal of Multicultural Counseling and Development*,29,102-113.doi:10.1002/j.2161-1912.2001. tb00508.x

Halpert, S. C., Reinhardt, B., &Toohey, M. J.(2007), Affirmative clinical supervision. In K. Bieschke, R. Perez, & K. DeBord (Eds.) , *Handbook of counseling and psychotheraty with lesbian, gay, bisexual, and transgender clients* (2nd ed.; pp. 341-358). Washington, DC: American Psychological Association. doi: 10. 1037/11482-014

Harbin, J.J., Leach, M. M., & Eells, G. T. (2008). Homonegativism and sexual orientation matching in counseling supervision. *Counseling Psychology Quarterly*, 21,61-73.doi:10.1080/09515070801913569

House, R. M., & Holloway, E L. (1992). Empowering the counseling professional to work with gay and lesbian issues. In S. H. Dworkin & F. J. Gutierrez (Eds.), *Counseling gay men & lesbians: Journey to the end of the rainbow*(pp. 307-323). Alexandria, VA: American Counseling Association.

Israel, T., Gorcheva, R., Walther, W. A., Sulzner, J. M., & Cohen, J.(2008). Therapists' helpful and unhelpful situations with LGBT clients: An exploratory study. *Professional Psychology: Research and Practice*, 39, 361-

368. doi: 10.1037/0735-7028.39.3.361

Lark, J. S., & Croteau, J. M. (1998). Lesbian, gay, and bisexual doctoral students' mentoring relationships with faculty in counseling psychology. *The Counseling Psychology*,26,754-776.doi:10.1177/0011000098265004

Lease, S. H., Horne, S. G., & Noffsinger-Frazier, N.(2005).Affirming faith experiences and psychological health for Caucasian lesbian, gay, and bisexual individuals. *Journal of Counseling Psychology*, 52, 378-388. doi: 10. 1037/0022-0167.52.3.378

Lebolt, J. (1999). Gay affirmative psychotherapy: A phenomenological study. *Clinical Social Work Journal*,27,355-370.doi:10.1023/A:1022870129582

Mair, D., & lzzard, S.,(2001). Grasping the nettle: Gay men's experiences in therapy. *Psychodynamic Counselling*, 7, 475-490. doi: 10.1080/13533330110087723

McCarn, S. R., & Fassinger, R. E. (1996). Re-visioning sexual minority identity formation: A new model of lesbian identity and its implications for counseling and research. *The Counseling Psychologist*, 24, 508-534. doi: 10.1177/0011000096243011

Messinger, L. (2007).Supervision of lesbian, gay, and bisexual social work students by heterosexual field instructors: A qualitative dyad analysis. *The Clinical Supervisor*,26,195-222.doi:10.1300/J001v26n01_13

Mintz, L. B., & Bieschke, K. J. (2009). Counseling psychology model training values statement addressing diversity: Development and introduction to the major contribution. *The Counseling Psychologist*, 37, 634-640. doi: 10.1177/0011000009331923

Mintz, L. B., Jackson, A. P., Neville, H. A., Illfelder-Kaye, J., Winterowd. C. L., & Loewy, M. I., (2009). The need for a counseling psychology model training values statement addressing diversity. *The Counseling Psychologist*, 37, 644-675. doi:10.1177/0011000009331931

Mohr, J.(2002). Heterosexual identity and the heterosexual therapist: An identity perspective on sexual orientation dynamics in psychotherapy. *The Counseling Psychologist*,30,532-566.doi:10.1177/00100002030004003

Mohr, J.J., Weiner, J. L., Chopp, R. M., & Wong, S. J.(2009).Effects of client bisexuality on clinical judgment: When is bias most likely to occur? *Journal of Counseling Psychology*, 56, 164-175. doi: 10. 1037/a0012816

Murphy, J. A., Rawlings, E. I., & Howe, S. R. (2002). A survey of clinical psychologists on treating lesbian, gay, and bisexual clients. *Professional*

Psychology: Research and Practice,33,183-189.doi:10.1037/0735-7028.33.2.183

Pett, J. (2000). Gay, lesbian, and bisexual therapy and its supervision. In D. Davies & C. Neal (Eds.) , *Therapeutic perspectives on working with lesbian, gay and bisexual Clients* (pp. 54-72). Philadelphia, PA: Open University Press.

Phillips, J. C., & Fisher, A. R., (1998). Graduate students' training experiences with gay, lesbian, and bisexual issues. *The Counseling Psychologist,* 26, 712-734. doi:10.1177/0011000098265002

Rutter, P. A., Leech, N. N., Anderson, M., & Saunders, D. (2010). Couples counseling for a transgender-lesbian couple: Students counselors' comfort and discomfort with sexuality counseling topics. *Journal of GLBT Family Studies*, 6, 68-79. doi:10.1080/15504280903472816

Satterly, B. A., & Dyson, D. (2008). Sexual minority supervision. *The Clinical Supervisor*,27,17-38.doi:10.1080/07325220802221462

Schuck, K. D., & Liddle, B. J. (2001). Religious conflicts experienced by lesbian, gay, and bisexual individuals. *Journal of Gay & Lesbian Psychotherapy*, 5, 63-82. doi:l0.1300/J236v05n02_07

Shidlo, A., & Schroeder, M. (2002). Changing sexual orientation: A consumers' report *Professional Psychology: Research and Practice*, 33, 249-259. doi:10.1037/0735-7028.33.3.249

Singh, A., & Chun, K. (2010). "From the margins to the center": Moving towards a resilience-based model of supervision for queer people of color supervisors. *Training and Education in Professional Psychology*, 4, 36-46. doi: 10.1037/a0017373

Tozer, E. E., & Hayes, J.A.(2004). Why do individuals seek conversion therapy? *The Counseling Psychologist*, 32, 716-740. doi: 10.1177/0011000004267563

第十章

对美洲印第安人来访者及
阿拉斯加原住民来访者
案例督导的思考：理解深
层文化情境

Joseph E.Trimble，Jeff King

文化蕴含在人类的所有交往中，以几乎难以察觉的方式塑造着对话与理解。督导提供了一个阐明文化脉络的过程。在本章中，本书的模型里所描述的许多元素都会在一种特定的文化情境中展现：美洲印第安来访者和阿拉斯加原住民来访者的文化世界。与其说我们呈现了一套督导技术，不如说我们意在阐明一些影响临床和督导关系的文化互动元素，包括年龄的重要性以及作为文化特征的代际知识。

督导与美洲印第安来访者及阿拉斯加原住民来访者工作的咨询师需要有特定的知识、技能和价值观。督导中的文化视角是本章的主题。这些知识主要涉及：①历史背景、发生在历史上的和现在的创伤；②文化同化；③疗愈术、灵性和传统主义。与上述的三点一一对应的技能和价值观也将被提到。为了与 Falender、Shafranske 和 Falicov 的模型（见本书第一章）保持一致，包括治疗师、督导师和来访者都被考虑在内。美洲印第安人和阿拉斯加原住民认可一些心照不宣的事情，比如，长者应当被年轻族人（外族人也一样）尊重和守护。但是，在访谈阶段和督导中典型的情况是长者们允许在这样的专业设置中存在平等关系。因此，这种认可本身是在那里的。也正因为这种认可已经存在，我们才有自由在这些咨询情境中使事情变得平等。我们注意到长者们有一个令人喜爱的特质，那就是他们让每个人都感到平等，而自己并不凌驾于他人之上，甚至，他们有意让在场的他人感到舒适。对美洲印第安人和阿拉斯加原住民文化历史的理解，是对来自这些文化的来访者进行治疗和督导的前提。

美洲印第安人和阿拉斯加原住民的文化历史

对美洲印第安人和阿拉斯加原住民文化的破坏在美国历史中是很普遍的。压迫、种族主义、种族大屠杀和虐待一再发生（King，2009）。强制性寄宿学校的安排迫使年轻的美洲印第安人和阿拉斯加原住民儿童与他们的家人分离，并将他们送往遥远的学校，企图以禁止本土语言、文化的方式进行宗教和文化同化。当孩子们回来的时候，他们无法适应任何一个世界。此外，原住民宗教于19世纪90年代被视为非法。20世纪50年代，一个大型联邦计划将美洲印第安人从居留地迁移至市中心区。所有这些因素形成了历史性知识，而其中的许多都是今天进入这个领域的受督者所不知道的。作为一个潜在的代际因素，这些知识上的欠缺正好是导致潜在的疏离和信任缺失的一个因素。受督者可能通过向一个行为不良的青少年推荐住院治疗的方式，无心地使来访者或其父母遭受创伤（或再次遭受创伤），而没有注意到他们的祖父母可能曾创伤性地与他们的家庭分离。

受督者需要了解美洲印第安人和阿拉斯加原住民部落和部落的历史，也要了解部落的和传统的处世方式。今天，这个群体中存在差异性，因为群体成员的文化适应和文化同化的形式各不相同。这些方式中的一部分可能是代际的，还有多重因素（包括教育）影响着文化同化。来访者关于他 / 她原住民身份的观点可能成为他们接受咨询的有效促成因素（Trimble，1987，1996，2000）。历史上，疗愈术已经很好地被证实能够帮助那些可能发现自己生活失衡的人。疗愈师被授权去实施疗愈仪式，或者他们因与生俱来的权利而继承了这个职责，使疗愈传统通过极其规范的传递和传播仪式得以代代相传。疗愈术在不同的部落和村庄中各有不同，而且，疗愈师们在与其他群体交往中导致在程序、典礼、仪式上的相互影响，以及通过个人和灵性体验获得的新洞察，这些都使得疗愈术随时间推移不断进化。理解传统美洲印第安人和阿拉斯加原住民的核心在于认可灵性王国、仪式，以及地点、人物和生活中的神圣特质。人们可能是这些活动的积极参与者，并向传统疗愈师寻求此类知识而不是向咨询师。向一个心理健康从业者而不是传统疗愈师求助，这种选择与不信任、不理解、担忧以及这样一种可能性潜在相连——心理健康从业者可能会对美洲印第安人和阿拉斯加原住民来访者的文化背景、世界观和历史经历忽视或者反应迟钝。来访者的主诉可能被西方治疗标准和诊断曲解，因为它们是由不同的文化世界观所引导的。例如，仅仅把治疗安排在治疗室里对美洲印第安人而言就可能是困难的。对于这些来访者来说，被西方心理学所重视的证书或学位与真诚以及咨询关系的质量相比是不值一提的。这样的理解必须被嵌入督导关系和来访者情境中，包含督导师、受督者和来访者的文化以及他们三者之间的关系。

文化卷入和传统主义可能在每一代人身上都不同。曾祖父母那一代可能是讲原住民母语、非常传统的人，到了祖父母那一辈可能生活在保留地，因为寄宿学校的经历，他们只会讲英语。仍在保留地的孙辈可能是双语者，因为他们有原住民语班级，而在城市环境中的这一辈可能只会讲英语（LaFromboise & Dixon，1981）。最重要的是，家庭是联结和力量的源头。

美洲印第安人和阿拉斯加原住民居住在加拿大各省和美国全国境内。大约50%的人居住在城市地区；剩下的居住在农村地区和更小的农村社区以及保留地。被联邦认定的美洲印第安部落有561个，他们有210种语言（LaFromboise & Dixon，1981）。他们中的大多数人生活在贫困线以下，受教育程度低且高中毕业率低。健康差距包括匮乏的产前医护、营养不良、因吸烟和酒精滥用造成的高死亡率和自杀（LaFromboise & Dixon，1981）。但是，家庭结构、身份和社区归属的力量也很强大（LaFromboise & Dixon，1981），家庭是个人获得支持和激励的强大源泉。

为了有效地与美洲印第安来访者工作，受督者需要全面地理解他们依然认同和实践的传统生活方式，举例如下：

- 与生命能量的自然流动相一致地去生活，保持谦逊，视自己为更大生命轮回的一部分；
- 使用中立的第三人称去讲话，将面对面的敌对最小化（Garrett & Garrett，1998）；
- 尊重大家庭以及大家庭成员带来的非正式照顾；
- 使用传统的疗愈术；
- 在参加仪式或宗教活动之前体验重大的艰难困苦（这是理解咨询"主诉"的重要背景）；
- 从参与朝圣、仪式、迷幻聚会[1]，或舞蹈中获得洞察力和深奥的知识。

1　迷幻聚会（peyote meeting），北美印第安人用威廉斯仙人球花制得兴奋剂，用于典礼或宴会，从而产生一种以喜悦为特色的陶醉状况。——译者注

受督者也需要理解传统疗愈师的特定技术特点。阿拉斯加原住民村落的因纽皮特人认为疗愈师具有以下特征（Reimer，1999）：

- 有道德，善良，有礼貌，值得信赖，友好，温和，有爱，干净，愿意付出，可以提供帮助，不传流言蜚语，不沉迷自我怜悯；
- 身体强壮，心理强大，精神强大，人格坚毅，社会性强，情感强烈；
- 通过在社区中和人们熟悉而能够很好地与人工作；
- 善于沟通，通过花时间去讲话、拜访和倾听而获得沟通技能；
- 因为他／她的知识而被尊重，思想和行动上自律，明智而善于理解，愿意通过教导分享知识，并起到激励的作用；
- 不吸烟，不喝酒；
- 熟悉并遵从文化；
- 信仰造物主并与之有牢固的关系。

Herring（1999）为咨询师提供了以下指导：

- 开放地提出不同种族间关系的问题而不是假装差异不存在；
- 安排预约时允许咨询会谈结束时间具有灵活性；
- 开放地允许大家庭成员加入咨询会面；
- 聚焦问题之前允许有时间发展信任关系；
- 尊重咨询中的沉默；
- 展示对来访者文化的崇敬和尊重；
- 保持最高程度的保密性（pp.55-56）。

美洲印第安人和阿拉斯加原住民的智慧和灵性

部落灵性与部落生活密不可分。生活的一般责任就是照顾地球母亲和世界的美丽（Garrett & Garrett，1998）。植物、动物和人一样，都是灵性世界的一部分。心灵、身体和精神是相互联系的。所有事物都是相联系的。"迷塔亚欧亚森"（Mitakuye Oyasin）是一个用来概括这个内容的拉科塔术语。它的意思是"都是我的亲戚"——意味着人们与所有事物都有关系，同样也暗示着所有人对所有事物都有一种责任。

多重身份

跟很多人一样，美洲印第安人和阿拉斯加原住民的后裔具有多重身份。Falicov 的框架（见本书第二章）在考虑个体的生态小环境和多重身份时特别有用。生态结构、家庭组织、疗愈的概念、心理健康问题的起源和移民叙事都是极其关键而重要的。另外，美洲印第安人或阿拉斯加原住民个体多重身份的呈现及其本质都可能被个体的部落生活方式和思维方式所影响，这可能不符合惯常的期待与禁令。在任何咨询设置中，都必须考虑到一个人在其自身的社会文化情境中的多重身份。

一般督导主题

督导的焦点取决于来访者的社会系统情境和他目前可能正身处其中的世界。在部落居民中，如果督导关系反映的是一种有力量同时又消除或者最小化身份差异的平等关系，那这种督导关系更易产生预期效果。这就与部落社区里的权力动力形态相似了。

如前所述，要想与美洲印第安人和阿拉斯加原住民来访者以真诚的方式联结就要求重视：建立信任所包含的主观过程；对治疗关系本质的认同；接受和支持来访者的世界观、价值观、与灵性世界的关系，以及与传统疗愈术的关系、外部关系和各种生活情境；同时，理解他们与压迫和历史创伤共存的体验。所以，督导关系会涉及受督者审视他自己的文化传统以及这些文化传统是如何塑造他对他人和对自己作为文化存在的观点；这些审视包括学术训练对他的世界观的影响，以及对其科学世界观和原住民认知，这二者态度的影响。此外，督导中还会去探索督导师接不同于他们自身经验的受神秘的疗愈过程的意愿，以及他们自己致力于疗愈过程的能力，无论是作为个人还是作为治疗师。

方法示例

下面将呈现两段简短的咨询对话，阐明来访者与咨询师之间存在的一些文化共鸣的关系本质。第一段对话发生在一位30岁基奥瓦印第安女性受督者和一位中年男性马斯科吉（克里克人）印第安督导师之间；第二段是同一位督导师和一位28岁非美洲印第安男性受督者的对话。我们会描述督导会谈的讨论，并且在方括号里添加讨论中的思考和推理。

例1：美洲印第安受督者与美洲印第安督导师

以下简短的督导会谈描述涉及一个来自亚利桑那州凤凰城的26岁女性纳瓦霍人来访者，她患有创伤后应激障碍。她和两个熟人在一个酒吧待了几乎整晚之后被他们殴打，还被留在原地等死。"受害者服务机构"将她转介过来，当时她还在控告两名男子人身伤害的司法程序中。

在督导前，督导师开放地向受督者了解她是如何着手处理这个个案的——认识到尊重发生在她和她的来访者之间过程的重要性。督导师故意没有让督导师－受督者关系按照预设的督导框架进行，这样做是为了保证督导师 – 受督者的关系能够根据个案展现的特定动力去发展。这样的姿态也反映在 Duran 关于在印第安保留地做督导的评论里（2006，p.125）。

第1小节督导会谈

督导师：你的初次会谈进行得怎么样？

受督者：嗯，正如你所知道的，她仍然在处理那次被袭击后留下的创伤。要出庭指证那两个虐待她并不管她死活的男人，这让她感到非常焦虑。

督导师：那她是如何来应对这一切的呢？［我们在收集信息，然后再决定这个过程要如何展开——既是对来访者，也是对治疗师。］

受督者：我们当时讨论了她的精神信仰，这似乎就是她应对这些事情的核心办法。她想要知道她要如何才能从造物主那里得到支持。

督导师：她是怎么想的呢？［在督导中，重要的不是预先设定，相反，此时此刻仅仅只是倾听这个故事就是最合适的回应。在这个故事讲完之后，我们对此就会有一个整体的图画，到那时，我们就可以开始讨论接下来的步骤是什么。］

受督者：嗯，她感到她需要找回与其文化之间的联系，尤其是与她家庭的联系。她已经与他们失联多年了。她感到好像因为自己酗酒和狂野的生活方式让她的家人失望了。虽然她想要跟他们取得联系，但又怕他们不理她，不再与她来往。她想可能这一切都是她自作自受——她本不应该在夜晚的那个时间还外出去酒吧，也不该同意跟这些人走，就算是她认识他们也不应该。

督导师：不管他们是不是朋友，那些人这样的做法都是错的。即便她在酒吧喝酒，他们对她的所作所为也并不是她自己的错。

受督者：我明白，但对她而言，要放弃这种罪恶感和类似的想法是很难的。我让她试试是否可以对灵性开放，允许一些帮助以她的方式对她产生有益影响。

督导师：那她怎么回应？[试着获得一个对来访者的整体印象。]

受督者：她非常愿意。她说她一直祈祷，一直尝试着找出这件事给她的教训是什么。

督导师：到目前为止，她有没有做过什么有疗愈迹象的梦或者在生活中发生过任何有疗愈迹象的事情？[许多来访者会做梦或者发生其他事件使他们认为灵性存在，这使他们能对此时此刻发生在疗愈过程中的事情做出合理的解释。]

受督者：我认为她并不习惯用这样的方式去思考，但她似乎从我们的咨询中得到了很多。她说咨询帮她用另一种方式思考问题。

督导师：另一种方式？[了解来访者是如何看待她的世界的——是否有一种灵性观点，还是文化并没有被考虑在内。在这个个案中，我们是可以意识到来访者开始重访她的灵性，并且发现这是有用的。]

受督者：她感到有希望了，觉得有治愈她的方法了，也认为有可能存在她不知道的东西。她为可能发生的事情感到兴奋。她意识到她将被灵性帮助。

第2小节督导会谈

受督者：我真的很兴奋，想向你汇报一下我和玛瑟的咨询会谈！

督导师：我很感兴趣！［再一次，随着治疗关系的故事展开，试着完全对其开放，并且允许受督者用她自己的方式讲述这个故事。］

受督者：嗯，如你所知，她已经在祷告了，并让她自己开放地接受灵性的帮助。她非常兴奋地告诉我这周发生了什么。你知道的，一方面她是有多害怕与她家人联系并告诉他们发生了什么，但与此同时她又感受到了强烈地想要与她的文化重新联结的需要。有一天，她购物完乘公交回家，坐在她身旁的一个印第安人看起来像纳瓦霍人，这让她很激动。他们聊了起来，彼此发现对方都是纳瓦霍人。她感到这就是对她的祷告的回应。

督导师：好酷！［说明来访者的疗愈过程是主动的并正以独特而有力的方式影响她的生活环境。］

受督者：是的。她解释说在他发现她是纳瓦霍人之后，他就用传统的纳瓦霍人的方式介绍了他自己，她也用同样的方式介绍了她自己。对她而言，与文化重新联结是意义深远的。她因此感到很欣慰。

督导师：这太棒了！她之前想要和她的文化联系起来，而这一切正好被带到了她面前。［从与来访者的纳瓦霍人观点相一致的灵性视角来理解这个情况。］

受督者：不仅仅是这样，自从她感到这就是她祷告的回应之后，她就告诉了他整个故事，还向他解释她觉得可能联系不上她的兄弟们，害怕被他们拒绝。

督导师：真有趣。那么这个男士是怎样回答的呢？［呈现在来访

者面前的生活各方面都是关于万物相连的纳瓦霍人灵性
的一部分。所以，这个男士的回答将会告诉我们疗愈是
怎样达成并影响来访者的。]

受督者：他深思熟虑之后说他认为如果她打电话给她的兄弟们，
他们会很开放、很欢迎她。

督导师：哇！这就是她要的答案——你认为呢？[不想施加自己
的想法，而是去切身感受受督者和她对正在发生的事件
的看法。]

受督者：嗯，她当然是这么想的。她说她一到家就给她的兄弟们
打了电话，他们都非常愿意听她讲述。不仅如此，他们
还非常欢迎和支持她。事实上，他们还说他们会为了她
的庭审赶到凤凰城来支持她。

督导师：哇！这次治疗又一次将她和她的家人联系起来了。不仅
如此，他们还赶到这里来支持她。你知道有趣的是什么
吗？创伤本身是关于被抛弃和留下来等死的，但疗愈却
提供了相反的一面。这让她看到她并不孤独，这个疗愈
给她带来了新生。[我感觉足够合适来提供这个观点，
到此时我们知道受督者也是用一个极其相似的方式来看
待这个情况的。]

受督者：我就是这么感觉的。她对她的生活有了新的展望。我想
似乎她快找回她的生活了。

很明显，这种督导师－受督者的关系比典型的形式更加平等，这
种关系中督导师带着一个开放的心态和支持治疗师用她自己的方式与
来访者工作的态度进入督导会谈。用这种方式提出问题或者做出评论
是为了使受督者可以安全地用自己的话或者从她自己的角度来讲述故

事，而不用去依赖督导师的解释。这样会允许受督者作为一个咨询师完整地描绘她们的咨询过程。

第3小节督导会谈

督导师：后来怎么样呢？ [再一次在督导前不表明任何先入为主的观点。]

受督者：她真的很害怕去法庭作证。但是，她已经定期地和她的兄弟们通话，知道了他们会来支持她，这一点帮助了她。她也和在巴士上遇到的纳瓦霍男人保持着联系。

督导师：这听起来很棒。[保持支持]

受督者：是的，但现在她对这个男人感到有些不自在了。他最近一直给她打很多电话，表现得有点奇怪，问一些关于她的不适宜的问题，叫她跟他去做一些事情，仿佛他们有点像男女朋友一样。

督导师：她是怎么处理那些感受的呢？ [阐明人物、地点、时机、感受和思想的各方面都被认为是相互关联的，并从灵性的视角获得意义。一个人是怎样与出现的感受相联系的显示着一个人是怎样参与疗愈过程的。]

受督者：她不知道怎样来处理它们。她感到困惑。我建议她倾听那些感受，看看她是否可以找出它们在告诉她什么，她说她会去尝试的。

受督者对用原住民的方式看待所有事物很熟悉，所以她可以给出与她的来访者世界观相一致的建议，并鼓励她更进一步地去理解这些感受可能会如何教她一些有价值和对她的治疗过程很重要的事情。

第4小节督导会谈

受督者：嗯，现在有更多的事情发生了。她打电话给那个纳瓦霍男人，告诉他，她不想继续这种关系了。

督导师：这是怎么发生的呢？

受督者：她说这真的很困难，但她花了一些时间去弄清楚自己的感受，她说她认为这些感受在警告她小心这段关系，所以她打电话给他结束了这段关系。

督导师：哇！这很神奇！在此之前，她真的没有留心过这些感受——事实上，她之前一直忽略它们，继续喝酒，继续与那些真的不健康的人出去玩，但现在，她为自己设置了健康的边界。

受督者：是的。这使她感到与真正的自己联系更紧密了。每一次我见到她，她似乎都更加自信和聪明。看到她好好地利用这个时间，真的让人很兴奋。

督导师：她似乎非常愿意信任这个过程，这正是你们在讨论的。

受督者：噢！她已经不可思议地在用了！但这个过程中还发生了很多事情去加深她与她自己的灵性和自我疗愈的关系。

督导师：那这对你来说怎么样呢？[询问这个是因为督导和文化胜任力的一部分就是咨询师应当意识到他们是如何与发生在来访者身上的过程相关联的。]

受督者：我感到我几乎没做什么，这样挺好的！她就这样解决了问题，令人吃惊的事情也正在发生。我非常有幸地看到这种疗愈对她是多么有力量。我只是鼓励她继续允许这些事情发生。

督导师：另一件令人惊奇的事情是这位纳瓦霍男士在正确的时间出现在她的生活里，并且对她说了一些意义深远的话帮她这一路走过来。但在她变得更加健康的过程中，他在让她能看到他的不健康并使她为自己设定健康的边界的过程中成了一个帮助者。[在这里再重申一次，整合人、地点、时机、治疗和灵性成为疗愈过程的一部分。]

受督者：我认为她认识到了这一点——她需要他一时的指引，但他不是那个陪伴她全程的人，因为他有他自己的问题。

第5小节督导会谈

督导师：会谈进行得怎么样呢？

受督者：她完成了庭审，她的兄弟们提前了几天过来以便能够帮她缓解紧张，并在开庭前可以和她重新熟悉起来。她的兄弟们在那里让她感觉真的很好。他们一起玩牌，她还带他们稍微逛了一下小镇。但最重要的是这是非常休闲放松的。在审判时，他们站在右前方，这样她在作证时就能看到他们。她说这种被支持的感觉太奇妙了。在证人席上她可以更加坚强。

督导师：很有力量！

受督者：那些男人受到了非常严厉的处罚。她很高兴看到法官没有因为她在酒吧而责备她，也没有怀有任何关于她的行为导致了这个事件的想法。法官非常明确地说明这就是犯罪，这就是一场暴力犯罪，他们需要为此坐牢。她说法官带着有些同情的表情看着她。

督导师：哇！我猜，这帮她用自己的能力打消了她觉得是自己的行为导致这个事件发生的部分原因的想法。[评论疗愈过程，点评她学会了什么。]

受督者：是的。我认为她之前已经做了很多努力，但在法庭中发生的事用一种更深刻的方式加强了她的这种认识。

督导师：太好了！

受督者：她还剩下许多咨询会谈，她说她想继续治疗，因为那么多的东西在她面前展示出来，她想去探索它。

督导师：好极了！

受督者：她和她的兄弟们要回家一段时间，之后再回到凤凰城。这是这么多年来她第一次面对她的亲人，她感觉跟她的兄弟们回家会安全得多。她既紧张又有点兴奋。

督导师：我想，随着她继续向前发展，这个疗愈将会继续起作用。她回家的举动真的非常勇敢！我敢打赌她会被接受，这将是一次非常有力量的回家——从许多层面上讲：她的文化，她自己，她的家庭，她的社区，以及她的灵性。要回家了。[强调要去承认来访者自己继续向前的力量，和在她的个人疗愈旅程中共同起作用的所有事物的聚合力。]

受督者：我也是这么想的。我说我会为她祈祷，如果她愿意让我知道事情进展如何，她可以打电话给我。

例2：非美洲印第安受督者和美洲印第安督导师

来访者是西北部落的一名女性，当时有慢性偏执和对人不信任，对自己的健康和饮食有强迫性思维，还存在社会回避。受督者是一个欧美裔/盎格鲁男实习生，处于受训的最后一年。对和美洲印第安人工作，他是个新手，他接受的跨文化临床和咨询训练很少。由于这个跨文化安排的独特动力——把欧美裔/盎格鲁临床工作者安排给美洲印第安人的设置——学习过程会拉得更长。在与来访者首次接触、治疗的早期阶段，以及贯穿治疗始终来说，许多文化方面的内容都是必需的，它们对建立信任最为重要。引入介绍的方式、对两者差距的闭口不谈比对欧美裔咨询师的不信任更为常见，咨询师从自己与美洲印第安人接触的经验中获得的知识，以及他/她怎样在自己的生活中接受这些知识，这些都决定着治疗的节奏，使咨询师对来访者用来表达是否允许被问到特定问题或者探索来访者生活中的特定领域的非言语线索变得敏感，同时也影响咨询师对不符合科学观念的现象（如，幽灵、灵性、幻象以及来自与动物或植物的交流）的开放程度。所以接下来，将按照时间顺序呈现重要的督导会谈，但不一定是依次连续的。

第1小节督导会谈

督导师：你的初次会谈进展如何？

受督者：[解释来访者的人口学资料] 嗯，她似乎对她的朋友和亲人非常怀疑，也想知道为什么我被安排给了她。

督导师：你是如何回应的呢？ [询问这个是为了去探索咨询师与来访者之间的初始介绍——去了解产生不信任的潜在因素，因为他不是印第安人。其次，督导师想知道受督者如何处理其来访者向他传递的信息。]

受督者：我告诉她，她是通过我们的员工会议被分配给我的。我认为她在对我成为她的治疗师这一点上感到疑惑可能也是她偏执的一部分。你觉得呢？

督导师：你觉得，她有没有可能本来想问作为欧美裔/盎格鲁人的你与原住民工作的经验呢？ [从督导师-受督者关系的角度开启对话，同时也引入在原住民寻求心理帮助过程中信任是多么重要这一观念。此外，治疗师很容易假定，无论文化背景如何，治疗技术对每个人都会起作用。因此督导师也间接地提出了这个议题。接下来的一些对话都紧跟这个主题。]

受督者：是的！我甚至没有考虑到这个。我想，我感觉每个人基本上都一样，我们都会经历相同类型的问题，所以我没有想到这跟我是什么种族会有关系。

督导师：在历史上，原住民在与欧美裔/盎格鲁世界以及白人打交道过程中普遍有许多消极的经验。在这个社区，人们对欧美裔/盎格鲁人不信任。我觉得这种不信任在咨询中可能会加剧。

受督者：嗯，我假设她可能知道，作为一个心理治疗师，我已经接受了很多培训，我会有技术去帮助她解决她的问题。我也确实让她知道了我的学术训练经历和治疗取向。

督导师：你是怎么说的？

受督者：我告诉她我受训于名牌大学，今年内将拿到博士学位。我还告诉她，我们所受的训练重视最好的实践练习，以及我的专长是焦点解决疗法。我对她讲，我认为这对她所提到的问题会起到很好的作用。

督导师：对于和她进行焦点解决治疗，你怎么看？[问这个是因为，正如之前所提到的，培训项目通常是在假设治疗手段能够跨种族起作用的前提下强调其有效性的。督导师之所以问这个是为了理解他的受督者对疗愈过程、治疗技术和他自己作为治疗师的观点。]

受督者：我试着把来访者的问题概念化为8~10周的框架，所以当她告诉我发生了什么的时候，我就在思考解决这些问题的计划要怎么做，才有可能在这个时间框架内有效地解决她提到的每一个问题。我觉得她很高兴，因为治疗只花很少的时间就能解决这些困难。

督导师：通常我在与受督者工作时，会试着顺着他们所受的训练指引他们，然后当我们遇到文化问题的时候，增加一些文化的碎片信息。但是，在我看来，对你这个个案而言，我们需要认真地看一看你的治疗取向，因为它是在印第安保留地的咨询。举个例子，第一，在保留地上，你作为一个欧美裔/盎格鲁人和咨询师，仅仅是建立信任就可能需要花8~10周——甚至更长。第二，原住民问题在历史上被最小化了，他们的声音极少被广大社区听到。所以，这让我想到，她是否会因为你将她的问题缩减到10周时间而感到被轻视了。[提供教育，关于理解社会历史情境的重要性的教育，这样才能解释为什么在初始会谈中应该提出不信任背后更深层的原因。]

受督者：我本以为当她知道我们能在更短的时间内解决这些问题的时候，会感到松了一口气。

督导师：这就是为什么我认为我们需要谈谈你的治疗取向，还有在这个社区里，它会让人们有什么感觉。[第一，在听了受督者更多观点之后，帮助其认识到极有必要理解自己作为一个文化的存在，以及认识这种文化实存性在跨文化中所承载的意义。第二，督导师想和他探索由特定治疗技术带来的动力，这可能影响治疗关系和治疗本身。]

受督者：嗯，我是开放的，但对我而言可能是个艰难的调整，因为这已经是我训练中主要的关注点。

督导师：研究显示，在印第安保留地中工作有成效的咨询师是那些灵活的人，这意味着他们愿意悬置之前对世界是如何运作的，以及治疗应该是怎样开展的观念，以一种愿意基于新证据改变他们做治疗方式的态度来开放地对待新信息。

受督者：我愿意试一试。

督导师：我会给你一些关于美国原地民经历的阅读材料和视频。花点时间慢慢看，但在你阅读或观看它们的同时，尝试带着一个开放的头脑去领会在特定环境下他们的感受。我自己的感觉是你将会对阅读到的和看到的大部分内容感到惊讶和难过。但去接受它，并让这些浮现出来的感受影响你。

督导师：我也准备分享一下在用原住民方式思考这一方面我所学到的东西，这也许能帮你理解在这个社区怎样做会有效果。[此刻，通过增加一些补充材料加速督导过程，这些材料是用于处理那些在治疗室里可能会显现出来的潜在问题的。督导师也想通过分享他自己的经验来建立督导关系，同时也作为向受督者传达在印第安保留地成为一个有效的治疗师需要处理哪些方面问题的一种手段。就是讲故事，它正是咨询中许多来访者会做的事情——讲故事！]

受督者：我是开放的！

督导师：我给你阅读材料和视频的原因是，我认为了解这些部落成员所持的世界观、价值观、生活方式、历史和现有的态度都是必要的。而这并不仅仅是头脑中的知识；如我一分钟之前所讲的，考虑到所有的这些内容，它更是你自己的精神与他们的精神的联结。你不得不去感受这些东西是关于什么的，去体验那些他们已经忍受并继续忍受的痛苦感受。除非你能感受到这些痛苦，否则将会徒劳无功。

受督者：哇！那真的有许多东西要去领会……有许多要去思考。
这和我之前的训练非常不同。

督导师：我想，目前仅仅倾听来访者的故事而不解决任何问题，
这样可能是最好的。由于问题解决已经成为你训练的重
要部分了，因此你可能有必要准许你自己不去想解决问
题，而只是倾听。在这个过程中，随着你尝试这么做，
看看你能学到什么。[给建议是受督者学习过程中的必
要一步，特别是由于他所受的训练强调某种特定的治疗
取向，而这种治疗取向又与原住民不匹配的时候。提出
让他仅仅只是倾听而不去解决问题这样的建议，是为了
帮他脱离先前所持有的对治疗如何起效果的观点，并且
让他在故事中体会到疗愈通过一种非常不同的方式发生
的过程。]

受督者：我觉得这会很难，因为我的思维会被导向这个方向。这
对来访者公平吗？我的意思是，他们来这里是向我寻求
帮助的。

督导师：讲故事对许多部落来说很重要，包括这个部落。我发现，
我的来访者在我问了他们关于一个特定事件的问题之
后，他们通常都会用一个故事来回答。而且，正是在故
事中，我的问题被回答了，而且还更完整地描述了我的
问题所涉及的内容。

受督者：我的天！我想我有很多东西要学。

督导师：非常多！但是这个过程的一部分就是要对你自己有耐
心。[在两点上提供指导：熟悉疗愈过程和意识到通过
观察过程可以学到东西。]

接下来的交流是后续督导会谈的摘录。

第X小节督导会谈

受督者：这些视频资料真的很有力量。我之前没有意识到这些部落经历了如此难以置信的悲惨遭遇。寄宿学校的视频真的影响到了我。我不敢相信我们在努力"教化"原住民上是如此忽视他们，竟然剥夺他们的文化并教他们成为欧美裔/盎格鲁人。多么可怕和可悲……

督导师：我会鼓励你让那些感受继续指引你去认识你自己和部落里的人。[使用了一个策略，让受督者像老师一样开始倾听他自己的感受，其实这与原住民从治疗中获益是一个平行过程。从而，他将开启一段与他的来访者相似的旅程。]

受督者：阅读材料真的提供了很多信息。它们似乎在回应我们会谈中已经谈论到的东西。这为我开启了一个全新的世界。

督导师：要想使治疗变得有效，一定程度上是要放弃你之前所持的假设，又需要倾听故事。需要有这样一种态度，即，如果你从中学到的东西表明你需要改变你的方式，那么你就改变自己的方式。

受督者：是的，我的态度已经在改变了。这个东西有点让我的训练调转方向了！我感觉好多事情我要重新学习了。

督导师：这样的状态很好！[对于任何一个不熟悉文化的咨询师而言，承认他的困惑和迷失就是进步的标志。此时，支持他，并把这个过程作为一个必需的过程正常化就很重要了。]

第XX小节督导会谈

受督者：我真的很努力地不去尝试解决问题而仅仅去倾听。真的很难！我看到多少次我的大脑发出指令去解决问题。我不得不对抗它，告诉自己只是倾听——解决问题不重要，只是去倾听。

督导师：祝贺你。你觉得你从这个经验中学到了什么呢？

受督者：我发现我可以完全聚焦在故事和讲述故事的人身上。我不会抢先一步去解决问题或者甚至去理解他们所有说的话，而只是感受当下——此刻。

督导师：你的来访者如何回应呢？［评论治疗过程，将受督者自己所学到的与其在会谈中对来访者的影响结合起来。］

受督者：当她意识到我不再像之前那样去解决问题的时候，她告诉了我一些和她家人发生的事情。她似乎放松一些了。你是对的，她的确是通过跟我讲大量的故事来告诉我她的生活中发生了什么。我意识到故事中有比我预期更多的信息。这太棒了！噢！她也告诉了我她与欧美裔／盎格鲁人的经历。她对我讲了在镇上的那些居民以及他们如何总是看不起她的部落。她说当她更年轻的时候，他们会让部落的孩子在周六早上到中午的时间去他们的公共泳池中游泳。接着他们就会抽干泳池的水，在欧美裔／盎格鲁小孩使用泳池前重新注满水。

督导师：你认为她给你讲述的故事中有更深层的含义吗？［帮助受督者意识到所讲故事有更深层的含义，使他熟悉更深层次的倾听。这种倾听是部落居民一直在使用的。］

受督者：嗯。这是一个悲伤的故事，它与我读到的和在视频上看到的所有东西产生了共鸣，但我无法真正将这个故事与

她对我讲到的对欧美裔/盎格鲁人——包括我自己的不
信任联系起来。你指的是这个吗？

督导师：是的。我想知道你是怎样把你自己和这种可能性联系起
来的——她是在告诉你她对你不信任。

受督者：嗯，现在我们正在谈论这个话题，这所有的一切都讲得
通。我能理解建立任何一点信任都要花费大量时间。

督导师：真是如此，但在你的会谈中一件很有力量的事情是她的
确告诉你了。我觉得这表明她想和你在信任问题上进行
工作。[评论在与来访者会谈中未说出却付诸行动的内
容。她并没有说她不信任他，但她通过给他讲述对白人
不信任的故事来表达了。如果她在这里没有开始信任
他，他也就不会听到这个故事。]

受督者：我认为是这样的……天哪！我担心这太容易搞砸而失去
她的信任。无论如何她也不像一个容易相信他人的人。

督导师：也许，在处理信任这个问题上，这样做就是最适合她的
了。对你而言，与这个社区的人产生联系以及在更大的
情境中理解你自己，这样也是最适合的。[再一次，评
论过程性议题，例如符合原住民世界观的场地、时机和
发生的事件等。]

受督者：是的，从那个角度是讲得通的。

第XXX小节督导会谈

受督者：她谈到她会在这周去社区中心参加百乐餐聚会。她的孙
女将作为学校传统舞蹈小组的成员参加表演。这对她来
讲会有困难，因为她不喜欢人多的地方。

督导师：哇哦！这对她来讲需要很大的勇气。你有想过去参加

吗？我知道这种聚会对每个人都开放。[我们知道，咨询师在治疗室外联系来访者通常在训练项目中是不被鼓励的，但我们也知道，在其他社区性功能中不出现也有损咨询师的声望，因此督导师在这个时候引入了这个观点。督导师也真诚地感觉到，这个情况在治疗过程中的适当时间出现了，这会把双方的信任带到一个新的水平。如果信任没有在这一时点前建立起来，来访者甚至可以不让他知道这件事情。]

受督者：嗯，那不是有点双重关系了吗？我不知道跟她在更公开的场合会面会是什么样的？她可能不想我在那儿。

督导师：我发现，在印第安人保留区中，如果在其他社区活动中看不到你，你的声誉会被质疑。印第安人不会像我们被训练的那样去想，去为治疗师－来访者划定边界线。人与人之间对他们来说更紧密一些。这更像是在集会上见到传统疗愈者——没有问题。此外，她看到你在那儿还可能有助于你与她的关系——你对她的支持。

受督者：我得去想想这一点。这让我重新审视我作为一个治疗师的角色。我的意思是你要怎样设定边界呢？

督导师：在与原住民的工作中，咨询师的灵活性是有效工作的核心特质。这就意味着，你要跳出预设的作为一个治疗师意味着什么的概念，而且通过他们的眼光来看待你的角色。

受督者：信息量太大了。我会为此招来麻烦吗？

督导师：我是你的督导师，在伦理上我有责任确保你在以一种专业的方式行事。你去参加百乐餐聚会，我觉得没有问题。

第XXXX小节督导会谈

受督者：嗯，我最后决定去参加百乐餐聚会了。有一点尴尬，因为我并不认识那些人。但有一些这里的员工来跟我说话，他们见到我真的非常开心。他们带我到处走，还把我介绍给乡亲们。那感觉太棒了！

督导师：你的来访者是怎样与你互动的呢？

受督者：她来晚了——大概是因为她的社交焦虑，但当她看到我的时候她笑了。在表演结束后，她来到我身边，把我介绍给她的女儿和孙女，聚会就结束了。

督导师：我非常高兴你没有走向他们并先向他们介绍你自己。在许多部落里，你需要等着被邀请。听起来这是个积极的体验。

受督者：是的，还有更多的。在我们的下一次会谈中，她见到我似乎比以往任何一次咨询都更加兴奋。她感谢我能到社区中心去，并说在那儿见到我真好。

督导师：我认为她感受到了你对她的支持。

受督者：我也是这么认为的。我的确感到我们在咨询室的会谈比以往任何时候都有更多的信任。她这次似乎更加开放和健谈。

督导师：太好了！你们两个都在成长。

叙述性小结

从这两个不同的督导师－受督者互动中可以明确的是：确实存在影响督导关系的重要文化动力。咨询师是美洲印第安人的事实让他更容易获得进入来访者的生活和信任的入场券；而欧美裔/盎格鲁人咨询师从一开始就面临阻碍，因为两个文化之间在历史上的不信任。美洲印第安咨询师对美洲印第安人思维方式很熟悉，这些本来就是她生活方式的一部分。即使他们来自不同的部落，对她来说，弹性还是很容易做到的，特别是涉及灵性的运用。在咨询师和来访者之间有着深度的共鸣，因为他们都是美洲印第安人。而这种联结并不存在于和欧美裔／盎格鲁咨询师的关系中。而且，他的训练——虽然从西方角度看很出色——但不能给他提供在跨文化环境中工作所必需的信息和技能，正如案例中所描述的。他对作为一个焦点解决治疗师的技术很有信心，他相信暴露和最佳练习的训练让他为所有咨询设置都做好了准备。

在叙述中可能没有明确的是督导师－受督者互动的背景。欧美裔／盎格鲁实习咨询师在面对要想在部落设置中成为一个有效的咨询师而不得不做出必要改变时，他表达了他的困难。这主要是由于他的训练给了他一个结构化的治疗方法，同时也期待督导会支持并效仿同样的方法。事实上，大多数督导师确实使用与此相同的西方式的结构化方法，他们还倾向于坚持这种风格，而不考虑它的跨文化影响。

虽然叙述都聚焦在督导师与受督者之间的对话上，但督导的动力呈现出不同的风格，这取决于咨询师自己的咨询风格和理解。因此，督导师必须有相应的文化胜任力，拥有与他们期待受督者具有的同样的弹性。有效的督导师需要有能力去包容和处理与文化情境相连的事件和情况，同时也要理解在督导关系中产生的独特动力。如上面叙述中所见，督导会由于多重因素而呈现出不同的样子和过程，这些因素包括：咨询师的种族、知识、先前的训练，先前的督导、来访者因素以及对改变的态度。督导关系必须反映出存在于美洲印第安和阿拉斯加原住民文化中的有力动力，这些动力一般而言是更加平等主义的、更加过程导向，并对咨询是什么保持着一个更宽广的概念——这与咨询师对心理治疗是什么保持着一个更广的概念是类似的。这种动力会

在督导关系中反映出来，也会在治疗中随着咨询师尝试去运用而得到
加强。

结论和推荐

总而言之，督导师要拥有与美洲印第安人和阿拉斯加原住民工作
的知识和技能，这一点是必要的。否则，他们会始终坚持反映西方／
盎格鲁心理治疗方法的督导动力，但这种动力不适用于美洲印第安和
阿拉斯加原住民文化。事实上，这种动力带着偏见和潜在的危害。

督导关系的平等主义本质倾向于更加安全地关注受督者的不敏感
性、偏见和误导信息。实际上，在咨询师——尤其是那些不是美洲印
第安人或阿拉斯加原住民后裔的咨询师——与美洲印第安人和阿拉
斯加原住民的工作中，这些主题（就算不是全部）也可能是提到最多
的话题。另外，督导师－受督者关系中一个基本内容是自我反思，审
视和理解自己作为携带着文化传承的文化存在，对不同于或类似于美
洲印第安和阿拉斯加原住民的文化群体的重要影响。通常，有一个自
然的卷入过程可以将这个话题或问题带到表面来讨论。然而，督导师
可能不得不去鼓励这样的探索，探索那些通常被认为是禁忌的话题，
比如偏见、种族主义、魔幻思维等。有时，阅读疗法和视频疗法对受
督者很有帮助——阅读或观看那些富含文化议题的个人故事。事实
上，它们可以融入整个督导过程中。

对受督者而言，转变发生在当他们必须放弃他们预设的该如何做
治疗的概念时，可能感觉像是他们要抛弃所有他们在学校接受的训练
一样。他们也可能会对获得的新知识有不同的感受，例如对他们从未
被告知或者被教到的这些生存策略或方法而感到愤怒，或者对看到部
落社区承受的历史性压迫、贫穷、偏见而感到生气。他们必须在认知

和情感上越过边界，将灵性观点整合到治疗中。当面临跨越文化和治疗传统的颠覆性差异时，许多受督者都报告过一种思维、情绪和行为上的瘫痪状态。所以，督导师必须具备这样的能力，以一种支持性的、非评价的、以优势为基础的方式来带领受督者跨越这些方式上的转变。督导关系的平等主义本质很好地与此过程相连。

本章中叙述了两个案例研究，分别追溯了一个美洲印第安受督者和美洲印第安督导师之间的对话和一个非美洲印第安受督者与美洲印第安督导师之间的对话。这些案例阐释了文化意识在治疗联盟和治疗结果上的价值，不仅针对美洲印第安和阿拉斯加原住民的文化，还针对包容他们观点的能力。对话中的起伏揭示了这两个人的相似性和差异性，这些都源自独特的文化视角、受督者的胜任力和来访者主诉的本质；其他心理社会特质因素也可能影响这种对话的特征。一个起作用的因素可能是受督者和督导师象征性或预设性的期待。针对如何做咨询和如何抓住对于好的治疗来说必要的文化要素，对受督者提供不间断的评论，这正是督导师的职责，这一点是很清楚的。在受督者不乐于接受督导，或者因为某些原因而无法掌握在印第安社区进行有效治疗的文化要素的案例中，如果正好遇到这个关键点，当受督者明显不能掌握那些必要的跨文化概念时，就需要向受督者提供别的选择。这些选择包括：（a）不再继续接待来访者，并开始进一步的文化训练和自我探索；（b）使受督者意识到他／她的风格更适合类似于他／她自己种族的群体，让受督者另找地方完成实习；（c）让受督者和督导师或者另一个具有文化胜任技能的治疗师一起做联合治疗；（d）允许受督者为可能从他／她的治疗风格中获益（不受到伤害）的个体提供服务。

紧密的文化一致性和文化共鸣对促进和加强有效的咨询关系是极其重要的。类似地，一致性和共鸣又是督导师－受督者关系中必不可少的，它们作为双方和谐的搭配可以促进和加速督导。考虑到美洲印第安和阿拉斯加原住民部落和村落的差异性，理想的督导一致性是不太可能有的。然而，一种好的工作关系仍然可以被建立起来，并且通过认识到文化差异和理解这些差异会随时间减小，可以获得很多。聚焦于过程而非结果，使这一关系能够更好地发展。

参考文献

Duran,E. (2006). *Healing the soul wound: Counseling American Indians and other native peoples*. Williston, VT: Teachers College Press.

Garrett, J., & Garrett, M. (1998). The path of good medicine: Understanding and counseling Native American Indians. In D.R. Atkinson, G. Morten, & D. W. Sue (Eds.), *Counseling American minorities* (5th ed, pp. 183-192). New York, NY: McGraw-Hill.

Herring, R. D. (1999). *Counseling with Native American Indians and Alaska Natives: Strategies for helping professionals*. Thousand Oaks, CA: Sage.

King, J. (2009). Psychotherapy within an American Indian perspective. In M. Gallardo & B. McNeill (Eds.), *Intersections of multiple identities: A casebook of evidence -based practices with diverse populations* (pp. 113-136). Mahwah, NJ: Erlbaum.

LaFromboise, T., & Dixon, D. (1981). American Indian perceptions of trustworthiness in a counseling interview. *Journal of Counseling Psychology*, 28, 135-139.

Reimer, C. S. (1999). *Counseling the Inupiat Eskimo*. Westport, CT: Greenwood.

Trimble, J. E. (1987). Self-perception and perceived alienation among American Indians. *Journal of Community Psychology*, *15*, 316-333. doi:10.1002/1520-6629(198707)15:3<316:: AID-JCOP2290150305>3.0.CO;2-E

Trimble, J. E. (1996). Acculturation, ethnic identification, and the evaluation process. In A. Bayer, F. Brisbane, & A. Ramirez (Eds.), *Advanced methodological issues in culturally competent evaluation for substance abuse prevention* (Center for Substance Abuse Prevention Cultural Competence Series 6, pp: 13-61). Rockville, MD: Office for Substance Abuse Prevention,

Division of Community Prevention and Training, U.S. Department of Health and Human Services.

Trimble, J. E. (2000). Social psychological perspectives on changing self-identification among American Indians and Alaska Natives. In R. H. Dana (Ed.), *Handbook of cross-cultural and multicultural personality assessment* (pp. 197-222). Mahwah, NJ: Erlbaum.

第十一章

团体督导作为一种多元文化体验：种族、性别和民族的交集

Jean Lau Chin, Kirsten Petersen, Hui Mei Nan ,
Leah Nicholls

在临床心理咨询文献中，团体督导是一种被广泛使用但很少被讨论的形式（Smith, Riva & Cornish, 2012），多元文化团体督导受到的关注就更不用说了（Kaduvettoor et al., 2009）。一般来说，将多元文化主义和多样性融入团体督导过程的各个方面，是为了促进同伴间的间接性学习（Kaduvettoor et al., 2009）。除了考虑文化在来访者经历中的作用外，团体督导中的**协同探索**（collaborative exploration）也将受督者的多元文化身份带入话题。这样的团体经历（如果受督者乐意，督导师可以深度参与）提供了一种对文化影响力的现场体验，而不是简单地谈论文化。

本章讨论的方法重点描述了对个人透镜、世界观、多重身份和权力问题的理解过程，这些问题由来访者、受督者和督导师带到临床和督导关系中。过程分析和自我反思是讨论临床个案材料以及团体督导过程的核心。心理治疗和临床督导的进行都涉及复杂的人际关系。对这些关系至关重要的是对他人主观体验的基本理解，例如，治疗师对来访者的理解，以及督导师对受督者的关于来访者构想的理解。必备督导能力包括：灌注文化和多样性的技能、知识和态度，如多维生态比较法（见第二章）；自我反思的技能；以及对不同人的个人重视和尊重，这与Falender和Shafranske（2004，2012）基于胜任力的临床督导模式一致。此外，当前的行为和功能受过去事件、生活经验和文化的影响。该理解会促进疗愈性改变和有效的督导，还会培养共情，同时加强治疗关系和督导关系。本章提供了关于该方法在实践中使用的详细描述，包括团体督导参与者的评论，旨在突出多元文化团体督导的复杂性和实践性。

多元文化胜任力

在团体督导中，多元文化胜任力覆盖来访者、受督者/治疗师和督导师。简单习得关于不同文化群体的知识或与来访者接触的具体技巧是不够的。它是一种元技能框架的习得，使治疗师能够观察、倾听和共情那些与自己不同的人，并识别可能在世界观和个人透镜中固有的偏见或信念。对来访者和受督者/治疗师的内在过程的反思能力是必需的。而在督导中建立的信任能使督导师指出正在出现的互动，并对过程、他/她个人世界观及其对过程的影响进行反思。

建立多元文化胜任力的重要内容包括：

- 提供一个安全、尊重和协作的团体咨询氛围；
- 指出多元文化理解中的冲突或误用；
- 对团体成员之间的保密性和对督导师的有限保密性提供知情同意（如，出于保护来访者和对受督者进行评估的目的），以及为关于个人信息披露的重要性提供知情同意（在招募开始前，写在项目描述中的披露信息应符合《心理学家伦理原则和行为守则》中的伦理标准7.04）（APA，2010）；

- 以确认其多重身份状态重要性的方式有技巧地询问，包括年龄、性别、民族、移民、种族、性取向和性别认同，并以治疗为目的，从受督者/治疗师的角度对这些问题进行反思；

- 识别来访者的特征、观点和世界观，以及这些怎样与治疗师和督导师重叠或不重叠，以及所有这些对治疗和督导过程的影响（参见第二章）；

- 指出刻板印象和分类，其可能暗示来自同一文化的来访者、受督者/治疗师或督导师的共性（Chin，2009）。

性别与民族维度

关于种族、民族和性别的刻板印象存在于大众文化中，也可能出现在心理治疗和督导中。个人（受督者/治疗师或督导师）可能不知道什么是他们所不知道的，这一因素被称为元胜任力（metacompetence），因此督导师必须注意假设和偏见。督导师面临的挑战之一就是要努力保持平衡，对来访者的文化有所了解，但要避免对从那个文化中来的所有人持有僵化的看法和期望；还需要示范对信念、行为模式和世界观中的差异的敏感性（Chin，2009）。有些关于民族的观念可能运作在意识之外，因为他们是社会禁忌，涉及一般性或在督导中的权力或特权。例如，把攻击性、被动性、懒惰、聪明或情绪不稳定的刻板印象归因于某些民族或种族的群体特性，对来自这些群体的来访者、受督者和督导师来说，可能会影响对他们的第一印象。

当来访者带着他们的心理痛苦来找我们时，其性别、民族以及多种多样性因素会影响他们如何表达这种痛苦以及他们所使用的应对方式。例如，一段发生问题的婚姻关系可能会受到文化和宗教观念的影响，关于女性被期待做什么（例如，是微笑着承受困难还是离婚）。

抚养孩子方面的困境也受到文化和社会的影响，比如什么是好的养育方式。（例如，"我父母就是这样做的；这样做是正确的。孩子们应该服从他们的父母，如果他们不听话，你就是个糟糕的父母"。）

督导示例

关注通常意义上的种族、性别、民族，以及关注多元文化／多样性身份是所有形式的临床督导中不可或缺的。团体督导进一步提供了一个独一无二的机会来探索多重视角。鉴于团体成员的文化差异，由个人史、文化和情境产生的多重视角会影响临床与督导关系。本节呈现了几例对个体治疗案例进行团体督导的实例，其中一个案例中来访者同时接受团体及个体治疗。临床训练始终关注对文化的融入。

督导情境

该督导发生在一所大学的培训诊所里，临床心理学博士生受训治疗师在这里给来自这所大学的学生群体或附近社区的来访者做咨询。这些案例来自这个学生第三年训练的校外实习。个体治疗每周一次。其中一位来访者同时接受个人和团体心理治疗。

这个项目的理论取向是心理动力学，这在我们看来与多元文化主义是一致的。心理动力取向强调个体对过去关系的历史性理解和努力取得发展性里程碑，以及在此基础上探索发生在当下的问题的意义、冲突和议题。此外，多元文化主义增加了家庭和社会情境以及社会系统在意义诠释中的重要性。它强调了社会身份差异的重要性，以及在治疗关系和督导关系中考虑不同的来访者、治疗师和督导师的生活经验的必要性。

督导团体的组成

督导师是美籍华裔女性临床医生和管理者，拥有30多年的临床经验。受督者包括：（a）一位31岁的美籍爱尔兰裔女学生，白人，生于美国，在当了7年自由动画师后重返研究生院学习；（b）一位34岁的中国台湾女学生，在台湾担任精神科医生5年之后，返回研究生院攻读博士学位；（c）一位31岁的美籍加勒比裔女学生，出生在美国。这些受督者都是女性，然而种族和民族的多样性使这个团体能够探索不同的个人视角和世界观视角以及生活经历所产生的影响。

个体督导会谈

第一作者（Jean Lau Chin）提供每周1.5小时为期5个月的个体督导。受督者呈报了3个每周都见的心理治疗案例。督导的重点包括对心理治疗会谈的回顾、对过程记录的回顾，以及临床总结，用来讨论个案。通过对临床会谈内容和时序的分析、来访者病史的回顾以及关于移情和反移情反应的讨论，形成用于来访者工作的诊断、临床构想和治疗干预。

团体督导准备协议

团体督导会谈为受督者提供在一个团体的形式中向其他受督者及督导师呈报个案的机会。团体督导会谈既是体验式的，又有教学性。团体督导准备工作包括一系列的活动，都在第一次正式会谈上进行。

首先，受督者被要求阅读一篇或几篇关于世界观的文章，然后讨论心理治疗中的多元文化议题（Spinelli，2006）。其次是身份圈练习（identity circle exercise），要求小组成员首先识别组成自己身份的每一个成分，然后给每个成分按照其对整体身份的贡献分配一个百分比。本章的第二作者（Kirsten Petersen）把她的身份圈描述为：50%是一个女研究生；其余50%的身份是爱尔兰人、挪威人、金牛座、艺术家、朋友、女人、女友、姐妹和女儿。本章的第三作者（Hui Mei Nan）认为自己的身份35%为中国台湾人，15%是性别，15%是已婚，剩下的是教育、职业和年龄。第四作者（Leah Nicholls）认为自己的身份30%是学生，17%是加勒比人，17%是美国人，17%是黑人，29%是女性。Kirsten特别强调女性性别的重要性，而Hui Mei Nan和Leah强调民族和性别，在治疗和团体督导的情境中来理解这些是很重要的。身份圈练习包括关于胜任力的讨论。在讨论中，当参与者看到来访者与自己如此不同，或者在许多维度上有差距时，他们说出了自己的焦虑与不安。他们还讨论了自己与宗教和性别有关的投射。这个练习帮助他们识别出多样的价值观和世界观的主题，包括未来的教育计划、关于家庭的集体主义信念、职业伦理、性别角色以及对女性美的不同看法。

接下来，在第二次团体会谈之前，受督者被要求回顾其中一个受督者的正式临床案例报告，并反思他们自己的世界观会如何影响他们对来访者的治疗方法。最后，在第三次团体会谈之前，受督者被要求在参与这个自我反省的过程后，反思他们自己学到了什么。这些会谈的目的是让受督者参与到自我觉察和自我反思的练习中来，在与不同来访者的治疗工作中看到民族、性别和其他个人身份可能带来的影响。

临床个案

在团体督导回顾的三个临床案例中，其中两位来访者是拉美裔，这三位都是天主教徒，其中两位是母亲。为了说明本章的主题，我们聚焦在C太太案例上，但是我们首先描述另外两位来访者，以说明受督者和其他小组成员如何基于多样性因素和重叠身份而有不同的回应。

A太太今年45岁，是四个孩子的母亲，来自萨尔瓦多。她的主诉是她与十几岁的儿子（第二段婚姻中所生）的困境。他在学校成绩不好、与她对立并有叛逆行为。她的第一次婚姻是在18岁，但她认为自己当时太年轻了，结婚的目的主要是来美国。她自己的父母很严苛，后来离婚了，她得把时间分给他们俩。在治疗过程中，她表现得咄咄逼人，想要得到答案却又拒绝接受建议。

B小姐是一名白人，爱尔兰天主教徒，21岁的女大学生，她的主诉是焦虑发作，她的行为举止是理智化的，她似乎很难展现出自己的能力。她的情感被阻隔了，她很容易被小小的不好的事情带来的情绪所淹没，比如丢了口红，她还会无缘无故地叫喊。她非常害怕失控，也不知道毕业后做什么。其他人认为她是成功的，但她却怀疑自己的能力。

C太太是一位37岁的来自秘鲁的母亲，有个处于青春期前期的孩子。她在知道丈夫有外遇后，与丈夫分居15年了，尽管在他们的婚姻过程中，很明显她的丈夫有过很多婚外情。她正在办理离婚并出售她与女儿居住的房子。C太太和她的丈夫在15年前结婚，婚后1个月来到美国。

C太太主诉有暴食症，并抱怨与青春期前期的女儿相处困难，她认为女儿很苛求。她在会谈中侃侃而谈，谈论自己的需要和依赖。C太太身材高挑，深色长发，黑眼睛。她穿着整洁漂亮。她因为暴食行为增加而回到个体治疗，因为她想要把她的生活"搞清楚"。她担心自己的财务状况，说她最担心失业。

她没有解释就拒绝去看一名秘鲁裔治疗师。督导师猜测，C太太想要远离自己的文化背景和艰难的过去，包括她父母的家庭暴力、他们的情感冷漠以及家庭中的精神疾病。C太太在她的会谈中表现得特别积极乐观，她躁狂式的谈话有时会让治疗师很难插话提问。她的故事一般都很冗长，有很多细节，所以常常要花一段时间才能抓住她烦心事的要点。她说话时经常做手势，她的腿总是交叉着。当治疗师向她提问时，她经常交叉双臂，看起来很紧张。

在会谈中，C太太经常显得对治疗感到很矛盾，似乎在怀疑治疗师的胜任力。例如，她暗示她不愿意错过她的饮食障碍治疗而不是她的个体治疗。她继续接受另一个治疗师的治疗，最初是因为这位治疗师"在这个领域很长时间了"并且说的事情"非常真实"。她经常迟到（通常从几分钟到超过20分钟不等），她否认自己的迟到与对治疗师的矛盾心理和由会谈引发的焦虑情绪有关，而把她的迟到归咎于工作，把事情堆积到最后一刻。自7岁起，C太太就一直在暴饮暴食，当时她的母亲把她送到一个Weight Watches营地，那里是给青少年减肥的。12岁时，当她妈妈的男友搬进家里时，她又开始暴饮暴食。从那以后，她的暴饮暴食一直断断续续，从没有停止超过6个月。在重新开始治疗之前，她已经停止暴饮暴食6个月了。但就在她和丈夫分居之前，她又重新开始了。她目前没有用泻药，有严格的饮食，并且大多数时候早上会去锻炼。尽管她还是倾向于关注暴饮暴食的细节，但她对它的意义有了越来越深入的了解。她形容自己在暴饮暴食期之前有"空虚"感，并渴望甜食，而她平常不吃这些东西。在治疗过程中，她曾多次设法"在它完全失去控制之前"停止暴饮暴食。然而，对于这些成功，她几乎没有任何自豪感，因为"这种冲动仍然存在"。

虽然在某种程度上她的丈夫离开家对C太太来说是解脱，但她感到很孤独，不确定自己是否有能力做母亲，担心自己的女儿会变得充满欲望和依赖。然而，即使经历了所有的动荡和混乱，她觉得女儿还是要比自己是孩子的时候好。C太太对她的家人在秘鲁感到懊悔，但她感到宽慰的是，她不需要处理他们的冷淡和疏远，或者他们总是忽视她的暴饮暴食的事实。C太太把自己婚姻的恶化主要归咎于她丈夫的感情和身体上的疏远。在她的一生中，她用食物来填补空虚，而这一点她的母亲"从没注意到"。尽管在感到压力和焦虑时，暴饮暴食给她一种控制的感觉，但同时也充当了"惩罚"的角色，并减轻了罪恶感。这一症状表明她无法将自己看作她女儿的滋养或养育之源，也表明她觉得其他人无法满足她的需要。

下面这段摘录反映了C太太的暴饮暴食如何与她作为母亲的不称职感相联系。这个小片段说明了当她感到被抛弃或对她有需求时她的愤怒和怨恨，以及暴饮暴食是如何让她满足并对周围的人进行报复的。

C太太：我不知道发生了什么（迟到了20分钟后）。我五点半离开（工作），但我还是迟到了！

受督者：路上堵车？

C太太：不。我不知道。我需要在下午五点下班。[继续讲述上个周末她的供暖系统出故障而不得不打电话给供暖公司来修理它的事。她的女儿J在父亲家兴奋地过了一个晚上，而她待在家里。当需要多次维修才能解决供暖问题时，她就变得非常紧张了。]

C太太：我躺在床上哭，我差点就暴饮暴食了，但我没有。

受督者：为什么没有呢？

C太太：因为它不会让我感觉更好——我会感觉更糟。

受督者：所以，你认识到这不会有帮助。

C太太：是的，但这种冲动仍然在那儿。J想让我帮她写读书报告，但我告诉她不行，她得自己做。做母亲很难。有时我觉得她应该和她爸爸待在一起。

受督者：做J的妈妈最困难的事情是什么？

C太太：家庭作业，J做作业很难。

受督者：当你在J那个年龄时，你是哪种类型的学生？

C太太：我还可以。我妈妈偶尔帮我做数学作业，那是她的工作，但后来她停止了。

受督者：所以你没有得到你妈妈的帮助？

C太太：没有……我不明白她为什么要这么做——黏人的、苛求难以满足的——J比我容易得多。我一无所有。没有爱我的父亲，没有电脑。她很难被满足，我的丈夫也是。他们俩都要得到很多。

受督者：听起来你好像有些怨恨。

C太太：不，不，不，不……我曾经告诉过J，我可能并不总是在她身边帮她，但她的父亲爱她，会在她需要的时候帮她。

受督者：我知道你担心J不太独立。你的母亲没有帮你，结果你很独立。听起来你想让J独立，为了她自己，也因为你不确定自己有能力做一个好妈妈。你怎么想？

C太太：是的，我想可能是这样。也许吧。做一个母亲真是太难了。J想要很多的情感，总是向我要，但对她父亲她没要那么多。也许是因为他给的爱比较多？我和J一起在超市，我想，"我最后一次拥抱和亲吻她是什么时候？"于是我告诉她，她很漂亮，我爱她。表达感情对我来说并不容易。这对我丈夫和J来说更容易。

受督者：这是你觉得你自己能够做的事情吗？

C太太：我想是的。

受督者：你想吗？

C太太：想，也不想。我有时候很想，但是有时候不想，因为太难了。有时候我只想一个人待着。

给团体的督导师反思

制订治疗计划

从 C 太太的文化情境理解她是团体督导中一个持续的过程。重要的是要了解拉美文化中的性别角色和性别期待，以及 C 太太的观点与她的文化如何一致或相左。C 太太对离婚的矛盾心理反映了与抛弃相关的个人内在动力以及与离婚相关的社会宗教禁忌。该团体采用了一种反思性过程来指出受督者对这些因素的回应，以及其他人对这些因素的看法。

食物的象征意义不仅蕴含在文化之中，也可以通过来访者的个人透镜看见，它提供了一个将文化意义与个人动力结合起来并形成症状学及其应对机制的机会。这些都在督导中讨论，以协助受督者和其他团体成员理解它们，对个人的反应进行反思，治疗性地使用它们，并将其运用在制订治疗目标中。治疗目标包括：

- 通过增加她对暴饮暴食前、中、后的想法和情绪的理解，来推动她对暴饮暴食的扳机点更好的觉察和更健康的应对机制的发展，以消除暴饮暴食发作；
- 帮助 C 太太满足她自身的依赖需求和情感需求，使她能够满足他人的需要；
- 提升 C 太太对她的孤独和愤怒的觉察，以及提升她对远离人们以避免受伤的倾向的觉察。

督导团体互动过程

有几个议题可以用来说明督导方式。受督者被要求联想她自己争取独立和她对确信自己女性身份的需要，把这种联想作为一种手段来检视她是如何回应 C 太太的挣扎和需要，以及如何被其影响的。该受督者缺乏关于秘鲁文化规范、价值观、禁忌和世界观的知识。她与来访者的天主教身份有交叉，而受督者自己作为一名白人天主教女性，在很大程度上享有特权并且不为人所注意。在这些文化差异间建立起桥梁是督导的核心。重要的是鼓励受督者内在自我反思的过程，以确保她对来访者的差异有共情的联结和尊重，同时帮助来访者协商疗愈性的改变。这个过程在团体动力中也很重要，因为每个人都有不同的视角，可以支持和帮助到受督者。

胜任力和自我效能感——社会性别

受督者和督导师反思了 C 太太对失业的恐惧及其与能力的关系。督导师和其他人敦促受督者考虑 C 太太如何为自己的独立感到自豪，同时也去考虑她对男性的强烈依赖，并讨论她对这些因素的情绪反应和感受。受督者认为，如果 C 太太没有体验到自己的能力，她就会被女儿的要求和别人的需要所压倒，所以她以牺牲自己的需要为代价满足这些需要，因而所有这些都让她感到愤愤不平。由于来访者、受督者、其他成员和督导师的生态地图间的差异，想要在共情的联结下理解、概念化和向前推进该个案，其复杂性之高非常具有挑战性，但也是回报丰厚的。受督者们也领悟到他们自己在平衡个人奋斗与家庭成员需要之间的困难。

C 太太似乎无法有效地养育孩子。她愤恨女儿对关注的要求以及让她一直待在女儿身边的坚持。有时，性别和民族问题并不明显，但它们似乎影响了治疗关系的本质。当她自己的需求得不到满足时，C 太太似乎很难满足她女儿的需求。受督者 / 治疗师很难理解 C 太太的育儿困难，但她可以从督导师和其他受督者提供的关于有效育儿及其阻碍的知识、技能和态度中获益。

文化和婚姻关系

督导中的文化、性别和宗教议题，与受督者作为女性远离自己的文化起源独立奋斗之间产生互动。对于受督者来说，她难以共情 C 太太为什么拒绝去看一个来自与她自己相同文化背景的治疗师，或是 C 太太离开家庭和文化的意义或重要性。这个团体加工并支持了受督者的挣扎，并让其对自己进行了反思。

督导中的元议题

随着督导的推进，受督者关于她来访者的感觉出现了，并进行了讨论。很明显，她的每个个案都引起了不同的感觉和反应。正如她所描述的那样，A 太太是最困难的，会在交流中传达出一种针对受督者可能会说的话带有不祥预感的评判——增加了受督者的压力，使受督者按照 A 太太希望的那样去做。在寻求解决方案和补救措施来管理 A 太太的儿子及其学业时，受督者开始怀疑自己的胜任力。她没有当过父母，她怎么能给这位母亲出主意呢？与此同时，她给了很多 "你应该" 的回应（如，"你应该限制你的儿子。我母亲决不会让我们得逞的"）。关键是会谈的评论性和批判性语气。相对于受督者，A 太太是三人组里的家长。然而，受督者最认同的是 B 女士，她和受督者一样聪明，是一个仍然在成为她自己的过程中的学生，和她的同伴在一起时显得比较能干（尽管她经常觉得自己没有能力）。与 C 太太一起让受督者觉得自己最有能力。C 太太渴望关爱，愿意说话，而且不会向受督者提要求。在很多方面，她都是三人组里的孩子。

作为治疗师，受督者是三人组里的成年人。作为受督者，相对于督导师，她是孩子。受督者对她的每一个来访者的不同反应正说明了她在来访者中所处的父母 – 同伴 – 孩子的动力关系，以及这一点如何影响受督者的情感、效能感和治疗干预的本质。她觉得自己受到了 A

太太的评判，甚至因她在亲子关系中认同了孩子而有些害怕和退缩。在 B 女士面前，受督者感到最舒服，而她想用更多的母性和滋养的方式来安慰C太太。

督导师协助受督者对三个来访者的不同反应进行讨论。来访者们巧妙地代表了受督者的父母、同伴和孩子。团体检视了受督者这一方的角色对在治疗中发生的事情所起到的促进或抑制作用。这位受督者显然和 C 太太（孩子）相处得最舒服，和她在一起受督者觉得自己更能控制局面。我们探索了权力议题是如何出现在三个案例中的，当时受督者在互动中感受到被评判或想要去评判对方。受督者倾向于批评A 太太不是一个足够好的母亲，这在最初破坏了治疗联盟的建立，而她对 B 女士的过度认同导致她将事情过度归类为正常的倾向。通过协助受督者将这些反应带到面上来，例如，认同 B 女士对她父亲癌症诊断的反应，或在回应A太太时思考"我的母亲会怎么做"，受督者能够开始质疑她是否把自己的文化特定规范强加给来访者。受督者也能够开始加工 A 太太对她在治疗中给建议时所反驳的"不会有用的"，这句话如何使她们俩感到既无助又无力，与A太太对她儿子的体验类似。我们检视了受督者在C太太需要的时候伸出手来拥抱她的冲动；她开始意识到，与这些情感伴随而来的行为正在妨碍她提升 C 太太的自我效能感。它们反映了她在治疗关系中所感受到的权力，并造成受督者一直在关系中将C太太婴儿化的倾向。

虽然两个拉美裔个案处理的都是养育孩子的议题，但是他们的不同在于：C 太太处理的是她的冲动和需要，而 A 太太处理的是内疚和责任感的超我议题（如规则），白人女性来访者 B 女士处理的是自我功能的议题。为什么两个拉美裔来访者唤起了受督者一种潜在的"为什么你不能更像我"的感觉，而面对她的白人女性来访者则没有唤起同样的期待？在督导中，我们考察了这些差异的重大意义。受督者对来访者的投射和期待具有丰富的含义，这也阐明了在督导中关注这些与种族、民族和性别有关的文化世界观和社会知觉的重要性。

团体督导：受督者的反思

三名受督者都被要求书面描述他们对督导经历的反思。每个人都选择了不同的视角，反映了练习对她们自我觉察的影响。

Kirsten Petersen：文化与病理学

她反思的重点是文化和病理学之间的差异。文化和性别的影响是什么？如果 C 太太的治疗师是男性，会不会有什么不同？如果是一位秘鲁裔治疗师，会有何不同？她的想法如下。

> 在与来访者工作时，如果我不注意，我很容易把文化和病理当成一回事。这当然不是我有意的决定。我成长的文化对我的信仰、观念和行为有巨大影响。这种影响如此天然，以至于我会根据我的文化灌输给我的准则来评判一个人。然而，在我的文化中"正常"的在另一种文化中却可能很不一样。我的文化不是普适性的，这就是为什么我作为治疗师的一个重要部分是把文化从病理中分离出来。我知道我太容易从自己的世界观或文化去看待我的来访者，并将他们的行为视为病态。
>
> 我的来访者 C 太太是一位37岁的秘鲁裔妇女，想和丈夫离婚。在我和她的工作中，我有时会因为她表面上依赖男人而感到受挫。有爱尔兰天主教的背景，情感独立和坚忍是我们高度赞许的特质。我们家里的女人并不依靠丈夫照顾；她们努力工作，有时甚至比她们的配偶更努力维持生计。我的母亲是我们家的顶梁柱，在我上小学的时候，她就获得了教育学硕士学位。我现在意识到这些经历如

何影响了我对男女关系的看法。

当我看到 C 太太逃避签署离婚文件，而她的丈夫一再要求她这么做并继续寻找新欢时，我感到很沮丧，因为她看不出她真的应该努力照顾自己的情感需求！但后来我意识到，这是我成长中的价值观，而 C 太太在一个天主教主导的国家长大，她的母亲和患有精神疾病、还对她进行身体虐待的丈夫保持着婚姻关系。简单来讲，离婚是不被允许的。

我和 C 太太的工作不仅受到我的文化信仰的影响，也受到我的社会性别的影响。我倾向于理所当然地认可我的社会性别。我不会在生活中有意识地思考"我是一个女人"。然而，我对做女人是什么感觉确实影响了我如何进行治疗。我通常会反对更刻板的女性化行为，因为我想被看作一个人，而不是一个性别。当我看到一个女人表现得女孩子气时，我倾向于贬低她。C 太太经常表现得女孩子气，有时我发现自己因为这一点把她当婴儿看待，这是我不得不挣扎对抗的一种冲动。C 太太对女人的感觉以及作为一个女人的感觉，也会影响她对我作为治疗师的看法。她贬低普通女性的倾向经常让我感到被贬低和无能——这种感觉与作为一个新手治疗师普遍存在的焦虑混杂在一起。

尽管一位秘鲁裔治疗师可能对 C 太太的身份背景以及她对女性和婚姻的价值观有更多文化敏感性，但如果治疗师没有询问 C 太太的核心价值观和信念，这也可能成为一个盲点。因为来自不同的民族背景，在没有用我的价值观对它们进行评判的条件下，我感觉能够辨识出这些差别。

如同已经发生的，让我克制评判通常会比较困难，但我还必须面对一些更困难的事情，不仅在我和 C 太太的工作中，还在我与任何非白人来访者工作时，我是白种人。与来访者坐在一起并且认识到我来自一个——从族裔角度讲——更受优待的族裔，这是非常困难的。作为白人，我的生活在很多方面相对容易，但我讨厌承认这一点。"不，不！"我喊叫着，"我是中产阶级，我的父母从未拥有过一辆新车！这里没有优待！"我的来访者可能会因为我是白人而对我产生怨恨，并对我的财富水平、我在哪儿生活和生活方式做出假设，想到这些都让我难以忍受。如果我不指出这些潜在的假设，我的白人身份就变成了房间里的大象，没有人会谈论它，而它可能会潜在地干扰治疗联盟，从而阻碍治疗工作。

在我职业生涯的这一个阶段，我想不出这种督导方法有什么缺陷。在治疗工作中探索文化动力，我只看到了这对督导师、受督者，尤其是来访者助益良多。心理治疗的发展史中有一段植根于上层阶级的白人社会。这是一个我们必须意识到的简单事实，看到心理治疗一直以来是通过那块文化透镜来实践的。我们太容易将心理治疗看作放之四海而皆准的而不是文化特定的，但这样做会蒙蔽我们的眼睛，看不到别人的经历是与我们不同的。

从我自己的经验来看，我见过许多抗拒以这种方式与来访者和督导师工作的情况，不仅有其他学生，还有一些经验丰富的临床医生。例如，有些人相信心理动力学的理解与来访者的文化经历无关，就像本我、自我、移情和反移情是独立于文化因素的纯粹概念。虽然我自己也曾这样想，但我不再认为这样的观点是现实的或有建设性的。我现在认为这是对差异性进行工作的阻抗，我还认识到治疗师修通他们最初的偏见与文化中立的立场是非常重要的，如果他们想要对来自不同背景的来访者有影响力的话。

虽然保持对我们自己文化透镜的觉察是必要的，但这是不够的。我们还必须评估我们的胜任力，并质疑在督导中是否提到了关于种族和文化的技能和议题。我现在要问的问题是：来访者的文化（如性、性别、民族、宗教、性取向）是否在督导中讨论过？是谁提出来的，是督导师还是受督者？两人中是否有哪一个不愿意讨论这些文化概念？受督者是否舒适地向来访者提起这些议题？受督者是否可以非防御性地谈论自己的文化传统？受督者是否承认他或她的文化规范可能与来访者的文化规范有显著的差异？这些议题需要在督导中定期检查，而不仅仅是在治疗或督导关系的开始。

Hui Mei Nan：从跨文化督导中学习

Hui Mei Nan 的思考源于她在两种截然不同的文化之间转换的直接经验。她的想法如下。

　　当我受邀参加跨文化督导的讨论时，我自己正处于文化休克之中。那时，我刚到美国半年时间。我感到惊讶的是这里有不同的民族群体，这与我来自的同质的中国社会形成了鲜明的对比。身处纽约这个"大苹果"，我自己也体验过被激起的各种各样的感觉，包括新奇、困惑、惊讶，甚至是恐惧。

　　在我们完成了身份地图练习之后，我发现了我的身份成分的新组合。我意识到，我现在的民族意识增强了，我的职业责任感降低了（鉴于我曾经是一名精神病医生，而现在是一名学生），我觉得我的家庭角色在我当前的社会情境中有所增加。我的中国人背景和女性身份，这些我过去认为理所当然的事情，现在，在我向美国研究生过渡的过程中发挥了越来越重要的作用。它提醒了我，我们已经在我们的世界里习惯了的和习以为常的，是多么容易被认为是理所当然的。

　　随着这个新意识的提高，我发现自己更有能力提出关于来访者的生活故事的问题，并在个案报告中考虑文化和性别的影响。我开始考虑许多问题，包括来访者在阿根廷长大的经历，她选择远离她的原生家庭，以及她在成年早期移民到美国的决定。我也开始自我怀疑，我对她的文化知之甚少，我怎么可能理解她的世界。

　　在督导过程中，督导师引导我们进行了关于来访者和治疗师之间异同的讨论，这使我变得更加自信，并且的确有所获益。如果我关注的不是来访者文化的细节，而是如何看待差异，那么我就有了一个框架来理解与我有不同文化背景的来访者。当团体成员交换想法，阐述她们关于性别角色、婚姻、家庭等的价值观和信念可能存在的差异时，我可以看到来访者的冲突如何从几个不同的文化和个人视角衍生出来。我开始看到这种自我反思的价值。当我们分享团体其他成员所持有的不同观点时，我们能够避免简单地将来访者以他或她的民族或文化来进行分类的方式。

这种分享帮助我理清了处于"不知"位置的优点和缺点，这使我能够以一种不那么带有偏见和设定的方式来组织治疗目标。我最初认为，我和来访者之间的相似之处可以减少焦虑，同时也有助于发展治疗联盟，这个信念受到了挑战。事实上，我开始意识到来访者可能会给治疗过程带来完全不同的视角。我意识到，我最初担心自己"不知"，之前我认为这是一个缺点，现在可以用于和来访者一起去探索她不习惯的领域。对事实的先入为主并没有困住我，相反我意识到这些事实有时可能会使刻板的观念永久化。通过专注于会谈中治疗师和来访者之间的空间，我学习到，我可以扩大我提问的范围，并以一种开放和好奇的方式与来访者联结以协助治疗。这个新的视角使我能够专注于此时此地，以及这个过程如何可以有助于达成心理治疗的目标。

Leah Nicholls：从多元文化视角看待来访者

Leah 的反思集中于她可以将文化融入心理治疗的能力以及如何避免偏见的能力。她的想法如下。

与团体的会面改变了我对来访者 - 治疗师关系的看法。有时，文化价值、信念和行为在特定文化中是正常的，在该文化以外的人看来则可能是病态的。作为治疗师，在做出诊断之前，重要的是要觉察到那些可能会影响我们理解来访者的特定文化行为和信念。来访者的自我知觉通常反映在他或她对治疗师的看法中。如果一个来访者觉得自己很有能力，假如他/她认为治疗师与自己相似的话，治疗师也可能会被认为是胜任的。尽管基于族群所做的来访者 - 治疗师匹配可能有助于观点共享，但也可能会让一些来访者感到他们需要按照文化规范行事的压力。如果 C 太太被指派给一名秘鲁裔治疗师，她可能会感到有更大压力要和她的丈夫待在一起并解决她的婚姻困境以符合关于离婚和分居的文化规范。

我是一名女性、黑人和学生，这塑造了我的发展和经历，并影响了我看待世界和人际问题的方式。透过我的身份透镜，我已经觉察到，与我不同性别、文化或种族的来访者体验世界的方式可能与我的不一样。我觉察到，我是黑人女性会影响我与他人的互动，影响他们对我的理解和与我一起是否觉得舒服。如果我直言不讳，那就可能被视为攻击；如果我是被动的，那么我可能被视为无能或软弱。这是一项寻找恰当平衡的持续功课，使别人感到你是坚定的和胜任的。随着人们越来越意识到他们的刻板印象如何影响治疗，不同文化的人们更容易以一种积极而非消极的眼光理解彼此、看待差异。同时，我已经学到我的身份可能会导致偏见或限制我看待来访者的方式。要想有多元文化胜任力，我必须意识到差异的重要性。

评估和结果

上述书面练习使受督者能够评估督导的影响以及在督导中的学习过程。为了评估治疗关系和治疗结果，受督者被要求提供治疗小结报告，并以临床案例汇报的形式进行讨论。

对于督导师来说，挑战在于如何让受督者参与到一个自我反思的过程中，同时又聚焦于来访者的问题。当挑战受督者感受的极限，以及探索受督者将什么带入了治疗关系和督导过程时，督导师总是十分谨慎的，尊重界限，将督导区别于治疗。文化和性别议题在心理治疗实践中不一定是直观的；如何唤起受督者对这类议题的关注，有时候需要退回到元视角，而不是在会谈中顺流而下。它也意味着将过去的事件与现在的事件联系起来，通过性别分类的方式考虑与养育者和其他重要他人之间的关系，从文化规范中引出意义而又不将这些行为刻板化。

结论和建议

运用这种团体督导方法的价值在于它增强了对过程和自我反思的关注。它描绘个人的信念系统和偏见以便从自己的文化透镜来看待这个世界，这不是一种消极的方式，而是在培养质疑和批判性探究。应该学习一些具体的技能和使用特定的工具，以便①促进对个人身份及其如何作用于心理治疗实践的理解；②培养自我反思；③在心理治疗的实践中，将关注导向种族、性别和民族议题。关注移情和反移情问题对识别和关联来访者和治疗师双方均体验到的偏见是不可或缺的。接下来，重要的是弄清这些偏见如何镜映在督导中。使用这种方法的督导师和治疗师需要自己曾经参与过引出这些议题的体验式学习和培训练习或团体。

参考文献

American Psychological Association. (2010). *Ethical principles of psychologists and code of conduct,* including 2010 amendments.

Chin, J. (2009). *Diversity in mind and in action: Vol. 1. Multiple faces of identity.* Santa Barbara, CA: Praeger/ABC-CLIO.

Falender, C. A., & Shafranske, E. P. (2004). *Clinical supervision. A competency-based approach.* Washington, DC: American Psychological Association. doi: 10.1037/10806-000

Falender, C. A., & Shafranske, E. P. (2012). *Getting the most out of clinical training and supervision: A guide for practicum students and interns.*

Washington, DC: American Psychological Association. doi:10.1037/13487-000

Kaduvettoor, A., O' Shaughnessy, T., Mori, Y., Beverly, C., Weatherford, R. D., & Ladany, N. (2009). Helpful and hindering multicultural events in group supervision :Climate and multicultural competence. *The Counseling Psychologist*, 37, 786-820. doi: 10.1177/0011000009333984

Smith, R. D., Riva, M. T., & Cornish, J. A. E. (2012). The ethical practice of group supervision: A national survey. *Training and Education in Professional psychology*, 6, 238-248. doi: 10.1037/a0030806

Spinelli, E. (2006). Existential psychotherapy: An introductory overview. *Análise psicológica*, 24, 311-321.

第十二章

反思性实践：自身的文化与他者的文化

Carol A. Falender, Edward P. Shafranske, Celia J. Falicov

一条鱼对它每日畅游其中的水知道些什么呢？

—— 阿尔伯特·爱因斯坦

　　我们每一个人（督导师、受督者、来访者）的生活都嵌在"持续的流动经验中"，用"理所当然的成见"把知觉组织起来，使生活更有秩序（Eraut，1994，p.104）。我们栖居其中的历史与文化持续性地塑造这些成见，常常在我们的意识之外。我们的多元文化身份也同样促成我们的自我感，并影响我们对这个我们生活在其中的世界的理解。然而，就好像爱因斯坦提到的那条鱼：我们终生都在辽阔的多元文化大海中游泳，却很少注意到它的特点或是水流的效应。文化无所不在，以至于我们常常察觉不到它的存在（Qureshi，2005）。

　　在本书中，一个至关重要的原则是要引起对来访者的多元文化身份认同的觉察，并带着这个觉察为来访者量身定制适合他们的倾向与价值观的治疗方案。在我们看来，实现这一目标的最佳方案是对多样性觉察采取一种积极主动的、意向性的姿态，发展多元文化胜任力。这样一种姿态要求我们努力并用正念关注那些源于我们自身多元文化身份认同的假设、价值取向和忠诚，因为它们塑造了我们对来访者的理解。正如 Eraut 继承了 Schutz 的理论所观察到的，"这一'动念'（act of attention）会将体验带入有意识的思考领域，否则体验仅仅是被活过了"（p.104）。行动可能会更进一步暴露那些我们用来理解来访者体验的信念与假设的"无法逃脱的框架"（Taylor，1989，引至 Falender & Shafranske，2004，p.32）。如此动念是难以执行的，事实上，除非浮现困惑或误解，否则个体差异和文化所带来的影响往往忽略不计。我们会简单地理解来访者，而很少甚至不去关注文化的影响，或忽略对来访者主观体验的不易觉察的误解。发展反思性实践可以提供工具，更好地贴近来访者的主观体验，并觉察那些塑造了其经验的文化、情境以及历史因素。此外，此种努力也不局限在临床关系中，因为多元文化因素也同样影响督导关系。

临床督导、元胜任力、反思性实践

在督导中，发展多元文化胜任力是一种注意力调动，意味着督导师和受督者协同探索那些影响临床关系、督导关系及其过程的多重因素。合作非常关键，因为仅仅依赖自我觉察是充满麻烦和局限的。我们发现多元文化胜任力的自测与更为客观的测量之间并无高关联性，并且会被社会合意性影响（Johnson，Barnett，Elman，Forrest，& Kaslow，2012）。更进一步，自我评价的准确度也会被自我增强行为限制，这在自我认知中十分普遍（Sedikides，2007）。督导提供了这样一种方法，通过鼓励自我反思、观察录像中受督者与来访者的行为、分享观察、提供反馈与示范，以及鼓励督导中的反思性实践，来提取文化特征。研究证明，通过录像的方式进行自我观察能够提升人们对其行为及其行为对他人影响的觉察（Bollich，Johannet，& Vazire，2011），并以此提升自我认知。除了在其他方面也有服务督导的重要功能，录像观察对增强关于多元文化相似性与差异性影响的觉察是一个重要手段。上述方法的目的是增强**元胜任力**，通过这种方式我们可以了解一个人知道什么和不知道什么（Falender & Shafranske，2007）。

元胜任力这一概念与多元文化胜任力有特别的相关性，其聚焦于一种张力，这种张力存在于受督者（或督导师）对来访者知道和不知道之间。元胜任力还探究来访者的文化是通过何种方式被带入意识之中的。例如，一位受督者也许对他的来访者的世界观抱持一些信念，比如，"他真的很大男子主义"，然而凭借反思和质疑渐渐清楚，受督者的这个看法是很主观的，其实他对来访者的个性、态度和行为的了解非常有限。关于什么会发展成不适当的联盟或导致关系破裂，督导会提供改进方案，方案包括关注什么是未知的、启动自我评估和观察，以及提供持续性反馈，使受督者在加深对来访者的理解的同时，其元胜任力也得到提高。督导中的积极体验能够加深临床和督导联盟对元胜任力的欣赏——知道自己不知道什么，不是在承认缺点或失败，而是认识到需要更多的学习或理解。因为涉及自我评估，不同国家和不同学科中，元胜任力尤其是多元文化胜任力以及其他临床胜任力，都要面对如何认证的争执，以及如何终身认证的挑战。确实，发展元胜任力是贯穿职业生涯发展与符合伦理的职业实践的关键。

文化谦卑

因为关系到要努力理解他人的文化，所以元胜任力是在运用文化谦卑概念的基础之上建立的。如 Falender 和 Shafranske（2012）描述的：

　　文化谦卑这一概念能帮助反思性过程以及语言转换。文化谦卑终身致力于自我评价与自我批评，提出与再提出在来访者－治疗师－督导师动力关系中的权力不平等……，通过不断形成自我评鉴的核心部分并结合自我批评，将谦卑加入方程式之中，转化便发生了。与其对特定行为进行概念化，不如将谦卑视为一种开放与觉察的头脑状态。实践文化谦卑不仅是简单的概念理解，还要将这些概念整合到一个人的临床工作、世界观和督导中去（p.56）。

元胜任力与文化谦卑结合在一起，使合作成为可能。将谦卑融入元胜任力会鼓励对来访者体验保持一种开放的姿态，并促进来访者在涉及文化、社会、政治影响以及忠诚度方面的自我追问。通过这些努力，可以滋养出一种批判性知觉，有了这样的批判性知觉，治疗师会将一些临床问题放在社会与政治情境之中思考，正是在这样的情境中，心理压抑扮演了重要的角色，并需要结构性的以及个体性的解决方案（Hernández，2008）。

反思性实践

反思性实践已被认为是胜任力的一项标准，并作为每一个职业发展阶段准备程度的标尺。例如，为实习做好准备就要求"已拓展的自我觉察；自我监督；有关职业实践的反思（'对行动反思'）（reflection-on-action）；利用资源增强反思性；以及'用行动反思'（reflection-in-action）的要素"（Fouad et al., 2009，p. S10）。在多元文化胜任力中运用反思，意味着发展一种对临床关系的当下和督导中的文化迹象及其影响的觉察。更进一步，通过反思的方法，督导师和受督者被鼓励去回顾发生在他们自己身上的事情的经过，并对他们在临床或督导互动中的参与进行反思，也为评价其思考方式提供了方法（Hoshmand，1994）。注意力不仅导向来访者，还导向对文化影响的觉察，其影响了在心理治疗的独特情境与设置中的来访者－受督者－督导师的三者互动。督导提供机会去观察督导师和受督者的个人主观性和多元文化身份是如何影响对来访者的理解的，及其是如何冲击督导关系本身的。倘若督导师有意愿怀着尊重与敏感度来揭示他们的互动，就会向受督者示范多元文化觉察力，并使受督者感觉受到邀请，而有意愿去检查那些影响了他们对来访者世界观理解的个人因素。特别有挑战性的是，当受督者与来访者（或督导师）共享文化边境时（Falicov，1995），会出现对绝对相似性的错觉。如此一来，就排除了对互动中的任意一方观点有独特的可能性的考虑。

反思性实践也涉及将注意力聚焦于情绪反应和能够形成临床理解的预感或个人直觉。通过"模糊的描述"和关注个人体验与自我知觉，反思"为识别和猜测隐藏在主体间互动过程中的情境提供了一个基础"（Krause，2006，p.198）。事实上，许多时候，我们的结论与其说是科学性的、能证实的事实，不如说是一种猜测。这样的一种认知是与元胜任力和文化谦卑的视角一致的，并再次确认以一种尊重的姿态向来访者学习他们的多元文化身份和主体性以及有充满文化内涵的意义是十分重要的。

在督导初期，反思性以**对行动反思**的形式出现（Schön，1983，1987，引自 Falender & Shafranske，2012）：

> 当许多事件很快出现在一次临床会谈中，（受督者）必须迅速搞清楚正在发生什么；在已经发生的事情中捕捉到核心要素，并将其带到督导中；接着，独立在督导中进行反思与自我评价（p.213）。

接下来，带着不断增强的觉察，**用行动反思**（Schon，1983，1987）发生了，这时反思出现在真实的咨询会面中。对受督者和督导师来说，在临床互动或督导互动时发生的反思标志着多元文化胜任力的关键性发展。对文化世界观影响力的当下觉察，展示出督导师和受督者对文化背景的深刻理解已经内化了，并能与之契合，因为文化背景对所有的互动都有影响，且将这种理解内化进自己的价值观通过对个人反应以及这些反应与文化忠诚度联动的观察，反思性实践能力得到进一步提升。

正念与反思性实践

反思性实践包含多种能力，包括开放度、自我观察、自我觉察、自我反思、元认知以及情绪觉察。反思性，包括"对行动反思"和"用行动反思"，包含了一种在场亲历一个人体验的基本能力。正因如此，正念的框架可以提供一种方式，增强在督导和在临床互动中更加充分地去体验个人经验的能力。尽管在此详细讨论正念超出了本章的讨论范围，但考虑到文化和个人反应的角色，还是有必要讨论在反思临床互动中融合正念的潜在益处。

一些原则是源于正念的，比如当在督导中应用细心的开放（attentive openess）时，可以鼓励督导师和受督者践行"一种对知识仔细且聚精会神的等候"（Childs，2011，p.296）。这种方式是基于在临床和督导互动中形成的体验性知识。Safran，Muran，Stevens和Rohman（2008）描述了他们在团体督导中运用正念诱发练习能够：

> 为每个咨询小节定下基调，将受训者的觉察聚焦在当下，并帮助他们采用一种对他们自身的感官和情绪状态无评判性的觉察……这种正念工作帮助受训者提升对在与来访者工作时冒出来

的微妙的感觉、想法和幻想的觉察，而这些正是为理解关系中正在发生什么提供了重要的信息（p.145）。

这种实践的内含是与反思性功能过程相一致的。

将框架融入反思性实践

组织框架，比如基于胜任力的临床督导（Falender & Shafranske，2004）以及多维生态比较法（MECA，见本书第二章），为确定反思的过程和成效提供了理论锚。例如，在基于胜任力的临床督导中，应致力于了解那些组合起来形成胜任力的特定知识、技能和价值/态度。当运用在多元文化胜任力上时，这种方法能够协助受督者和督导师识别成长与发展的目标区域。MECA提供了一种接近文化的复杂指引，贯穿督导和临床过程。例如，透过督导师或受督者看待来访者、受督者或临床互动来理解文化透镜，这是了解文化影响的一个入口。通过MECA将多样性融入督导过程，如第二章和第四章所描述的，可以为基于胜任力的多元文化督导和形成元胜任力提供与众不同的训练和实践方案。

正如本书所示，自我觉察和多元文化胜任力的发展是一项复杂的事业，必须目标明确，矢志不渝。本书中，每一章强调的部分都需要特别留意，并由文献提供了多元视角与丰富信息。与其说是为了解这些特别的多元文化特征呈现了一种烹饪书式的写作方式，不如说这些内容是为反思提供了要点，为将在本领域中的督导师和受督者的个人观察情景化提供了工具。文化相对主义（见第二章）；权力、特权和社会等级（见第三章）；文化历史和团体身份（见第六章和第十一章）；以及多样性中的焦虑来源（见第四章）都是用来激发反思与自我评价的议题。

对反思性实践的承诺与意向性

如果不是目标明确、矢志不渝，反思性实践是无法在临床训练中得到发展或在职业生涯中维持的。尤其当自我反思被指向嵌入式的多元文化特征，影响临床和督导互动时更是如此。事实上，鱼必须付出极大的努力（在许多提醒者的帮助下），去了解它每日畅游其中的海水。换句话说，要信守对多元文化胜任力的承诺，必须勤奋练习。

旨在发展多元文化胜任力的自我反思性实践和努力可以通过许多方法来增强，这些方法是由督导师来发起的（参见如，Dressel，Consolli，Kim，& Atkinson，2007；Falender & Shafranske，2012，第四章；Orchowski，Evangelista，& Probst，2010）。其中包括：

- 明确对多样性和多元文化因素的反思与专注是督导的职责；
- 通过提供开放、真诚、温暖、共情、尊重以及一种合作的、非评判性的姿态，专注建立督导关系与联盟，营造一个安全的环境；
- 示范反思性和文化谦卑，包括揭示多元文化身份以及在多元文化胜任力方面的挑战；
- 珍视与尊重受督者的多元文化身份与视角；
- 与受督者共同思考督导关系中的多样性与多元文化身份的影响；
- 展示、讨论并提供关于性别、阶层和健全（以及其他多元文化因素）影响特权关系与压迫关系的途径的教学材料（Hernandez，2008）；
- 引导并支持反思性活动比如正念，在会谈内和会谈外；
- 使用自我评价和问卷工具来增强反思；
- 指出多元文化胜任力的障碍，对涉及差异的不适来源报以基于共情的关注（见第四章）；
- 对督导工作的有效性进行合作式反思与评估，旨在支持多元文化胜任力发展，并引出提升建议。

要在临床心理学和咨询心理学中完全实施多元文化敏感实践，我们还有许多工作要做。价值观与承诺是努力去完整地理解自我文化与他者文化的根基。对个人的价值观与承诺进行反思是这一过程的起点。

参考文献

Bollich, K. L., Johannet, P. M., & Vazire, S. (2011). In search of our true selves: Feedback as a path to self-knowledge. *Frontiers in Psychology, 2.* doi: 10.3389/fpsyg.2011.00312

Childs, D. (2011). Mindfulness and clinical psychology *Psychology and Psychotherapy: Theory, Research, and Practice,* 84, 288-298. doi: 10.1348/147608310X530048

Dressel, J. L., Consoli, A. J., Kim, B. S. K., & Atkinson, D. R. (2007). Successful and unsuccessful multicultural supervisory behaviors: A Delphi poll. *Journal of Multicultural Counseling and Development,*35,51-64.

Eraut, M. (1994). *Developing professional knowledge and competence. Developing professional knowledge and competence.* New York, NY: Routledge.

Falender, C. A., & Shafranske, E. P. (2004). *Clinical supervision: A competency-based approach.* Washington, DC: American Psychological Association. doi: 10. 1037/10806-000

Falender, C. A., & Shafranske, E. P. (2007). Competence in competency-based supervision practice: Construct and application. *Professional Psychology: Research and Practice,*38,232-240.doi:10.1037/0735-7028.38.3.232

Falender, C. A., & Shafranske, E. P. (2012). *Getting the most out of clinical training and supervision: A guide for practicum students and interns.* Washington, DC: American Psychological Association. doi: 10.1037/13487-000

Falicov, C. J. (1995). Training to think culturally: A multidimensional comparative framework. *Family Process,* 34, 373-388.

Fouad, N. A., Grus, C. L., Hatcher, R. L., Kaslow, N. J., Hutchings, P. S., Madson,

M. B., ... Crossman, R. E. (2009). Competency benchmarks: A model for understanding and measuring competence in professional psychology across training levels. *Training and Education in Professional Psychology*, 3(4, Suppl.), S5-S26. doi:10.1037/a0015832

Hernández, P (2008). The cultural context model in clinical supervision *Training and Education in Professional Psychology*, 2, 10-17. doi: 10.1037/1931-3918. 2.1.10

Hoshmand, L. T. (1994). *Orientation to inquiry in a reflective professional psychology*. Albany: State University of New York Press.

Johnson, W. B., Barnett, J. E., Elman, N. S., Forrest, L., & Kaslow, N. J. (2012). The competent community: Toward a vital reformulation of professional ethics.*American Psychologist*, 67, 557-569. doi: 10.1037/a0027206

Krause, I. B. (2006). Hidden points of view in cross-cultural psychotherapy and ethnology. *Transpersonal Psychiatry*, 43, 181-203. doi: 10.1177/1363461506064848

Orchowski, L., Evangelista, N. M., & Probst, D. R. (2010). Enhancing supervisee reflection in clinical supervision: A case study illustration. *Psychotherapy: Theory, Research, and Practice*, 47, 51-67. doi: 10. 1037/a0018844

Qureshi, A. (2005). Dialogical relationship and cultural imagination A hermeneutic approach to intercultural psychology. *American Journal of Psychotherapy*, 59, 119-135.

Safran, J. D., Muran, J. C., Stevens, C., & Rothman, M. (2008). A relational approach to supervision: Addressing ruptures in alliance. In C. A. Falender & E. P. Shafranske (Eds.), *Casebook for clinical supervision: A competency-based approach* (pp. 137-157). Washington, DC: American Psychological Association. doi:10.1037/11792-007

Schön, D. A. (1983). *The reflective practitioner: How professionals think in action*. New York, NY: Basic Books

Schön, D. A. (1987). *Educating the reflective practitioner: Toward a new design for teaching and learning in the professions*. San Francisco, CA: Jossey-Bass

Schutz, A. (1967). *The phenomenology of the social world*. Evanston, IL: Northwestern University Press.

Sedikides, C. (2007). Self-enhancement and self-protection: Powerful, pancultural, and functional. *Hellenic Journal of Psychology*, 4, 1-13.

卡罗尔·A.弗兰德（Carol A. Falender），哲学博士，与爱德华·P.谢弗兰斯科共同执笔《临床心理督导：一种基于胜任力的方法》（*Clinical Supervision: A Competency-Based Approach*）（2004）与《充分发挥临床培训及督导的作用：给实习学生及实习医生的指南》（*Getting the Most Out of Clinical Training and Supervision: A Guide for Practicum Students and Interns*）（2012），还共同编写了《督导案例集：一种基于胜任力的路径》（*Casebook for Supervision：A Competency-Based Approach*）（2008）。她指导美国心理学会（APA）认证实习项目20余年，曾是州省心理学委员会协会督导指导小组的成员，曾任教育事务委员会美国心理学会督导指导特别行动主席。

爱德华·P.谢弗兰斯科（Edward P. Shafranske），

哲学博士，美国专业心理学委员会（ABPP）委员，卡罗尔·A.弗兰德的合著者与合编者，在临床督导方面出版了诸多著作。他是佩珀代因大学临床与咨询心理学的"穆里尔·利普西教席"教授、心理学博士项目主任，常年在加利福尼亚大学洛杉矶分校及欧文分校为精神科实习医生授课。他积极参与临床督导，并长期从事临床心理学实践。

西莉亚·J.法利科夫（Celia J. Falicov），哲学博士，是享誉国际的家庭治疗作家、教师、临床医生及注册临床心理学家，她是家庭和预防医学部的临床教授，在加利福尼亚大学圣地亚哥分校一个学生运营的免费临床项目从事精神健康服务的指导工作。她曾担任美国家庭治疗学院院长（1999—2001）。她开创了对在心理治疗实践与训练中家庭变迁、迁移及文化视角的书写先河，并且因此项工作获得了许多专业奖项。法利科夫博士也是《治疗中的拉丁裔家庭（第二版）》一书的作者。

译者后记

《临床心理督导：提升文化胜任力》一书的三位作者 Carol A. Falender, Edward P. Shafranske 和 Celia J. Falicov 都是经验丰富、著作颇丰的心理治疗师、临床心理学家和临床心理督导师。本书介绍了临床督导胜任力模型的基本理论，并通过大量丰富的临床督导案例展现当代美国心理治疗临床督导工作中常见的文化议题，详细呈现了督导师在应对这些议题时敏锐的觉察与思考，以及与受督者之间细腻的互动过程。

基于胜任力的临床督导法是一套超越心理治疗理论及技术流派的临床心理督导元理论指导体系。在美国堪萨斯大学段昌明教授和华中师范大学江光荣教授的积极引荐下，中国心理学会临床心理学注册工作委员会将基于胜任力的临床督导法作为注册系统督导师培训课程的主要理论基础，本书作者Carol A. Falender教授也在2015年开启了她的中国之旅。

我和吴明霞老师在2016年第二届注册督导师培训上结识了Carol A.Falender老师，她是我们的主要授课老师。段昌明老师作为我们的督导师，指导了我们之后两年的网络督导小组。两位老师对基于胜任力临床督导法深入骨髓的认同与实践，对临床实践中文化议题的谦卑态度，以及对专业助人者的职业道德品格的恪尽职守，令我们印象深刻，心生向往。本书中专家们探讨的许多跨文化议题，虽然不能直接照搬，但对于我们这个多民族、多元文化国家中的心理工作者而言，有许多可以借鉴的思考方向和专业态度，值得认真研习。

本书翻译工作的分工如下：书中第十章和第十一章由吴明霞译（6.7万字），第五章和第八章由张磊译（4.7万字）。所余部分全由钱捷译（21.2万字）。全书的译者审读、整理和统稿工作由钱捷负责。译者序由钱捷撰写。罗雅心、吴梦阳、戴明磊、白龑皓、赫维娅、熊玉倩、高梦丹和于雯婷等均在翻译过程中有所贡献，在此一并表示感谢。

感谢重庆大学出版社的信任与支持，感谢本书的责任编辑敬京老师和赵艳君老师的细致与耐心。

翻译本书的初衷是便于临床实践者的自学与提升。译文中难免有不妥当与不完善的地方，敬请读者指正。

钱捷

2020年4月

图书在版编目（CIP）数据

临床心理督导：提升文化胜任力 /（美）卡罗尔·A.弗兰德
（Carol A. Falender），（美）爱德华·P.谢弗兰斯科
（Edward P. Shafranske），（美）西莉亚·J.法利科夫
（Celia J. Falicov）编著；钱捷，吴明霞，张磊译. --
重庆：重庆大学出版社，2020.1
（鹿鸣心理，心理咨询师系列）
书名原文：Multiculturalism and Diversity in
Clinical Supervision: A Competency–Based Approach

ISBN 978-7-5689-1831-2

Ⅰ.①临… Ⅱ.①卡…②爱…③西…④钱…⑤吴…⑥张…
Ⅲ.①心理咨询—咨询服务 Ⅳ.①R395.6

中国版本图书馆CIP数据核字（2019）第225133号

临床心理督导：提升文化胜任力

LINCHUANG XINLI DUDAO: TISHENG WENHUA SHENGREN LI

[美] 卡罗尔·A.弗兰德（Carol A. Falender）
[美] 爱德华·P.谢弗兰斯科（Edward P. Shafranske）　编著
[美] 西莉亚·J.法利科夫（Celia J. Falicov）
钱　捷　吴明霞　张　磊译

责任编辑：敬　京　赵艳君
责任校对：万清菊
责任印制：赵　晟
*
重庆大学出版社出版发行
出版人：饶帮华
社址：重庆市沙坪坝区大学城西路 21 号
邮编：401331
电话：（023）88617190　88617185（中小学）
传真：（023）88617186　88617166
网址：http://www.cqup.com.cn
邮箱：fxk@cqup.com.cn（营销中心）
全国新华书店经销
印刷：重庆市正前方彩色印刷有限公司
*
开本：720mm×1020mm　1/16　印张：24.25　字数：443 千
2020 年 6 月第 1 版　2020 年 6 月第 1 次印刷
ISBN 978-7-5689-1831-2　定价：88.00 元